栄養教育論

編　集

関口　紀子　　蕨迫栄美子
宇和川小百合

執　筆

阿部　稚里　　色川木綿子
宇和川小百合　小上　和香
上岡　薫　　　黒谷　佳代
相良多喜子　　塩入　輝恵
新海　シズ　　関口　紀子
七尾由美子　　安嶋まなみ
蕨迫栄美子

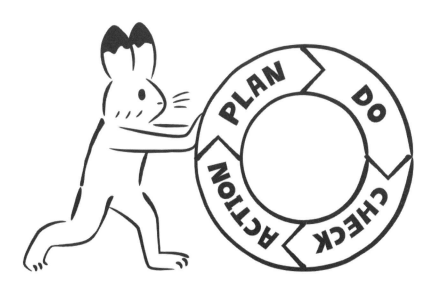

学建書院

第 23 版発行にあたって

　現在，わが国では少子高齢化が進んでいる．人口構造を見ると，最も多い層の団塊世代が2025年までに75歳以上となり，今後ますます超高齢化が進み，介護や高齢者医療が必要となる人々が増加するであろうと予測されている．また，現役世代の減少により，医療・福祉分野をはじめとした種々の分野での人材不足が懸念され，さらに，少子化対策も喫緊の課題である．

　このような現状のなかで，管理栄養士・栄養士は各ライフステージのすべての人々を健康増進・疾病予防へと導いていかなければならない．

　とくに，近年の管理栄養士・栄養士には，人の食行動を科学的にとらえ，種々の行動科学理論・技法を学び，それらを応用して栄養支援を行うことで食の行動変容に導き，人々のQOLの向上を目指す栄養教育が求められている．また，栄養学的エビデンスを基に，栄養教育マネジメント（PDCAサイクル）の考えに沿って計画・教育を行う必要がある．

　今回の改編にあたっては，「管理栄養士・栄養士養成のための栄養学教育モデル・コア・カリキュラム」や「管理栄養士国家試験出題基準ガイドライン（令和4年版)」などに準拠し，さらに，2024年度より開始される「健康日本21（第3次）」の発表を受け，管理栄養士・栄養士養成校側の教育の流れなども十分に検討し改編に至った．また，養成校で「栄養教育論」を担当する新しい先生方に執筆に加わっていただき，新風を送り込んでいただいた．

　2020年に新型コロナウイルス感染症が拡大し，行動制限が起こるなどの影響で，教育機関においても自宅待機やオンライン授業など学習環境が大きく変わり，学生は教員との対話も少なく，学びにくかったと思う．今後も地球温暖化による気候変動や災害，新興・再興感染症などによる健康影響に留意し，国民の健康増進に寄与するために勉学に励んでいただき，将来，管理栄養士・栄養士として活躍されることを期待している．

　なお，本書の改訂にあたっては，株式会社学建書院 代表取締役社長 百瀬卓雄氏のご懇請と三川 南氏の多大なるご協力を得て発刊する運びとなったことを付記する．

2024年2月

編集代表　関口　紀子

iii

第 22 版発行にあたって

近年，わが国は少子高齢社会に突入し，疾病構造も変化して，がん，心臓病，脳卒中，脂質異常症，糖尿病などの生活習慣病の増加が大きな健康問題となっている．さらに高齢者においては，要介護や要支援者が増加し，国民医療費や介護費が高騰しているのが現状である．

生活習慣病はふだんの生活習慣と密接な関連があり，とくに食生活との関連が深く，日ごろの健康的な食生活の実践により，発症を予防することが期待できることから，今日では一次予防の推進が叫ばれている．国民の健康問題を食の面からサポートする専門職としての管理栄養士・栄養士は，さらなる知識や技能の高度化をめざすことが急務とされ，とくに近年の管理栄養士には，人の食行動を科学的にとらえ，種々の行動科学理論・技法を利用し，よりよい行動変容をはかり，QOL の向上をめざす栄養教育の知識と技術が求められている．

平成 12（2000）年に栄養士法が改正され，管理栄養士は登録資格から免許資格となり，管理栄養士養成施設の教育カリキュラムの検討も行われ，専門基礎分野と専門分野の 9 分野に位置づけられた．その後，平成 14（2002）年，平成 22（2010）年度に管理栄養士国家試験出題基準（ガイドライン）の改定があり，平成 22 年度の改定委員会の取りまとめの際，ガイドラインはおおむね 4 年に 1 度の改定を行うことが望ましいとされた．平成 31（2019）年 3 月，前回の改定から 4 年が経過したことを受け，厚生労働省より新たなガイドラインが公表されたため，それに伴い，今回本書の内容も見直しを行った．

本書の初版は昭和 62（1987）年で，栄養士養成施設の学生のための「栄養指導」のテキストとして発行された．初代編集は茂木専枝氏であり，続いて齋藤禮子氏・豊瀬恵美子氏である．改訂にあたり，我々が先輩各氏から受け継ぎ編集を行った．

編集にあたっては，ガイドラインに準拠し，栄養教育の概念，栄養教育のための理論的基礎，栄養教育マネジメント，ライフステージ・ライフスタイル別栄養教育の展開の各章において全体を見直し，新たな知見も盛り込み，内容の充実を図った．また客観的にわかりやすく記述するように努め，本文に出てくる用語の解説を欄外に付し，図なども多く用い理解を深められるようにした．

本書が「栄養教育論」の教科書として，管理栄養士国家試験の参考書として役立つことを願っている．

不備な点があればご指摘いただき，必要に応じて，その都度，改定補足をすることとしたい．

なお，この書は，株式会社学建書院 社長 木村勝子氏のご懇請と馬島めぐみ氏のご協力を得て発刊の運びとなったものであることを付記する．

2020 年 2 月

編者代表 関口 紀子

1 栄養教育のための理論的基礎

2 栄養教育マネジメント

3 理論や技法を応用した
ライフステージ別栄養教育の展開

1

∵栄養教育のための
理論的基礎

栄養教育の概念

① 栄養教育の定義

教育と栄養教育の定義

　教育とは，人間が人間としてよりよく生きることができるよう，学習者の潜在的にもつ能力を引き出し，新たな知識，技能，習慣を身につけられるように心身両面にわたって意図的に働きかける活動である.

　つまり，人間は生まれながらに内在する素質をもとに適切な環境，保護，養育および教育・学習の過程でみずからの諸能力を育て発展させていく．そして自己のものにすることにより，やがて自立した人間へと成長していく.

　このような過程は生活面のすべてがかかわることであり，管理栄養士・栄養士は食の面から正しい食生活を導き，QOL の向上により，出生から高齢期まで心身ともに健康な生活ができるような栄養教育を行うことが望まれる.

QOL
quality of life
生活の質

　栄養教育を定義づけるならば，"人々の健康の維持・増進，QOL の向上に寄与する健康的な食行動の習慣化を目指して，健康人・傷病者を問わず，地域，行政，企業，学校，医療施設，福祉施設などにおいて行う食行動および食生活全般に関する栄養教育"である（図1-1）.

　具体的には，対象となる学習者の健康・栄養状態，食行動，食環境などに関する情報を収集・分析し評価・判定を行い，学習者に応じた栄養教育プログラムの作成・実施・評価を総合的にマネジメントして，QOL の向上につながる正しい食生活習慣を定着させることである．これが個人だけにとどまらず，集団社会のなかで定着することにより，国民全体の QOL が向上する.

栄養教育の概念

　近年は，高齢化が急速に進むなかで，がん，心臓病，脳卒中，糖尿病，高血圧といったいわゆる生活習慣病が増加している．これらの生活習慣病は，症状が顕在化せず無自覚なまま進行し，ある日突然重篤な発作を起こして，QOL の著しい低下や喪失，最悪の場合，死に至るといった経過をたどる．この生活習慣病は，幼少期からの食生活，運動，休養に加え，喫煙，飲酒といった生活習慣と関係が深く，不適切な生活習慣から生じるといわれている.

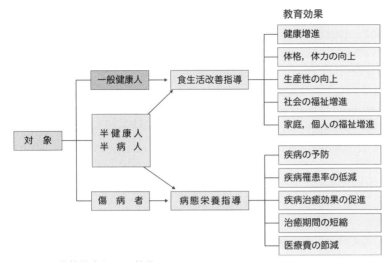

教育効果

食生活改善指導
- 健康増進
- 体格, 体力の向上
- 生産性の向上
- 社会の福祉増進
- 家庭, 個人の福祉増進

病態栄養指導
- 疾病の予防
- 疾病罹患率の低減
- 疾病治癒効果の促進
- 治癒期間の短縮
- 医療費の節減

対象
- 一般健康人
- 半健康人 半病人
- 傷病者

図 1-1　栄養教育とその効果

　わが国の栄養教育を振り返ってみると, 昭和 30 年代後半までは, 国民の栄養水準の向上に力点がおかれていたが, その後は, 国民の平均的栄養状態の改善と食生活の向上がみられたことをふまえ, 今日の栄養教育は, 少子高齢社会を健康で活力あるものにするとともに, 医療費などの社会保障負担を適正に保つため, 発病以前の対策に力をそそぐ生活習慣病の予防と, QOL の向上, とりわけ食生活の質の向上をはかることに重点をおいた栄養教育が強く求められている.

　そのためには個人や集団を対象に, 食生活に関する安全で正しい栄養の知識や実践に必要な技術を, 教育的手段を用いて普及し, 好ましい食行動を実践, 習慣化させ, 健康の維持・増進に導くことが必要である.

　健康の維持・増進のためには, 栄養素摂取だけでなく, 規則正しい生活, 適度な運動, 十分な休養・睡眠と精神の安定をはかるなど, 生活要素のバランスが重要視される. 健康づくりの 3 要素である栄養, 運動, 休養という調和のとれた生活全般にわたる健康教育が要望される.

② 栄養教育・栄養指導の歴史

　ここでは, 明治維新以後今日まで, 栄養改善がどのように行われてきたか, フィールドワークを中心に先人の足跡をたどってみることにする (**表 1-1**).

❖戦前の栄養教育・栄養指導

　脚気対策　　明治政府は, 近代産業の育成とともに強力な軍隊をつくり上げるべく力を入れたが, 明治 10 年代はじめから海軍は脚気に悩まされた. 海軍軍医総監 高木兼寛博士は, 麦飯による兵食の洋上試験に成功し, 兵食改善に成果を上げた. また, 陸軍軍医総監 森林太郎博士が「日本兵食

脚気
ビタミン B₁ 欠乏症の 1 つ. ビタミン B₁ の欠乏によって心不全と末梢神経障害をきたす疾患で, 多発神経炎, 浮腫 (むくみ), 心不全を 3 徴とする

高木兼寛 (1849〜1920)
日本の海軍軍人, 東京慈恵会医科大学の創設者. 脚気対策として海軍の兵食改革を行った際に, カレーを取り入れた人物とされている

洋上試験
海軍において, 西洋食をとる艦と日本食をとる艦とに分けて航海させる試験を行った結果, 西洋食の艦において脚気患者が出なかった

森林太郎 (1862〜1922)
明治・大正期の小説家・森鷗外. 評論家, 翻訳家, 医学者, 軍医, 官僚であり, 第二次世界大戦以降, 夏目漱石と並ぶ文豪と称された. 東京帝国大学医学部卒

表 1-1　栄養指導・栄養教育年表

1872	明治 5	・群馬県富岡製糸工場（官営）で集団給食開始	
1884	17	・海軍脚気対策の試験艦を遠洋海上に出し，脚気予防の人体実験に成功（高木兼寛海軍軍医総監）	
1886	19	・陸軍軍医総監 森林太郎博士が「日本兵食論」を著し，栄養改善の必要性を強調	
1889	22	・山形県鶴岡町私立忠愛小学校で仏教団体が貧困欠食児童に昼食給食実施（学校給食開始）	
1914	大正 3	・佐伯矩博士，私立栄養研究所設立．栄養研究所と栄養思想の普及にあたる	
1920	9	・国立栄養研究所設立，所長佐伯矩博士	
1921	10	・倉敷に労働科学研究所設立，所長暉峻義等博士	
1925	14	・栄養士の養成をはじめる	
1926	15	・栄養学校初の卒業生 15 名が "栄養技手" とよばれ世に出る	
1928	昭和 3	・順次各地方庁に栄養技手（栄養士）がおかれ，栄養行政が展開される	
1931	6	・「日本食品成分総覧」完成	
1936	11	・凶作不況の東北 6 県に，国費で各県 2 名の栄養士を配置	
1937	12	・保健所法公布，栄養の改善が規定される	
1938	13	・厚生省創設	
1941	16	・厚生科学研究所国民栄養部，栄養所要量策定	
1945	20	・栄養士規則公布 ・日本栄養士会設立	・東京都民の栄養調査を実施（連合軍の指令による）
1946	21	・国民栄養調査開始	・厚生省に栄養課新設
1947	22	・「日本人食糧構成」試案まとまる ・食品衛生法制定 ・保健所法全面改正	・栄養士法制定 ・労働基準法制定
1948	23	・国立病院，矯正施設に栄養士を配置 ・医療法制定	・病院給食指導の強化徹底に関する通知 ・児童福祉施設最低基準（省令）制定
1949	24	・保育所給食開始	
1950	25	・栄養士養成施設校認知 ・8 大都市の完全給食実施（小学校）	・病院における完全給食制度発足
1952	27	・栄養改善法制定	
1954	29	・学校給食法制定	・第 1 回栄養改善学会開催
1958	33	・調理師法制定 ・看護，給食および寝具設備の基準の告示，"完全給食" が "基準給食" に改められる	・「6 つの基礎食品」の普及通達
1959	34	・社団法人日本栄養士会発足	
1961	36	・基準給食における特別食（特別食の対象となる食事）の告示	
1962	37	・管理栄養士制度発足	
1963	38	・第 1 回管理栄養士試験実施	
1964	39	・学校給食共同調理場における学校栄養士の設置費国庫補助制度が発足	
1965	40	・全国栄養士養成施設協会が社団法人として設立認可	
1972	47	・健康増進センター設置発足（厚生省）	
1975	50	・第 10 回国際栄養会議（京都）開催	
1978	53	・厚生省「第 1 次国民健康づくり運動」実施	
1981	56	・「6 つの基礎食品」改訂	
1982	57	・科学技術庁「四訂日本食品標準成分表」公表	
1983	58	・老人保健法公布	
1985	60	・栄養士法および栄養改善法の一部を改正する法律公布（管理栄養士国家試験制度確立，62 年 4 月施行） ・厚生省「健康づくりのための食生活指針」策定	
1986	61	・厚生省「肥満とやせの判定表・図」発表	・加工食品の栄養成分表示制度はじまる
1987	62	・第 1 回管理栄養士国家試験実施	

1988	63	・厚生省「第 2 次国民健康づくり運動」（アクティブ 80 ヘルスプラン）策定
1989	平成元年	・厚生省，第四次改定「日本人の栄養所要量」「健康づくりのための運動所要量」公表 ・科学庁「四訂日本食品標準成分表のフォローアップに関する調査報告Ⅱ（脂肪酸，コレステロール，ビタミン E）」公表 ・国立栄養研究所が国立健康・栄養研究所に改組
1990	2	・厚生省「健康づくりのための食生活指針（対象特性別）」策定 ・外食料理の栄養成分表示制度の発足
1991	3	・科学庁「四訂日本食品標準成分表のフォローアップに関する調査報告Ⅲ（マグネシウム，亜鉛，銅）」公表
1992	4	・科学庁「四訂日本食品標準成分表のフォローアップに関する調査報告Ⅳ（食物繊維）」公表 ・寝たきり高齢者等の訪問栄養指導はじまる
1993	5	・厚生省「健康づくりのための運動指針」策定 ・科学庁「四訂日本食品標準成分表のフォローアップに関する調査報告Ⅴ（ビタミン D）」公表
1994	6	・厚生省，第五次改定「日本人の栄養所要量」公表　　・厚生省「健康づくりのための休養指針」策定 ・地域保健法の制定，保健所法は改廃，栄養指導業務が市町村に移譲 ・「入院時食事療養制度」創設，基準給食制度廃止
1995	7	・科学庁「四訂日本食品標準成分表のフォローアップに関する調査報告Ⅵ（ビタミン K，B_6，B_12）」公表 ・特殊栄養食品は特別用途食品へ　　　　　　　・厚生省，栄養表示基準制度発足
1996	8	・成人病から生活習慣病へ
1997	9	・科学庁「五訂日本食品標準成分表—新規食品編」公表
1998	10	・学校給食における食事教育を具体的に実践するために，特別非常勤講師を登用
1999	11	・厚生省，第六次改定「日本人の栄養所要量」（食事摂取基準）公表 ・「国際栄養士シンポジウム」日本で開催
2000	12	・厚生省「第 3 次国民健康づくり運動（健康日本 21）」策定 ・文部省・厚生省・農林水産省 3 省合意による「新しい食生活指針」策定 ・栄養士法の一部が改正され，管理栄養士が登録から免許へ（平成 14 年 4 月 1 日施行） ・科学庁「五訂日本食品標準成分表」公表　　　・介護保険法施行
2001	13	・厚生省と労働省が合併し，厚生労働省に　　　・厚労省「健やか親子 21」公表 ・厚労省「保健機能食品制度」創設
2002	14	・栄養士および管理栄養士養成施設におけるカリキュラムの改定 ・健康増進法公布，栄養改善法は改廃
2003	15	・健康増進法施行　　　　　　　　　　　　　　・厚労省「健康づくりのための睡眠指針」策定
2004	16	・栄養教諭制度創設（平成 17 年 4 月 1 日施行） ・日本人の食事摂取基準（2005 年版）公表
2005	17	・食育基本法施行　　　　　　　　　　　　　　・文科省「五訂増補日本食品標準成分表」公表 ・厚労省「健康フロンティア戦略」実施　　　　・介護保険法改正による栄養ケアマネジメントの導入 ・食事バランスガイド（厚労省，農林水産省共同）公表
2006	18	・新管理栄養士国家試験の実施 ・厚労省「健康づくりのための運動指針 2006」「妊産婦のための食生活指針」策定
2009	21	・日本人の食事摂取基準（2010 年版）公表　　　・消費者庁創設 ・学校給食法改正
2011	23	・「第 2 次食育推進基本計画」公表
2013	25	・厚労省「健康日本 21（第二次）」公表　　　　・厚労省「健康づくりのための身体活動基準 2013」策定
2014	26	・日本人の食事摂取基準（2015 年版）公表
2015	27	・文科省「日本食品標準成分表 2015 年版（七訂）」公表
2016	28	・農林水産省「第 3 次食育推進基本計画」公表　　・「食生活指針」改定
2019	31	・厚労省「授乳・離乳の支援ガイド」公表　　　・日本人の食事摂取基準（2020 年版）公表
2020	令和 2 年	・文科省「日本食品標準成分表（八訂）」公表
2021	3	・農林水産表「第 4 次食育推進基本計画」公表 ・厚労省「妊娠前からはじめる妊産婦のための食生活指針」公表
2023	5	・厚労省「健康日本 21（第三次）」公表

科学技術庁＝科学庁，厚生労働省＝厚労省，文部科学省＝文科省と記した

日本の学校給食の歴史
【戦前の学校給食】
1889年（明22）に山形県鶴岡町の私立忠愛小学校で，貧困児童を対象に，無料で学校給食を行ったのが起源とされる
国は，1932年（昭7）に「学校給食臨時施設方法」を定め，貧困児童救済のための学校給食がはじめて実施され，1940年（昭15）の「学校給食奨励規程」により，対象を貧困児童のほか，栄養不良児，身体虚弱児などに広げ，内容の充実もはかられた
【戦後の学校給食】
戦争の拡大による食料事情の窮迫化により，給食の実施は次第に困難となったが，戦後，経済的困窮と食料不足から学童を救済するための応急的な措置として発足された

放出物資による学校給食
米軍からの放出物資（缶詰）や，ララ物資（アジア救済連盟）とよばれる援助物資（小麦粉，ミルク，野菜など）により，学校給食が再開された

省庁の再編などによる名称変更
厚生省保健局
　　　→厚生労働省健康局
文部省→文部科学省
労働省→厚生労働省
運輸省→国土交通省
防衛庁→防衛省

論」を著し，栄養改善の必要性を強調した．

栄養調査　　明治のなかごろから，飲食物の調査や栄養の調査が行われるようになった．

栄養研究所の設立　　佐伯矩博士が，私立栄養研究所（現独立行政法人国立健康・栄養研究所のさきがけ）を設立したのをはじめとして，栄養に関係する研究所や試験所が創設され，研究が行われるようになった．

栄養学校の設立　　佐伯矩博士は，栄養の研究を実際の生活に役立てるべく私立栄養学校を設立し，1926年（大15）に同校の卒業生を栄養技手としてはじめて世に送った．

1932年（昭7）には群馬県下で村落栄養改善（世界の先例となる特殊な栄養改善）をはじめ，小学校や家庭の栄養改善事業が行われた．

1937年（昭12）に保健所法が制定され，はじめて保健所に栄養士が配置された．翌1938年（昭13）には，厚生省（現厚生労働省）が創設された．

戦後の栄養教育・栄養指導
復興期の栄養教育・栄養指導

終戦直後の食料事情ははなはだしく困窮しており，食料は全国配給制で，現在の飽食の時代からは想像できない食料事情であった．このような状態のなか，1945年（昭20）12月，諸外国からの食料援助を受けるのに必要な基礎データを得るため，連合軍の指令に基づき，東京都民の栄養調査が行われた．また，1946年（昭21）からは，全国規模で国民栄養調査が開始された．その後も戦後の混乱状態が続いてはいたが，栄養行政は逐次体制化されるようになった．

1946年（昭21）厚生省保健局に栄養課設置
　　　　同　年　文部省，厚生省，農林水産省3省事務次官通達に基づき，放出物資による戦後の学校給食開始
1947年（昭22）栄養士法制定
　　　　同　年　保健所法全面改正（現地域保健法）―栄養士が配置される
　　　　同　年　食品衛生法制定
1948年（昭23）医療法制定
1950年（昭25）病院における完全給食制度発足
1952年（昭27）栄養改善法制定（現健康増進法）
1954年（昭29）学校給食法制定
1958年（昭33）調理師法制定

上記のほかにも，厚生省，文部省，労働省，運輸省，法務省，防衛庁などで栄養関係の法規が制定，公布された．

経済成長期・近年の栄養教育・栄養指導

1960年（昭35），政府は所得倍増計画を打ち出し，国民の食卓も経済成

長とともに平均的には豊かになったが，個々にみると豊かさのなかの飢餓や，誤った栄養摂取による生活習慣病や肥満，過度なやせなどがみられるようになった．また，個々人の生活様式の変化に伴い，食生活の形態も多様化してきた．

日本は，今日世界一の長寿国である反面，受療率が増加し，寝たきりの高齢者も増えているのが現状である．

1964年（昭39）の東京オリンピックの開催を機に，国民の健康・体力増強対策が閣議決定され，1972年（昭47）度からは健康科学センターの設置が進められて，健康への意識が高まっていった．

健康づくりの基本は，栄養，運動，休養の調和にあるといわれるが，健康な体力づくりには，個々人の生活全体（外食や加工食品への過度の依存，欠食，節食，過食による食生活の乱れ，生活環境の悪化，モータリゼーションの進展などによる日常生活における運動不足，不規則な生活時間，コミュニケーションの欠如，社会の複雑化によるストレスの増大など）をとらえた対応，すなわち心と身体のバランスが大切であるといわれるようになった．

1985年（昭60）に，5項目からなる「健康づくりのための食生活指針」が，1990年（平2）には，よりわかりやすい具体的な目標として，対象特性別の「健康づくりのための食生活指針（対象特性別）」が策定された．さらに，2000年（平12）に文部省，厚生省，農林水産省3省合意による「新しい食生活指針」が策定された．2002年（平14）には栄養改善法が廃止され，健康増進法が公布された．2004年（平16）には栄養教諭制度の創設，さらに「日本人の食事摂取基準（2005年版）」が公表された．

2005年（平17）には食育基本法が制定され，個人だけでなく，国民全体で生活のQOLを高め，徹底した生活習慣病予防の観点から医療費の増大防止をはかることとなった．

モータリゼーション
自動車が大衆に広く普及し，生活必需品化すること
英語で"動力化"，"自動車化"をさし，自家用乗用車の普及という意味で使われる

食生活指針
p. 87, 88参照

公布
成立した法令などを一般国民が知り得るように官報で公表すること

制定
規則として取り決めること

③ 栄養教育と健康教育・ヘルスプロモーション

❖栄養教育と社会の変化

近年，飽食，グルメ時代といわれるほど食生活は豊かになり，国民の栄養状態は良好なものになっているが，個々の世帯や人についてみると問題は多く，とくに近年は，人口の高齢化，生活態様や食生活の変化などに伴い，過剰栄養と運動不足による肥満や，アンバランスな栄養摂取からくる疾病や生活習慣病の増加，また，経済格差に伴う栄養格差も問題になっている．栄養教育はますます複雑化するとともに困難さを増し，高度の指導技術が要求されるに至っている．

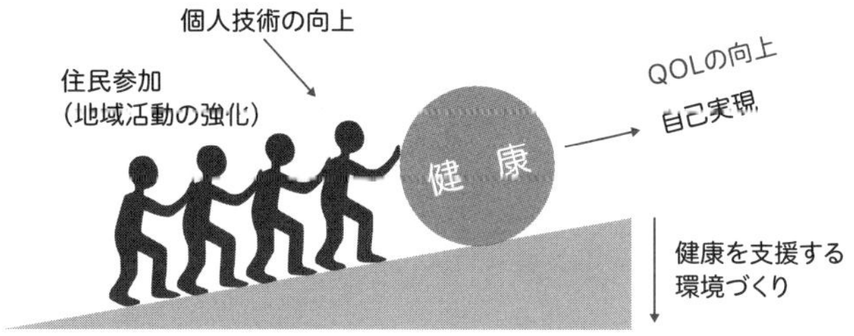

図 1-2　ヘルスプロモーション

WHO
World Health Organization

オタワ憲章
1986 年に先進諸国向けに新しい公衆衛生の方向を提示し，"人々の健康"への運動が活発化した

グリーン
Lawrence W. Green
グリーンは，マーシャル W. クロイター（Marshall W. Kreuter）と，ヘルスプロモーション活動の代表的モデルの 1 つであるプリシード・プロシードモデル（PRECEDE-PROCEED Model）を提示した
p. 62，図 2-3 参照

予防に対する考え方
一次予防：健康増進，発病予防
（健康的な生活習慣の確立）
二次予防：早期発見，早期治療
（定期的な健康診査）
三次予防：機能維持，回復
（リハビリテーション）

健康寿命
「健康日本 21」では，健康寿命とはすべての国民が健康で明るく QOL の高い社会の実現をはかるため，壮年死亡の減少，認知症や寝たきりにならない状態で生活できる期間，としている

❖ 健康の定義・ヘルスプロモーション

　健康について WHO（世界保健機関）の憲章前文では，「健康とは，完全な肉体的，精神的，および社会的福祉の状態であり，単に疾病または病弱の存在しないことではない」と定義している.

　1986 年（昭 61）には WHO の提唱によって，第 1 回ヘルスプロモーション（健康増進）に関する国際会議がカナダのオタワで開催され，その成果はオタワ憲章として採択された.

　この会議では，健康増進を個人の生活改善に限定してとらえるのではなく，社会環境の改善も含むことを確認し，「ヘルスプロモーションとは，人々がみずからの健康をコントロールし，改善することができるようにするプロセスである」と定義した.

　さらにグリーンは，1991 年（平 3）に「ヘルスプロモーションとは，健康的な行動や生活習慣が実践できるように教育的かつ環境的なサポートを組み合わせることである」と述べている. つまり，ヘルスプロモーションは，QOL の向上を目的として，健康教育や環境の整備などによって，よりよいライフスタイルを確立し，個々人がみずから参加することにより，健康をコントロールする能力を高めていく活動といえる（**図 1-2**）.

❖ 「健康日本 21（21 世紀における国民健康づくり運動）」

　急速に進む少子高齢社会を健康で明るく活力あるものとし，かつ医療費などの社会保障負担を適正な水準に保っていくためには，発病以前の対策に力をそそぐ一次予防や，QOL の向上をはかっていくことが重要である. このような考えから，厚生労働省は 2000 年（平 12）に，「健康日本 21」を策定し，2010 年（平 22）を目指した健康づくり運動として施行された.

　その後，2013 年（平 25）度～2022 年（令 4）度まで実施された第 2 次に続き，第 3 次の全体像が 2023 年（令 5）に示され，2024 年（令 6）度～2035 年（令 17）度までの 12 年を計画期間として実施されることとなった.

　第 2 次の目標に対する最終評価では，健康寿命は着実に延伸してきた一方で，"一部の指標，とくに一次予防に関連する指標が悪化している"，"全体としては改善していても，一部の性・年齢階級別では悪化している指標

全ての国民が健やかで心豊かに生活できる持続可能な社会の実現のために,
以下に示す方向性で健康づくりを進める

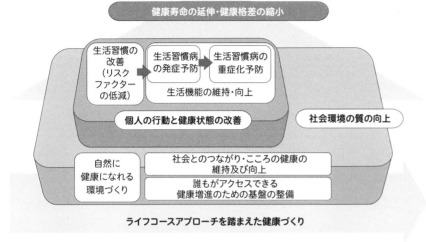

図 1-3　健康日本 21（第 3 次）の概念図
（厚生労働省：健康日本 21（第三次）推進のための説明資料, 2023）

がある”などの課題が指摘された.

　さらに，栄養・食生活に関する目標の最終評価では，“共食の増加”の目
標は達成されたが，“食品中の食塩・脂肪の低減に取り組む食品企業・飲食
店の増加”，“利用者に応じた食事の計画，調理・栄養の評価，改善を実施
している特定給食施設の割合の増加”はやや改善傾向に，“適正体重を維持
している者の増加”，“適切な量と質の食事をとる者の増加”は変化がな
かった.

　それらをふまえ，第 3 次では「全ての国民が健やかで心豊かに生活でき
る持続可能な社会の実現」をビジョンとし，そのために，「誰一人取り残さ
ない健康づくりの展開（inclusion）」，「より実効性をもつ取組の推進（imple-
mentation）」を行うとしている．ビジョン実現のための基本的な方向とし
て，①健康寿命の延伸・健康格差の縮小，②個人の行動と健康状態の改
善，③社会環境の質の向上，④ライフコースアプローチを踏まえた健康づ
くりの 4 つが示され（**図 1-3**），それに伴い，栄養・食生活に関する新たな
目標と目標値が示された（**表 1-2**）.

❖栄養教育と食育

　食べ物に関する好みや食習慣は幼児期に形成されることから，幼年期か
ら高齢期に至るまでの日常生活（運動，休養など）を総括した食生活の指
導や，食べ物やものを大切にする心を育むこと，地域の食文化を伝承させ
ることなども栄養教育上，重要な事柄である.

　2005 年（平 17）に，食育基本法が公布された．この法律の目的は，“21

食育基本法
p. 190 参照

表 1-2　栄養・食生活に関連する目標

	目　標	指　標	現状値	目標値
生活習慣の改善 （栄養・食生活）	適正体重を維持している者の増加 （肥満，若年女性のやせ，低栄養傾向の高齢者の減少）	BMI 18.5 以上 25 未満（65 歳以上は BMI 20 を超え 25 未満）の者の割合 （年齢調整値）	60.3% （令和元年度）	66% （令和 14 年度）
	バランスの良い食事を摂っている者の増加	主食・主菜・副菜を組み合わせた食事が 1 日 2 回以上の日がほぼ毎日の者の割合	なし	50% （令和 14 年度）
	野菜摂取量の増加	野菜摂取量の平均値	281 g （令和元年度）	350 g （令和 14 年度）
	果物摂取量の改善	果物摂取量の平均値	99 g （令和元年度）	200 g （令和 14 年度）
	食塩摂取量の改善	食塩摂取量の平均値	10.1 g （令和元年度）	7 g （令和 14 年度）
社会とのつながり・こころの健康の維持及び向上	地域等で共食している者の増加	地域等で共食している者の割合	なし	30% （令和 14 年度）
自然に健康になれる環境づくり	「健康で持続可能な食環境づくりのための戦略的イニシアチブ」の推進	「健康で持続可能な食環境づくりのための戦略的イニシアチブ」に登録されている都道府県数	0 都道府県 （令和 4 年度）	47 都道府県 （令和 14 年度）
誰もがアクセスできる健康増進のための基盤の整備	利用者に応じた食事を提供している特定給食施設の増加	管理栄養士・栄養士を配置している施設（病院，介護老人保健施設，介護医療院を除く）の割合	70.8% （令和 4 年度）	75% （令和 14 年度）
ライフコースアプローチを踏まえた健康づくり	児童・生徒における肥満傾向児の減少	児童・生徒における肥満傾向児の割合	10 歳（小学 5 年生）10.96% （令和 3 年度）	第 2 次成育医療等基本方針に合わせて設定
	低栄養傾向の高齢者の減少	BMI 20 以下の高齢者（65 歳以上）の割合	16.8% （令和元年度）	13% （令和 14 年度）
	若年女性のやせの減少	BMI 18.5 未満の 20〜30 歳代女性の割合	18.1% （令和元年度）	15% （令和 14 年度）

（厚生労働省：健康日本 21（第三次）推進のための説明資料，2023）

世紀におけるわが国の発展のためには，子どもたちが健全な心と身体を培い，未来や国際社会に向かって羽ばたくことができるように，そして，すべての国民が心身の健康を確保し，生涯にわたっていきいきと暮らすことができるようすることが大切である"としている．

食育基本法の理念に基づき，2006 年（平 18）食育推進会議により「食育推進基本計画（第 1 次計画）」が策定・推進された．その後，5 年ごとに改定され，2011 年（平 23）に第 2 次食育推進基本計画，2016 年（平 28）に第 3 次食育推進基本計画，そして 2021 年（令 3）に SDGs（持続可能な開発目標）の考え方をふまえて，第 4 次食育推進基本計画がとりまとめられた．

食育推進会議
内閣府に設置されたが，2016 年（平 28）4 月より，農林水産省に移管された

SDGs
p. 179 参照

第 4 次食育推進基本計画
p. 185 参照

❖栄養教育と QOL

毎日の食事は，多くの生活習慣病や QOL との関係が深く，食生活改善はきわめて重要な課題である．

摂食行動は，**図 1-4** に示すように複雑な要因が絡み合って成立している

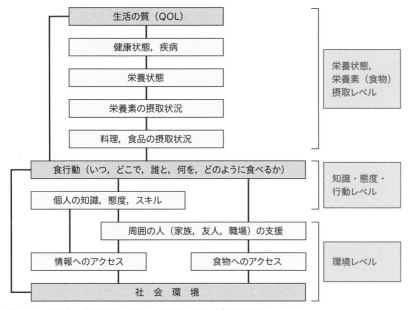

| 栄養状態，
栄養素（食物）
摂取レベル |
| 知識・態度・
行動レベル |
| 環境レベル |

図1-4 栄養・食生活と健康，生活の質などの関係について
（厚生労働省：21世紀における国民健康づくり運動（健康日本21）について 報告書，2000）

ものである．これらすべてを総括的にとらえながら，QOLの向上を最終目標としなければならない．

❖栄養教育と生涯教育

学習は意図的学習と無意図的学習に分類され，前者は教育組織，またはそれ以外の組織や個人による学習，後者はあらかじめ学習する意識が本人に自覚できていなくても，"親の背中をみて子は育つ"のたとえのように，結果として学習している場合である．

生涯学習は一般的には意図的学習であり，人々が生涯を通じて自主的に，自己の学習要求を自分に合った方法や手段によって満たそうとする活動である．

学習の機会には，①何らかの学習の場への参加，②みずから集団を結成したり，既存集団に参加，③地域社会における各種施設の活用，④日常生活のかかわりのなかでの学習などがある．日本栄養士会，都道府県栄養士会も会員の生涯学習を行っている．

学習の背景には，①"健やかに生きる"ことが人間の生涯における課題である，②急速な科学技術の進歩は，社会に出ても日々更新を必要とする，③余暇時間を積極的に活用するなどがある．

栄養状態，栄養素（食物）摂取レベル
栄養状態をよりよくするための適正摂取をする

知識・態度・行動レベル
適正摂取のため現状を見直し，改善点があれば行動を変容する

環境レベル
行動変容を支援するための環境づくりが求められる

情報へのアクセス
保育所・学校・職場など，地区組織，NPOなど地域活動の場，保健・医療・福祉・社会教育機関，マスメディア，インターネットから健康的な食物選択を可能にする情報提供システムの整備

食物へのアクセス
流通・小売り・外食の場（スーパー・食料品店・コンビニ・飲食店），加工の場（食品企業・工場），生産の場（農・水・畜産場）から健康的な食物選択を可能にする食物生産・加工・流通・提供システムの整備

④ 栄養教育の目標（目的）

　栄養教育の目標は，対象となる学習者の実態とニーズに沿って食生活改善に必要な知識や技術を与えて理解を深め，さらに，興味をもたせ，積極的に食生活を改善しようとする意欲を高めることで，よりよい食生活が実践できるように態度と行動を変容させ，習慣化させることである．

　すなわち，知識→理解→興味→意欲→実践→習慣という最終目標までもっていくことが必要であり，栄養教育の目標は，最終的には学習者の習慣化までの食生活行動の変容にあるといえる．

食知識の理解と定着

　食事が生活習慣病と関連が深いことは疫学的研究から明らかにされている．生活習慣病発症の予防のためにも食に関する知識を供与し，幼少期からの食事に対する自己管理能力と実践意欲，行動力を身につけ，習慣として定着する（アドヒアランス）ための栄養教育が必要である．

動機づけ，食態度の形成

　何らかのきっかけで，食生活改善の必要性を感じ行動しようとしたとき，そのきっかけが動機づけとなる．食事に対する考え方は人により異なり，従来の食生活，食行動を改めるには，学習者が納得するだけの十分な理由づけが必要となる．さらに食生活問題に対する改善後のメリットやデメリットは，社会生活や家庭生活に影響を及ぼすだけに，よく考え，みずから結論が出せるようにアドバイスする．

　たとえば，スナック菓子，ジュース，アルコールなどの嗜好品は食生活（食欲）に変化や潤いを与えてくれるが，過剰摂取は，肥満，糖尿病，脂質異常症などの生活習慣病の危険因子となる．これらの食行動を改善し，摂取量を制限することで疾患を予防，あるいは治すメリットはあるが，楽しみが欠如することによりストレスを感じたりする．しかし，嗜好品制限の意味を十分に理解できればストレスは緩和される．

　最初の動機づけにより結果の良否が決まるため，動機づけは最も重要である．

食スキルの習得

　食習慣を見直し，改めさせるためには，生活のリズムを正すことが基本であるが，栄養知識を与えるとともに実行するためのスキル（技術）を教育し，習得させなければならない．そのため教育者は，学習者が実行可能なスキルを教育し，継続して実行できるように支援することが必要である．

食行動の変容と維持

　人は慣れ親しんだ嗜好および習慣への執着が強く，食行動の変容は容易ではない．食行動の変容には，学習者が食生活の問題点と改善の必要性を正しく認識して変容への強い意志をもたなければならない．すなわち，強

アドヒアランス
学習者が積極的に適正な食生活行動の決定を受け止め，その決定に従って行動し，継続していく姿勢

表 1-3　政府刊行物

書　名	編著者	発行所
家計調査年報	総務省統計局	日本統計協会
小売物価統計調査年報	総務省統計局	日本統計協会
国勢調査報告	総務省統計局	日本統計協会
消費者物価指数年報	総務省統計局	日本統計協会
医療白書	ヘルスケア総合政策研究所	日本医療企画
厚生労働白書	厚生労働省	日経印刷
国民健康・栄養調査報告	健康・栄養情報研究会	第一出版
患者調査	厚生労働省大臣官房統計情報部	厚生労働統計協会
国民の福祉と介護の動向	厚生労働統計協会	厚生労働統計協会
国民衛生の動向	厚生労働統計協会	厚生労働統計協会
食中毒統計	厚生労働省医薬局食品保健部監視安全課	厚生労働統計協会
栄養調理六法	栄養調理関係法令研究会	新日本法規出版
食料・農業・農村白書	農林水産省	農林統計協会
牛乳乳製品統計	農林水産省大臣官房統計部	農林統計協会
食料需給表	農林水産省大臣官房食料安全保障課	農林統計協会
水産物流通統計年報	農林水産省大臣官房統計部	農林統計協会
畜産物流通統計	農林水産省大臣官房統計部	農林統計協会
野菜生産出荷統計	農林水産省大臣官房統計部	農林統計協会
女性労働の分析	厚生労働省雇用均等・児童家庭局	21 世紀職業財団
経済財政白書	内閣府	日経印刷

表 1-4　学会関係など

書　名	発行所	書　名	発行所
日本栄養士会雑誌	日本栄養士会	生化学	日本生化学会
栄養学雑誌	日本栄養改善学会	日本調理科学会誌	日本調理科学会
日本栄養・食糧学会誌	日本栄養・食糧学会	臨床栄養	医歯薬出版
日本家政学会誌	日本家政学会	労働の科学	労働科学研究所
日本臨床栄養学会雑誌	日本臨床栄養学会	食品と科学	食品と科学社
日本食品化学学会誌	日本食品化学学会	学校給食	全国学校給食協会
日本病態栄養学会誌	日本病態栄養学会	食生活	カザン

い動機づけが必要である．そのうえで，明確な行動目標をもち，自発的に知識や技術を学び，継続的に日常生活に応用実践して，はじめて食行動の変容は実現される．そのためには，教育者は学習者の心理や生活全般に深い理解と共感を示し，問題解決に対する協力と援助の姿勢で臨まなければならない．

栄養・食生活情報の評価と選択

　栄養教育の実施にあたり計画を立てる際，実行にふさわしい情報源を探索し，情報収集を幅広く行うことが目的達成のために重要である．対象の実態を把握するためには，科学的，総合的，多角的にとらえることが大切である．そのための情報や資料には，既存のものを利用したり，各種の調査を実施したりする．刊行物（政府や地方公共団体発行）や学会などの講演集，新聞，雑誌，インターネットなどの情報を収集して対象のおかれている状況を把握し，それらが栄養教育の目的にふさわしいかどうかを評価，選択する（**表 1-3，4**，p. 68，**表 2-3** 参照）．

　教育内容は，教育を受ける側のレベルや認識の仕方，興味，学習者が重大に思うことなどによって異なる．また，同じ情報でも受け取り方に個人差がある．したがって，1つのアプローチがすべての人に効果があるというわけではなく，いろいろなツールを用意しておき，相手によって使い分けていくことで，全体としての効果を高めることができる．より効果が期待できるのは，自分で考えたことを継続して実行するときである．

❺ 食行動の多様性（栄養教育の対象）

　人は，一生のうちにさまざまなライフステージ，ライフスタイル，健康状態で，また，いくつかの属性をもって生活している．それぞれ多様な食行動を所有しているため，効率よく栄養教育を展開していくためには，対象を取り巻く環境を十分に把握することが必要である．

　食に関する行動は，大きく3つに分類できる．食事を整え準備する行動，実際に食べる行動，食の知識・スキルを修得し伝承する行動である．

　食事を整える前には，食べるものを決め，食材料の購入・調達，調理，配膳などがある．食べる行動には，いつ，どこで，誰と，どのように食べるかという行動がある．これらの行動を決定づける食の知識，技術の伝承は，家庭などでの体験，学校教育での授業や体験学習などから修得し，伝え合うことになる．

　学習者のライフステージ，ライフスタイル，健康状態，所属する組織・地域社会など，それぞれの状況を分析し，把握することが大切である．

❖ライフステージからみる

　ライフステージとは，年齢に伴って変化する生活の段階のことで，身体的・精神的・社会的特徴などにより，さまざまな区分が存在する．**表1-5** では，共通して栄養教育が可能とみられる時期に区分し，その教育の場を示した．

❖ライフスタイルからみる

　ライフスタイル（生活習慣）とは，食事や運動，休養といった日常生活の過ごし方，仕事の仕方，人とのかかわり方など，その人の生き方や生活行動をいう．生活習慣が生活習慣病の発症や進行に関与することから，生活時間，食習慣，運動習慣，休養，喫煙，飲酒などの生活習慣を改善するための栄養教育が重要である．

　学習者について，就学状況（昼間中心，夜間中心ほか），就労形態と職種（早朝・夜間などの時間帯や勤務時間数，仕事内容など），日常生活活動状

表 1-5　ライフステージ別対象のとらえ方と栄養教育の場

対　象	対象区分（目安）	目　標	栄養教育の場
妊娠期 授乳期	妊娠初期・中期・後期 出産後～12か月	食習慣見直し期	家庭，地域，医療機関
乳児期 幼児期	生後～1歳 1～6歳	食習慣基礎づくり期	家庭，保育所，幼児園
学童期	6～12歳	食習慣完成期	家庭，学校
思春期 青年期	12～18歳 18～20歳	食習慣自立期	家庭，学校，医療機関
成人期	20～65歳	生活習慣見直し期	家庭，職域，地域，医療機関
高齢期	65歳～	健康自覚期	家庭，地域，医療機関，老人保健施設

況（余暇の過ごし方も含め身体活動状況など），経済状況，世帯状況（単身世帯，核家族，3世代同居家族など）のほか居住環境，自然環境なども十分に把握する必要がある．

❖ 健康状態からみる

　健康状態は，健康，半健康，病気の状態に分類される．健康状態が良好であれば，健康の維持増進を目指す一次予防の対象となる．生活習慣病やそのほか臨床的に疾病を有する診断がついた場合は，治療および進行を防ぐ二次予防の対象となる．また，病態が継続的に経過する場合には，機能の改善と再発防止を目的とした三次予防の対象となる．

❖ 医療の場からみる

　医療における栄養教育は，疾病の治癒・改善や進行の阻止など栄養・食事療法が必要なときに治療の一環として実施されている．
　栄養教育の対象は入院患者および通院患者と在宅患者であり，集団指導のほかに個人を対象とする指導がある．いずれの対象者であっても，適切な食生活を実践し，目的を達成させるためには，本人だけでなく，患者家族の理解と協力が大切であるため，家族への食事指導も必要である．

❖ 組織・地域社会からみる

　栄養教育を必要としている対象者は多様化，複雑化しており，さまざまな場において実施されている．おもな場としては，地域（保健所，市町村保健センターなど），学校（小・中学校など），産業，福祉（児童福祉施設，高齢者福祉施設，介護施設など）などがあり，地域保健法，健康増進法をはじめ，各関係法規に基づいて栄養教育が行われている．

半健康
心身になんらかの不調を感じるが，検査をしても明確な病気が発見できない，診断がつかない状態のこと

15

A　栄養教育の概念

B 行動科学の理論とモデル

① 行動科学の定義と栄養教育に必要な理由

行動科学とは，「人間の行動を総合的に理解し，予測・制御しようとする実証的経験に基づく科学」であり，学習理論，ゲーム理論，情報理論，サイバネティクス，システム論などの影響を受けながら，第二次世界大戦後に急速に発展した新しい学問である．

行動科学という言葉は，1946年（昭21）に心理学者のミラーを中心としたシカゴ大学の科学者グループによって使われはじめた．彼らは，「人間の行動を解明するためには生物科学と社会科学を総合しなければならない」と提唱している．人間の健康行動や食行動は，さまざまな因子の影響を受けて形成され，持続，強化，変容していく．これらの因子には，生理的・心理的因子をはじめとして経済的・文化的・社会環境因子などがあり，直接的，間接的に絡み合って影響し，人々の健康行動や食行動を形成している．その食行動を，いつ，どこで，何を，どれだけ，どのように，なぜ食べるかを具体的に把握し，健康を害する不適切な行動があるならば，行動変容させていく必要がある（**表1-6**）．

行動変容に導くために，栄養教育には行動科学の手法が求められ，行動科学的アプローチが望まれている．つまり，行動を明確にし，"なぜそのような行動をとるのか"という原因を理解することにより，次に"どのような行動が起こるのか"が予期でき，その行動を制御することが可能となる．このような理由から，行動科学は，行動変容が中心となる栄養教育（健康教育）に必要な学問であるといえる．

行動科学にはさまざまな理論やモデルがあり，さらには行動変容の技法がある．栄養教育では，これらを学習者や課題によって組み合わせて使う

サイバネティクス
cybernetics
もともとギリシャ語で「操舵手」を意味する
1948年（昭23）にノーバート・ウィーナー（Norbert Wiener）が提唱し，機械の自動制御や動物の神経系機能の類似性や関連性をテーマに研究する，心理学，生物学，物理学，数学などを包括した科学の総称のこと

ミラー
George A. Miller

行動変容
習慣化された行動パターンを変えること．みずからの行動パターンや傾向について自覚を高め，目標達成や能力開発に向けて行動を変えていくことが重要な意味をもつ

表1-6 食物摂取行動を理解するためのポイント

いつ	欠食の有無，ライフサイクル，時間栄養学
どこで	家庭，職場，学校，外出先
何を	偏食，好き嫌い，こだわり，地域性，経済的条件
どれだけ	過剰栄養，低栄養
どのように	家庭食，中食，外食
なぜ	生きるため，楽しむため，コミュニケーションの手段として

例）男性，46歳，既婚（専業主婦の妻と高校生の息子），会社員（営業職），仕事で付き合いの
　　酒が多い，夕食は遅いことが多い，血糖値が高めで肥満の解消が課題

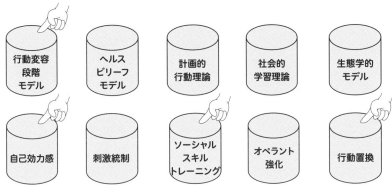

図 1-5　理論や技法を生かすイメージ

ことでより高い効果が期待できる（**図 1-5**）．理論やモデルを栄養教育に活
用する利点を次にあげる．
　① 学習者の行動を具体的にとらえることができ，どのような働きかけが
　　必要かがみえてくる
　② 教育の効果を行動科学的な面から評価できる
　③ 理論やモデルを用いることで，教育者間で共通した認識と言語をもっ
　　て対応することができる

② 刺激-反応理論（レスポンデント条件づけ, オペラント条件づけ）

　刺激-反応理論は学習理論の１つであり，パブロフやスキナーが提唱した
ものである．レスポンデント条件づけ，オペラント条件づけによって説明
する．
　レスポンデント条件づけはパブロフが実験的に証明したものであり，刺
激（えさ・無条件刺激音：条件刺激）を与えると反応（唾液分泌：無条件
反射）して，これを繰り返し行う（学習する）ことにより，行動変容が生
じるようになることを示した．
　スキナーの理論であるオペラント条件づけは，レスポンデント条件づけ
の受動的な反応に対し，自発的・能動的な反応である．「行動後の結果が自
分にとってよい結果（正の強化）であれば，その後，その行動は繰り返さ
れる可能性が高く，悪い結果（負の強化）では行動しなくなり，やがては
止まる」と提唱している．つまり刺激をコントロールすることにより，よ
い行動パターンが生まれ，食行動変容につながっていくことになる．

B　行動科学の理論とモデル

パブロフ
Ivan Pavlov

スキナー
Burrhus F. Skinner

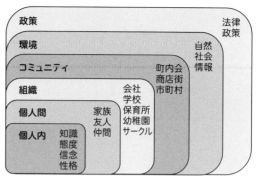
図 1-6　生態学的モデル

生態学的モデル
ecological model

③ 生態学的モデル

　健康行動は，個人内，個人間，組織，コミュニティ，公共政策など多層に重なった要因が相互に関連し合いながら影響を及ぼすなかで決定される．ある個人が置かれている環境や政策が健康な行動を妨げている場合には，個人の行動変容へのモチベーションやスキルを高めても効果はないとされる．たとえば，肥満者の場合には食事内容や身体活動だけでなく，家族や受けてきた教育，メディアなど，多様な要素が複雑に影響し合っている．

　生態学的モデルは，人間の行動が多様な要因の影響を受けていることを説明する包括的なモデルである（**図1-6**）．各層でどのような働きかけをするべきかを明らかにし，個人や個人間だけでなく，組織や環境，政策レベルでの介入を組み合わせることによって行動変容が期待できる．

④ ヘルスビリーフモデル（健康信念モデル）

　ヘルスビリーフモデルは，ベッカーらにより提唱された理論（**図1-7**）である．また，保健行動の予測モデルの基本モデルであり，罹患性，重要性，有益性，障害性が保健行動に影響するという信念に基づいている．つまり病気になる脅威（恐ろしさ）と，自分もこのままだと病気にかかる可能性が高く，かかることは重大な問題であると自覚して予防行動を行うことは，そのために生じる障害（時間，費用，めんどうさ，我慢など）よりも有益性が高いことを理解し，よりよい行動変容の方向へ向けていく，という考え方である．

　この理論は，疾病や栄養状態と，望ましくない行動との因果関係が理解でき，また，自分の現在の状態に不安を抱いている者に対しては有効であると考えられる．

保健行動
意識的か無意識的かにかかわらず，健康の維持，回復，向上に関係して行っていること，繰り返していること

信念
人が物事に対して抱く思い込みや信条のこと

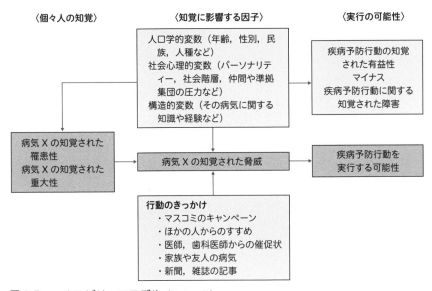

〈個々人の知覚〉　　　　　〈知覚に影響する因子〉　　　　　〈実行の可能性〉

人口学的変数（年齢，性別，民族，人種など）
社会心理的変数（パーソナリティー，社会階層，仲間や準拠集団の圧力など）
構造的変数（その病気に関する知識や経験など）

疾病予防行動の知覚された有益性
マイナス
疾病予防行動に関する知覚された障害

病気Xの知覚された罹患性
病気Xの知覚された重大性

病気Xの知覚された脅威

疾病予防行動を実行する可能性

行動のきっかけ
・マスコミのキャンペーン
・ほかの人からのすすめ
・医師，歯科医師からの催促状
・家族や友人の病気
・新聞，雑誌の記事

図 1-7　ヘルスビリーフモデル（Becker ら）
(中村丁次ほか編：生活習慣病予防と高齢者ケアのための栄養指導マニュアル，第一出版，2003)

モデルの応用（肥満の減量支援）

① 肥満による健康面や生活面への影響について情報を提供し，肥満から生じる病気の恐ろしさを視覚的見地からアプローチする

② 減量による健康面や生活面の改善効果について身近な事例を示し，効果の期待感を高める

③ 減量に伴う心理的負担感（不安，問題点）を減らすために，解決策について話し合う

⑤ トランスセオレティカルモデル（行動変容段階モデル）

　トランスセオレティカルモデルは，プロチャスカらが提唱したモデルである．このモデルは，禁煙や運動などの不健康な生活習慣行動における行動変容支援に用いられ，変容ステージ，変容プロセス，自己効力感，意思決定バランスなどの要素から構成されるモデルである．

　人の行動変容の過程は5つの段階，つまり無関心期（前熟考期）からはじまり，関心期（熟考期），準備期，実行期，そして維持期に至るが，順調に進むとは限らず，何回か逆戻りを繰り返しながら維持期に到達するケースが多い．

行動変容段階モデルのステージ

① 無関心期（前熟考期）：6か月以内に行動を変容するつもりがない段階

プロチャスカ
James O. Prochaska

自己効力感
p. 40 参照

② 関心期（熟考期）：6 か月以内に行動変容を前向きに考えているが，実行に移すところまでに至っていない段階

③ 準備期：1 か月以内に行動変容に向けた行動を起こす意思があるが，すぐに実行に移せず，きっかけや手助けを求めている，あるいは過去に取り組んだが，うまくいかず継続できていない段階

④ 実行期：取り組んでいる行動がうまくできており，まだ 6 か月未満であるが，継続的に続けられている段階

⑤ 維持期：取り組んでいる行動が 6 か月以上継続している段階

表 1-7 は，各段階の定義と段階を診断するための質問の 2 例を示したものである．

表 1-7　行動変容段階モデル（stage of change model）の食行動への適用事例

段階 (stage)	Glanz, K らによる定義	Curry, SJ らによる定義
無関心	過去 6 か月間，食事を（より健康的に）[*1] 変えようと試みなかったし，今後 6 か月間にも変えるつもりはない	これまで食事の脂質量を減らそうとしたことはない．過去 1 か月の間に，どう変えたらよいかを考えたこともない
関 心	過去 6 か月間，食事を（より健康的に）[*1] 変えようと試みなかったが，今後 6 か月間にはたぶん（おそらく）変えるつもりである	これまで食事の脂質量を減らそうとしたことはない．過去 1 か月の間に，どう変えたらよいかを考えたが，これから 1 か月の間にそれを実行する自信は，少ししかない，またはまったくない
準 備	過去 6 か月間，食事を（より健康的に）[*1] 変えようと試みたが，うまくできていない．または，今後必ず変えるつもりである	これまで食事の脂質量を減らそうとしたことはない．しかし過去 1 か月の間に，どう変えたらよいかを考え，これから 1 か月の間にそれを実行する自信がある，またはいくらかある
実 行	過去 6 か月間，食事を（より健康的に）[*1] 変えようと試みて，いくらか成功している．または，健康的な食事[*1] を実際にしている．ただし 6 か月未満である	これまでに食事の脂質量を減らそうとした．現在も脂質が少ない食事をしている．ただし 6 か月未満である
維 持	健康的な食事[*2] を 6 か月以上継続できている	これまでに食事の脂質量を減らそうとした．現在も脂質が少ない食事をしていて，7 か月以上継続できている
段階を診断するために用いられた質問と回答	[問 1] 現在の食事の自己評価 「あなたの食事は脂質が多いですか」 「あなたの食事は繊維が多いですか」 回答：5 段階の選択肢→脂質では "非常に少ない" または "少ない" と回答した者，繊維では "非常に多い" または "多い" と回答した者に次の質問をする 「その健康的な食事[*2] の継続期間はどのくらいですか」 回答："1 年以上〜1 か月未満" の 4 件法 [問 2] 今後の食事変容への意図 「今後 6 か月間に食事を（より健康的に）[*1] 変えるつもりがありますか」 回答："必ず変える〜絶対変えない" までの 5 件法 [問 3] 過去における食事変容体験 「過去 6 か月間に食事を変えようと試みましたか」 回答：はい・いいえ→ "はい" の場合，次の質問をする 「うまく変えられましたか」 回答："非常にうまくいった〜うまくいかない" までの 5 件法	[問 1] 過去における食事変容体験 「あなたは，これまで，食事の脂質量が減るように食習慣を変えたことがありますか」 回答：はい・いいえ→ "はい" の場合，次の質問をする 「現在も脂質が少ない食事ですか」 回答：はい・いいえ→ "はい" の場合，次の質問をする 「その食事の継続期間はどのくらいですか」 回答："1 年以上"，"7 〜 12 か月"，"1 〜 6 か月"，"30 日未満" の 4 件法 [問 2] 過去 1 か月間の食事変容の意図 「食事の脂質量を減らすにはどう食事を変えたらよいか，過去 1 か月間に考えたことがありますか」 回答：はい・いいえ→ "はい" の場合，次の質問をする [問 3] 今後の食事変容への意図 「今後 1 か月間に，考えたことのいくつかについて，自分が実行する自信がありますか」 回答："自信がある"，"いくらか自信がある"，"少ししか自信がない"，"まったく自信がない" の 4 件法

[*1]（より健康的に）の部分はオリジナルに加筆．Glanz らの場合は，脂質を減らす，あるいは繊維を増やす方向に食事を変えることを意味している

[*2] 健康的な食事：食事中の脂質が "非常に少ない" または "少ない" 食事，あるいは繊維が "非常に多い" または "多い" 食事

（中村丁次ほか編：生活習慣病予防と高齢者ケアのための栄養指導マニュアル，第一出版，2003 を一部改変）

✦ 行動変容段階モデルの応用

　学習者に行動変容を促す指導を行う場合は，まずどの段階にいるかを診断することが大切であり，段階に合わせた働きかけや教育指導が必要である．各段階期における教育支援の方法として，**図 1-8** に変容段階と変容過程の関係，**表 1-8** にその内容を示す．これらを十分に理解して適切な方法を選択し，栄養教育を行うと効果的である．

　無関心期（前熟考期）　　行動変容を無理に進めずに，次の段階に進むために気づきを促す情報提供が必要であり（意識の高揚），それによって“このままではいけない”という気持ちになり（感情的体験），さらに自分の健康はまわりとも関係していることに気づかせる（環境への再評価）ことが

変容の段階					
	無関心期 （前熟考期）	**関心期 （熟考期）**	**準備期**	**実行期**	**維持期**
変容の過程	①意識の高揚 ②感情的体験 ③環境への再評価	④自己の再評価	⑤自己の解放	⑥行動置換 ⑦援助関係の利用 ⑧強化のマネジメント ⑨刺激統制	

図 1-8　変容の段階と変容の過程の関係
⑩社会的解放は，変容の段階との関係が明らかになっていないため，図では省略されている
(赤松利恵編：行動変容を成功させる栄養教育スキルアップブック, p. 143, 化学同人, 2009)

表 1-8　変容の過程とその内容

①意識の高揚 (consciousness raising)	行動変容のために新しい情報を集め，それを理解しようと努力する
②感情的体験 (dramatic relief)	行動変容をすること（あるいはしなかったこと）で，感じる気持ちをイメージする
③環境への再評価 (environmental reevaluation)	行動変容によって自分の周囲へ及ぼす影響について考える
④自己の再評価 (self-reevaluation)	不健康行動を続けること，あるいは健康行動をとることで自分にとってどのような影響があるか考える
⑤自己の解放 (self-liberation)	行動変容できるという信念と行動変容しようと決める
⑥行動置換 (counter conditioning)	問題の行動に替わる行動を学習する
⑦援助関係の利用 (helping relationships)	行動変容に役に立つソーシャルサポート（社会的支援）を活用する
⑧強化のマネジメント (contingency management)	行動変容させたり，維持させるための強化（たとえば，ご褒美や罰）を行う
⑨刺激統制 (stimulus control)	行動変容や維持のきっかけをコントロールする
⑩社会的解放 (social liberation)	自分の周りの環境が行動変容のサポートをしていることに気づく

(赤松利恵編：行動変容を成功させる栄養教育スキルアップブック, p. 143, 化学同人, 2009)

大事である．相手の立場に立って問題点について話し合うように心がけ，支援の糸口をみつける．カウンセリング的アプローチが必要である．

関心期（熟考期）　問題点を改善する動機を強化したり，行動を変容しようという意思決定ができるように支援する．自己効力感が低い場合は，達成可能な目標の設定や成功例を紹介し，自己効力感を高めるアプローチをすると効果的である．

自己効力感
p. 40 参照

準備期　行動変容を開始する日を決定したり，具体的な目標決定をする．さらに具体的な方法について情報提供を行う．

実行期，維持期　さらに継続し，行動変容プロセスの内容の行動置換，刺激統制，援助関係などの利用を強化し，習慣化するように励まして支援する．

⑥ 計画的行動理論

人が行動を起こすには，その行動をとろうとする行動意図が必要と考えられている．行動意図は，行動に対する態度と，主観的規範が影響要因とされている（合理的行動理論）．

合理的行動理論
フィッシュバイン（Fishbein）
とエイゼン（Ajzen）が考案した理論

行動に対する態度は，その行動を行うことによって，どのような結果が得られ，どのくらいの価値があるのかを認知することによって決定される．

主観的規範は，特定の個人（家族や友人など）やグループがその行動を行うべきだと望んでいると考えるか，また期待に応えたいと思うのかによって決定される．さらにエイゼンは，これに行動コントロール感（行動を行う難易度の認知）を加え，この3つが互いに影響をし合うことで行動に結びつくとし，計画的行動理論とした（**図1-9**）．

❖理論の応用

食行動変容を期待する栄養教育を行う場合は，①提案された行動がどのような結果につながり，どのくらいの価値だと判断しているか，②家族や友人などがどのくらい期待しているかを考え，その期待に応えたいと思っているか，③その行動を自分がコントロールできると思えるかを評価する．教育者は，学習者がその期待に応えられるように働きかけ，行動に必要な技術や利用できる資源などを紹介して支援する．

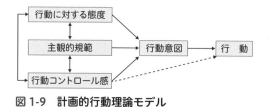

図1-9　計画的行動理論モデル

⑦ 社会的認知理論 （社会的学習理論）

社会的認知理論（社会的学習理論）は，バンデューラが提唱した人間行動を理解するための理論である（表1-9）．他人の行動を観察学習することによって行動が形成され，変容を促す．観察学習とは，学習者みずからが反応したり，直接経験しなくても，モデルの行動を観察中に，自己効力感を強化し，直接経験したときと同じように新しい行動を取り入れたり，既存の行動を修正するなど，行動変容する現象のことである．学習者が直接経験しないことから，代理学習またはモデリング学習ともいう．

さらに，この社会的認知理論は，認知的要因を重視しており，自己効力感や相互決定主義などの概念を導入している．

自己効力感とは，ある課題目標に対して自分がどの程度実行できるかという予測や予期感，あるいはこのようなことであれば適切に実行に移すことができるという確信や自信のことである．自己効力感を生み出す情報源として，遂行行動の達成，代理的体験，言語的説得，生理的・情動的状態がある．

相互決定主義とは，行動・個人・環境の三者が互いに結びつき影響し合うという因果関係のモデルであり，社会的認知理論（社会的学習理論）の基礎となるものである．

バンデューラ
Albert Bandura
自己効力感（p. 40参照）を唱えた人物でもある

表1-9 社会的認知理論（社会的学習理論）

モデリング学習（観察学習）	人間の思考，感情，行動は自己の直接的な経験と同様に，他者を観察することによって大きく影響を受ける．すなわち，同様の問題を抱える仲間同士を観察することによって，自分が何を，どのようにしたらよいかを理解し，新しい行動を取り入れたり，今までの行動を修正したりする．栄養教育においてもグループワークが効果を上げる
自己強化	人間には，意識経験を分析し，計画を立て，想像し，先の見通しを立てたうえで，慎重に行動することができる能力がある．したがって，栄養教育においても，対象者自身が目標を立て，自分自身を観察し，その行動を評価し，自己コントロールすることができるようにする
結果期待と効果期待	人間の学習過程に働く期待には，結果期待と効果期待の2種類がある．結果期待は，自分の行動がある結果をもたらすことへの期待であり，効果期待とは，ある結果へと導く行動を自分でできることへの期待である．たとえば，食事制限や運動によって，体重減量をはかろうとする場合には，よい結果が得られることへの期待（結果期待）だけでなく，怠ったり，誘惑に負けないで，自分自身の力でその行動が遂行できることへの期待（効果期待）を促していくことが必要である
自己効力感（セルフ・エフィカシー）	自分にもそれができると確信すること．学習に最も影響するのは，自分への期待や自信などの認知的要因といわれているが，そのなかでも，自己効力の向上が最も影響する．少しずつ段階的に学習したり，繰り返し学習して自信をつけさせる．自己観察，自己評価を繰り返しながら，自己の能力を確信させていくことが必要といわれている
内的統制傾向と外的統制傾向	人間の行動を決定するのは，外部からの強化ではなく，強化に対する期待のあり方だといわれている．Rotterは，強化の原因を内的なものに期待する傾向と，外的なものに期待する傾向とに大別している．前者の内的統制傾向のものは，自分自身の行動で結果を統制できると考えているし，後者の外的統制傾向のものは，自分の行動とは無関係に，他人や周囲の状況に左右されると考えている．内的統制傾向のものは，健康問題に積極的に対処し，多くの情報を利用しながら，自発的に自分の健康管理を行おうとするので，学習援助型の教育が適している．しかし，外的統制傾向のものは，指導的教育のほうが適していると考えられる．内的統制傾向と外的統制傾向を区分する質問票も開発されている

（細谷憲政監修，杉山みち子ほか：健康科学の視点に立った生活習慣病の一次予防，p. 54，第一出版，1999）

学習体験

　学習者の問題解決能力を引き出すためには，まず教育者が学習者の個人情報に基づいて行動目標の設定を行い，さらに学習者本人が設定した目標にむかって学習体験をすることが重要である（**表1-10**）．なぜならば，教育者による直接的な指導期間終了後も，自己管理能力を高め，維持することが必要であるからである．

社会的認知理論・社会的学習理論の応用

　栄養教育において個人の行動変容を行ううえで，この理論を応用して活用することで多大な効果が期待できる．したがって，学習者に観察学習ができる機会を提供することが大切であり，グループ学習やグループカウンセリングなどを積極的に取り入れることが推奨される．

　食事，健康，栄養状態などに関する共通の話題について，討論や話し合いをもつことにより，行動変容に対する不安感をなくし，実行への自信ができ，自分自身に合った実現可能な目標を見いだしやすい．食行動変容に関する目標が決定したならば，実行日のその日から食行動を記録し，その目標を達成した場合にはさらに自己強化を高めていく必要がある（セルフコントロール）．

表1-10　行動目標に沿った段階的指導例：早食いの習慣がある患者

行動目標	早食いはやめ，30回以上かみながらゆっくり食べる
第1段階	10回以上かみながら食べてみましょう 3日ぐらい続けるようにホームワークを出して記録させ，うまくできたら次の段階に進む．うまくいかないときには十分に話し合い，日常生活で実行可能な目標（たとえば，朝が忙しい患者には夕食時のみ実施する）を設定して無理なく進めるようにする
第2段階	15回以上かむように意識しながら食べてみましょう 3日ぐらい続ける．このとき，決めた目標が実行できたら，目標達成に対する成功体験を感じさせる．また，やる気が出るように励ます 20回まで，もうちょっとやってみませんか 患者の意思を確認する．患者が実行するのはむずかしいと感じている場合は，無理をせず，患者自身ができる範囲でしばらく続けるように指導する．また，うまくできない理由を明らかにし，患者と解決方法をさぐってみる もう少し頑張ってみますか 前向きな意思がみられたときには，これまで継続できたことに対してねぎらいの言葉をかけ励ます．そして，次の段階に進む目標を立てる
第3段階	20回以上かみながらゆっくり食べましょう 1週間続ける．この段階でもう一度，正しい知識の確認をしながら話し合う（なぜ30回かむ必要があるのか）．ここで決めた目標を実行できないときには，1つ前の段階に戻り目標づくりをやり直す．あるいは，実際に目標を達成できない点について話し合い，うまくできる方法をさがしてみる（たとえば，スープのようなものばかりではなく，かむ数を多くするための硬めの料理など）．うまくできたら次に進む．患者のできた目標行動に対して賞賛する
第4段階	25回以上かみながらゆっくり食べましょう 患者の様子や実行能力を観察しながら，次の段階に進んでいく

（坂野雄二，前田基成編著：セルフエフィカシーの臨床心理学，北大路書房，2002）

⑧ ソーシャルネットワーク，ソーシャルサポート

　ソーシャルネットワークとは，個人を取り巻く社会・人間関係が網の目状に張りめぐらされている状態のことで，ネットワークメンバーの規模，構成員，結びつきの強さ，親密さの程度，地理的分散，同質性（メンバーの人口統計学的類似性の程度）などを指標とする．

　ソーシャルサポートとは，そのような社会的関係のなかで，個人間の相互作用を通して交換される心理的・物質的支援のことである．支援の内容には次のようなものがある．

① 情緒的（情動的）サポート：共感，励まし，信頼，愛情，尊敬など
② 情報的サポート：必要なアドバイスや情報の提供
③ 評価的サポート：自己の長所，潜在力，そのほかの評価
④ 手段的（道具的）サポート：食事を整えるなどの特定の支援

　食行動変容をうまく実行に移すには，家族やまわりの友人・知人，職場や地域の人たちをはじめとし，医療機関および医療スタッフの社会的支援（ソーシャルサポート）が必要であり，また支援を得やすい人間関係や施設などの社会環境づくり（ソーシャルネットワーク）の強化が必要である．

⑨ コミュニティオーガニゼーション

　コミュニティオーガニゼーションとは，地域組織化活動のことである．地域住民みずからが自主的に組織し，その組織が中心となって行われる活動であり，その過程において住民一人ひとりの連帯意識が高まり，地域の諸問題を解決するのに大きな力となる．

　地域ぐるみの健康づくり運動に取り組むためには，継続性のある組織化が必要である．近年，隣近所の付き合いが希薄化し，連帯意識をもちにくいといわれており，とくに都市部ではむずかしいようである．組織としては，町内会，各種健康診断の場を生かしたグループ，学校のPTA組織，各種サークルなどがあげられる．

　地域の組織はあくまでも住民の自覚と自主性に基づくものであるが，主体によって次のような性格がある．

① 行政機関の指導により組織されたモデル的活動組織である
② 住民のニーズに基づいて組織され，必要に応じて行政機関の支援や援助を受ける
③ 行政，研究・教育機関が地区住民と協力して組織を指導し，活動の運営に当たる

　活動に対しては，保健所，市町村保健センターをはじめとする公的機関や，医療機関の協力体制と技術・財政面の援助も必要である．また，組織

には活動を指導するリーダーが必要であり，地区リーダーとして実績のある食生活改善推進員の起用があげられる．食生活改善推進員は市町村保健センターで行われている栄養教室の修了者で，各市町村長から推進員として任命され，食生活改善，生活習慣病の予防にボランティアとして活躍している人のことである．

　上記のように地域組織を介しての栄養教育体制が望まれ，よりよい食生活習慣の行動変容によって地域集団の健康を確立する．

⑩ イノベーション普及理論

エヴェリット・ロジャース
Everett M.Rogers

イノベーション
innovation
「革新」・「新機軸」を意味し，ものや仕組み，サービス，組織，ビジネスモデルなどに新たな考え方や技術を取り入れて新たな価値を生み出し，社会に大きな変化をもたらす取り組みのこと

　イノベーション普及理論とは，社会学者であるエヴェリット・ロジャースが1962年（昭37）に提唱した社会変革モデルの1つで，新たなイノベーション（新しい商品，アイディア，とらえ方，活用法，ライフスタイルなど）が，どのように社会に浸透していくかの過程を示した理論のことである．

　イノベーションの普及には，以下の5つの条件が満たされると普及しやすいとされている．

① 相対的優位性：競争相手より優れているか
② 適合性：学習者のニーズにあっているか
③ わかりやすさ（複雑性）：学習者にとってわかりやすいか
④ 試行可能性：学習者が試してみることができるか
⑤ 可観測性：学習者への効果が周囲の目からみて観察できるか

⑪ ヘルスリテラシー

リテラシー
literacy
もともと読み書きの能力という意味

　ヘルスリテラシーとは，健康に関するさまざまな情報を入手して理解し，活用する能力のことである．

　ヘルスリテラシーには以下の3つのレベルがあり，健康行動には欠かせないスキルである．

機能的ヘルスリテラシー　　日常生活場面で役立つ読み書きの基本的能力．情報を理解するのに最低限必要な能力．

相互作用的ヘルスリテラシー　　さまざまなかたちのコミュニケーションによって情報を入手し，意味を理解する．変化する環境に対しては新しい情報を応用する能力のこと．

批判的ヘルスリテラシー　　情報を鵜呑みにせず批判的に分析し，自分や社会の状況をコントロールするために情報を活用できる能力のこと．

　近年はインターネット環境の整備が進み，SNSなどのアプリケーションも多く開発され，老若男女を問わずそれらを使用するようになった．多く

の情報を容易に入手できるメリットがある一方で，フードファディズムといったデメリットもある．ヘルスリテラシーを身につけることで，情報に振り回されず有益な情報を活用できるように教育することが必要である．

フードファディズム
food faddism
食品や栄養が病気と健康に与える影響を，過大に評価したり信じたりすること

B

行動科学の理論とモデル

C 栄養カウンセリング

栄養カウンセリングとは，カウンセリングの技法を用いて相談者の食や栄養に関する諸問題を解決に導くことである．とくに個人に対する食行動変容の支援が必要な栄養教育では，栄養カウンセリングの手法で問題解決に導くことが有効であることが多い．より望ましい栄養カウンセリングを行うためには，栄養学に関する専門知識と行動変容を促す技法を習得し，相談者を尊重して話を進めていくことが必要である．

① 行動カウンセリング

　カウンセリングとは，おもに心理学の専門家がクライエント（クライアント）の話を傾聴して気持ちやおかれている状況を理解し，クライエントが主体的にみずからの問題を解決できるように支援することをさす．

　栄養カウンセリングでは，言語（話す内容）や非言語（雰囲気，声の大きさやトーン，表情など）によるコミュニケーションを通して，管理栄養士・栄養士と相談者（クライエント）との間に信頼関係をつくり，食や栄養に関する諸問題の解決を目指すものである．相談者の食行動変容を目的として行われる栄養カウンセリングは，行動変容技法を応用した行動カウンセリングの1種である．心に関する諸問題の解決を目指す心理カウンセリングとは目的が異なるが，基本的なカウンセリングの技法は同じである．

❖栄養カウンセリング

栄養カウンセリングの基本

　栄養カウンセリングを行うためには，管理栄養士・栄養士は相談者との間に信頼関係を構築していく必要がある．これを心理学用語で「ラポールの形成」という．

　ラポールの形成のためには，受容や共感などのカウンセリングの基本的な技法を用いて，傾聴的な態度で相談者の話を聴いていくことが大切である．できていないことを指摘したり責めたりするのではなく，できていることに焦点を当てて話を進めていくことで，アドヒアランスを高めていく．ラポールの形成ができてくると，相談者が安心・安全感をもって栄養カウンセリングに臨むことができ，食行動変容に対する自己効力感が高まり，食に関する問題の解決につながっていく（**図 1-10**）．ラポールの形成を構

より望ましい栄養カウンセリング

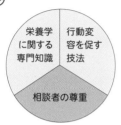

クライエント（クライアント）
client
英語で依頼人のこと．カウンセリングなど心理療法を受ける人のことをさす
本書では，心理カウンセリングでいうところのカウンセラーを管理栄養士・栄養士，クライエントを相談者とする

傾聴
p.33 参照

行動変容技法
p.38 参照

アドヒアランス
相談者が食事療法の内容を理解し，納得したうえで実行，継続すること

自己効力感
p.40 参照

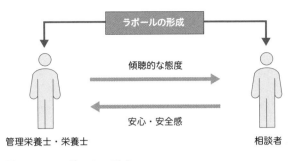

図1-10 ラポールの形成

築する管理栄養士・栄養士の心構えのことをカウンセリングマインドともいう.

栄養カウンセリングを行う利点

管理栄養士・栄養士が相談者の気持ちに寄り添うことで,相談者が食事の問題点について真摯に向き合うことができるようになり,アドバイスを素直に受け止め,自分自身で目標を決めて問題解決に向かっていくことができるようになる.

同じような病気や食事に問題点がある相談者が集まってカウンセリングを行うグループカウンセリングでは,お互いの抱える問題について情報を交換し,さらに自己の問題点について理解を深めることで,「あの人もできたのであれば自分にもできるのではないか」という自己効力感が高まることが多い.その際,管理栄養士・栄養士は,自己紹介や雑談などのアイスブレイクで,参加した相談者たちが自由に話せる雰囲気や機会を提供し,グループカウンセリングがスムーズに行われるように配慮する.ただし,相談者のプライバシーを尊重し,強要したり内容に踏み込んだりしないようにする.

栄養カウンセリングを行うために必要な態度と倫理（表1-11）

栄養カウンセリングの実施にあたっては,栄養の指導と同様に管理栄養士・栄養士倫理綱領とその注釈を遵守するよう努めなくてはならない.

栄養カウンセリングを行うための環境（表1-12）

栄養カウンセリングでは,プライバシーにかかわる内容も話し合うため,相談者が話しやすい静寂な環境が望まれるが,職場によっては難しい場合もある.栄養相談室などの個室が用意できない場合でも,できるだけ他者の目に触れないようにパーテーションなどで仕切り,音漏れが少ない場所で行うのが望ましい.できる範囲で栄養カウンセリングに集中できる環境を心がけることが大切である.

栄養カウンセリングを行う際の身だしなみと態度（表1-13）

栄養カウンセリングでは,初対面である管理栄養士・栄養士を信頼し,食事の悩みや家庭環境を含めた食環境について相談してもらう必要があ

アイスブレイク
アイス＝氷,ブレイク＝壊すという意味で,初対面の人が集まる場の,冷たく固い雰囲気を簡単な自己紹介や雑談などで壊して,話しやすい雰囲気をつくること
アイスブレイクの例としては,
・自己紹介（名前の由来など）
・自分の目標や夢
・おすすめの食事や間食
・最近の出来事や学んだこと
などがある

インフォームド・コンセント
もともとは医師が患者に十分な情報を伝え，患者がその治療方法などに納得したうえで合意することをさしており，管理栄養士・栄養士が行う栄養カウンセリングにおいても必要な概念である

陶冶
自分の生まれもった性質を発達させ，人格や精神面の育成に努めること

オフィスカジュアル
職場で仕事をするのに適しており，相談者に失礼に当たらない礼儀正しく清潔感のある服装のこと．職場ごとにルールがある場合もあるため，確認しておくとよい．とくにルールがなければ，ジャケット，襟付きのシャツ，プレス加工のしてあるパンツや落ち着いた色合いのスカート（座ったときの露出が気にならない程度の丈の長さ），セットアップなどが望ましい

表 1-11　栄養カウンセリングを行うために必要な態度と倫理

・人びとの人権・人格を尊重し，良心と愛情をもって接する
・「栄養の指導」についてよく説明し，信頼を得るように努める
・人びとの自己決定権とインフォームド・コンセントを尊重する
・科学的根拠に裏づけられた望ましい基準を設定する
・もてる限りのより質の高い「栄養の指導」を行う
・みずからの心身の健康の保持・増進に努める
・つねに人格の陶冶および関係法を遵守する
・職務上知り得た個人情報の保護に努め，守秘義務を遵守しなければならない

表 1-12　栄養カウンセリングを行うために心がけたい環境

・栄養相談室などの静寂な環境が保たれた個室
　（個室がない場合は，パーテーションなどで仕切り，音漏れが少ない場所で行う）
・照明，温度，湿度，匂いを確認し，快適な空間を保つ
・机や椅子のがたつき，高さなどを確認する
・机の上に置くものは，栄養カウンセリングに必要な資料や筆記用具など最小限にとどめ，不必要なものは置かない
・相談者の目線の先には，心が和むような植物や絵画などを置き，時計や電話機などは置かない
　（時計や電話機は管理栄養士・栄養士の目線の先や手が届くところに置く）

表 1-13　栄養カウンセリングを行う際に気をつけたい身だしなみと態度

身だしなみ
・白衣やユニフォームにしわ，汚れ，ほこりがついていないかを確認する
　（白衣やユニフォームがない場合は，胸元や足を露出しすぎず，ハイブランドなどの華美な服装ではない清潔な服装にする．オフィスカジュアルに準じるとよい）
・指定シューズや，落ち着いた色でヒールの低い靴を履く．汚れやかかとの擦り切れがないかを確認する
・氏名や職種などが記載してあるネームプレート（名札）をつける
・髪はフケやほこりなどがなく，色は落ち着いたトーンであり，長い場合はゴムなどでまとめておく．華美な髪飾りなどは避ける
・化粧はナチュラルメイクにし，香水はできるだけつけない．厨房業務の後は匂いがついている場合があるため，消臭スプレーをかけておくとよい
・厨房業務に準じ，アクセサリーは基本的につけない
・爪は短くし，厨房業務がない場合もネイルはしないか，ナチュラルなものにする．爪の間に汚れがないように洗浄し，清潔を保つ
態　度
・ほかの業務に追われている場合でも，相談者がきた際には一旦落ち着き，笑顔で迎える
・マスクを着用するときは，管理栄養士・栄養士の表情が見えづらいため，普段よりも大きなうなずきや身ぶりを心がける
・緊急の場合を除き，栄養カウンセリング中は不要な連絡が入らないようにしておく
・PHSやスマートフォンの電源は切るかマナーモードに設定しておく
・対面で向かい合うと緊張してしまう相談者もいるため，自然な形で視線が相談者に向くように，机の角を挟むような位置関係が望ましい
・威圧感を感じる相談者もいるため，腕や足は組まない
・あらかじめ栄養カウンセリングの終了時間を伝えておき，自然にみえる視線で時計を確認しつつ進行する．頻繁に時計を確認しない

る．そのため，「この人にだったら食の悩みを打ち明けられる」と相談者に思ってもらえるように，非言語的表現の1つとして身だしなみを整えることが必要である．また，腕や足は組んだりせず，笑顔で落ち着いた表情や，自然な視線を相談者に向けることをつねに心がけたい．

❷ カウンセリングの基礎的技法

　従来の栄養指導では医療モデルが中心で，相談者の気持ちや，行動変容ができない理由には注視してこなかった．しかし，現在は，相談者の問題に対する気持ちや要求を理解し，自主性を考慮する成長モデルが進められるようになった．

　管理栄養士・栄養士のもつ専門的な知識や技術は，相談者の支援のために必要不可欠なものであるが，相談者がその内容を受け入れるためには，相談者自身が自分自身の問題ととらえて自己解決する能力を獲得していくことが必要である．そのためには，次にあげるカウンセリングの基本的な技法を使ってラポールの形成に努め，相談者自身が自分の問題点を把握し，問題解決につながる行動変容を支援していくことが重要である．

❖受　容

　受容とは，相談者の言動を無条件に，そして肯定的に受け止める態度である．この場合の "無条件" とは，相談者が表現した感情や発言・態度をそのまま認める姿勢である．相談者の発言に対して否定的な態度や返答をしてしまうと，反発されたり，「この人には何を言っても否定されるから黙っていよう」と思われたりしてラポールの形成ができない．受容のためには「はい」，「なるほど」，「そうなのですね」など適度に相槌を打ち，相談者の発言を受け止めることが重要である．

❖共感的理解

　共感的理解とは，相談者の立場に立ち，相手の気持ちに共感しながら話を理解しようとする態度である．たとえば，相談者が「食事制限が多くてイライラする」と言った場合，管理栄養士・栄養士は共感的理解として，「食事制限が多くてイライラしてしまうのですね」など相談者の言葉をそのまま伝え返したり，「食事制限が多いと何を食べていいのかわからないし，好きな食べ物を我慢するのは大変ですよね」など，自分の言葉に置き換えたりしながら相談者の気持ちに寄り添うことが重要である．「食事制限があるのは病気だから仕方ないですよ」などの相談者の気持ちを無視した返答は，「私の気持ちをわかってくれない」と思われてしまい，ラポールの形成ができないため望ましくない．

❖自己一致

　管理栄養士・栄養士は相談者に対してだけではなく，自分自身に対しても真摯な態度で臨み，相談者の話がわからないときは，内容が正確になるように確認しなければならない．

医療モデルと成長モデル
【医療モデル】
管理栄養士・栄養士が指導・指示を行い，相談者はその指導・指示を受けて問題を解決していく指導者主体のモデルのこと
【成長モデル】
相談者自身で問題を探り，解決法を見つけて自己決定するために，管理栄養士・栄養士は相談者の気持ちを理解し，寄り添い，励ましや援助を行う相談者主体のモデルのこと

C　栄養カウンセリング

アメリカの心理学者であるアルバート・メラビアンは，コミュニケーションは「視覚情報55％，聴覚情報38％，言語情報7％」という割合で影響を受けていると提唱しており，この3つの要素に矛盾があった場合は，パーセンテージの高い情報を優先させるとしている．たとえば，管理栄養士・栄養士が好意的な内容を言いながら，顔の表情が険しいとき，相談者は，険しい顔の表情を優先して受け取っている．

❖ 観察（言語的表現と非言語的表現の観察）

話を進めていくうちに，問題に対する相談者自身の思いや気持ちが，言葉に出てくる場合と，身体に現れる場合がある．言葉に出てくる場合を言語的表現（本当にイライラするなどの感情，固有名詞など），身体に現れることを非言語的表現（手を大きく振るなどのボディランゲージ，目が潤む，声のトーンが高くなるなど）という．

伝え返し
p.33，要約を参照

栄養カウンセリングを行う際は，この2つの表現をよく観察し，表現が強調された場合は，相談者にとってより重要なポイントであると認識して，伝え返しや，「もう少し具体的に教えてほしい」と聞いたりすることが大切である．

❖ 確 認

栄養相談では，相談者は食の問題に関連しないことを話したり，話の内容が飛んでしまったりして，問題解決までに理路整然とした話になるとは限らない．そこで，一番解決したい問題に関連する事項に焦点を当てて確認するとよい．とくに，言語的表現と非言語的表現が強調された部分は確認を行い，相談者の感情と事柄の明確化ができると問題解決につながっていく．

> ・いまのお話は…ということでしょうか？
> ・先生がおっしゃる食事療法はむずかしいと感じておられるのですね
> ・外食で気をつけていらっしゃることは，〇〇と△△ですね

開かれた質問，閉ざされた質問
開かれた質問を，開いた質問（オープンクエスチョン），閉ざされた質問を，閉じた質問（クローズドクエスチョン）ともいう

❖ 開かれた質問，閉ざされた質問

栄養カウンセリングを進めていくためには，相談者への質問が必要になる．質問には開かれた質問，閉ざされた質問の2種類があり，必要に応じて使い分けることで，相談者が抱えている問題を明らかにすることができる．

開かれた質問は，相談者が自分の気持ちや考えを自由に表現できる質問方法である一方，漠然としていて答えづらかったり，ラポールの形成ができていない状態では話しづらい場合がある．

閉ざされた質問は，「はい」「いいえ」で答えられる質問や，特定の情報を求める質問方法であり，得られる情報量が少ない．しかし，栄養カウン

セリングにやる気がなかったり，無口な相談者には，閉ざされた質問を取り入れて発言を促すことが有効になる場合がある．

開かれた質問
・健康診断の結果をご覧になって，ご自身ではどのように思われましたか？
・食事調査の結果から，何かお気づきになられたことはありましたか？
・食事療法ができないと思われる理由について教えていただけませんか？
閉ざされた質問
・今日は朝食を食べましたか？
・毎食野菜を食べていますか？
・毎朝体重を記録することができましたか？

沈 黙

　相談者は，管理栄養士・栄養士に話すことに迷いや抵抗があったり，今まで話した内容を自分の中で整理する場合に，沈黙状態が続くことがある．沈黙が続くと，いたたまれない気持ちになって話の先を促したり，先回りして話してしまいがちになるが，相談者の沈黙は重要な意味をもつため，同じように沈黙して待つことが必要である．

　あまりにも沈黙が長い場合は，相談者に寄り添う態度で「いま何をお考えですか」と聞くと，相談者が沈黙の間に考えていたことを話してくれる場合もある．しかし，内容がまとまっていなかったり，「いま考えているところなのに！」と反発される場合もあるため，相談者の様子を注視しながら待つほうがよい．

要 約

　要約とは，相談者の発言のキリがよいところで，重要なポイント（言語的表現や非言語的表現で強調された部分）を伝え返すことである．要約を伝え返すことによって，相談者は客観的に自分が話した内容を整理することができ，問題解決に進む．

傾 聴

　米国の心理学者でカウンセリングの大家であるカール・ロジャーズは，カウンセリングが有効であった事例に共通していた聴く側の3要素として「共感的理解」，「無条件の肯定的関心」，「自己一致」をあげ，積極的傾聴（active listening）を提唱した．したがって，これまで述べてきたカウンセリングの基本的技法を心がけて栄養カウンセリングを進めていくことが傾聴的な態度で話を聴くことにつながる．

33

カール・ロジャーズ
Carl R. Rogers

聴く
"聞く"とは音が耳に入ってくることであるが，"聴く"は相手がわかって欲しいことを理解しようとする積極的な耳の傾け方のこと

傾聴の3要素
共感的理解：相手の立場に立ち，相手の気持ちを共感，理解しようとすること
無条件の肯定的関心：相手をありのままに受け入れて，善悪や好き嫌いの評価をせずに聴くこと
自己一致：聴き手が，相手に対しても，自分に対しても真摯な態度で話を聴くこと

MB-EAT
Mindfulness Based Eating
Awareness Training
認知を積極的に変えるのではな
く，自分自身の認知や感情に向
き合い，それらとともに生きて
いくことを受け入れるというマ
インドフルネスに基づいた食事
の認知療法のこと

セルフモニタリング
p.40 参照

認知再構成
p.39 参照

ストレスマネジメント
p.42 参照

刺激統制
p.38 参照

アセスメント
p. 65 参照

③ 認知行動療法

認知行動療法（Cognitive Behavioral Therapy：CBT）とは，物事の受け取り方や考え方などの認知（思考）が，感情や行動上の問題に影響を及ぼしている場合に，これまでの認知を変えて，不快な感情や，問題になっている行動や生活習慣を改善しようとする心理療法のことで，もとはうつ病の治療方法として開発されてきた．

管理栄養士・栄養士が行う認知行動療法は，食行動の問題点の背景には食事や体型などに対する見方や考え方などの認知が関与していると考え，それまでの認知を変えることによって，問題となる食行動を改善しようとするものである．

食行動の問題点を把握するためには，セルフモニタリングによって行動分析を行い，どのようなきっかけや環境によってその食行動の問題点が起こるのかを明らかにし，認知の歪みに気づかせ，修正を行う．さらに，認知再構成やストレスマネジメントなどの技法を使用して，食行動の改善や維持につなげていく．各段階ではカウンセリングの基本的な技法を用いて話を進め，肯定する・ほめるなどの刺激統制における正の強化刺激を行い，相談者の自己効力感を維持するように努めることが重要である（図1-11）．

❖ 認知行動療法を用いた減量支援の例

アセスメント

減量の動機，過去のダイエット経験，食習慣，食環境などをアセスメントし，目標体重になったときの希望など，減量の目的を明確化する．減量の動機が強く，目標体重を達成した後の希望が明確になっているほど行動変容しやすいため，質問や確認などのカウンセリングの技法を使って話を進めていく．

行動分析

毎回の食事内容，間食の内容，食べる時間，食べるきっかけ，そのときの感情，毎朝の体重などをセルフモニタリングで記録してもらう．

食べるきっかけや感情などを客観的に確認することで，「ストレスがたまったら甘いものを食べてしまう」という認知から「ストレスがたまったときだけではなく，テレビを見ているときにも間食を食べてしまっている」という事実に気づかせ，認知の修正を行う．野菜には青，間食には赤などの印をつけると，視覚的に食生活が明確化され，自制が働きやすい．

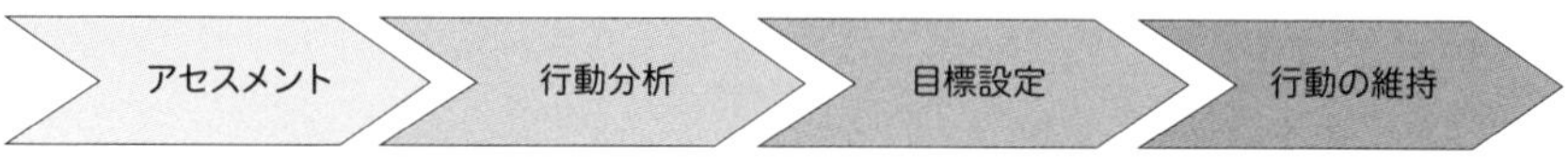

アセスメント ▶ 行動分析 ▶ 目標設定 ▶ 行動の維持

図 1-11　認知行動療法の段階

目標設定

　減量の数値目標だけではなく,「テレビを見ながらの間食をしない」,「エレベーターやエスカレーターを使用せずに階段を使用する」などの行動目標も立てる. 自信がある目標を立てて成功体験を積ませることで, 相談者の自己効力感が上がり, 減量行動が継続する.

行動の維持

　「テレビを見ながらつい間食をしてしまった」など, 行動目標が失敗したときに「やっぱり自分には減量なんて無理だったんだ」という認知になり, それ以降の行動目標が守れずに, 体重がリバウンドする場合がある. そのような場合には,「ここまで頑張ったのだからまだやれる」,「まだ1回の失敗. これからまた頑張れば大丈夫」などの認知を修正する認知再構成の技法を使うと, 行動が維持されやすい.

認知再構成
p.39 参照

　減量の数値目標の結果が伴わずストレスが発生する場合, 気晴らしに散歩をするなど, 相談者に合ったストレスマネジメントについても話し合っておくとよい.

ストレスマネジメント
p.42 参照

④ 動機づけ面接

　動機づけ面接(Motivational Interviewing：MI)は, 行動変容に対する葛藤や障害を解決することを重要視した面接法である. もとはアルコール依存症患者への支援を目的として開発された.

　動機づけ面接の過程(図1-12)では, 管理栄養士・栄養士が相談者とかかわって, ともにラポールの形成を行い, 相談者の抱える問題を特定してフォーカス(焦点化)し, 相談者自身から変化への動機づけを引き出して, 変容する行動についての目標を立てたうえで, 具体的に計画していく.

ラポールの形成
p.28 参照

　動機づけ面接のこれらの過程は, 前の過程の土台のうえに成り立つが, 相談中に各過程を行ったり来たりしながら話を進めることになる. これまで学んだカウンセリングの技法を使いつつ, 栄養相談の内容が相談者にとって有益かどうかをつねに考えながら話を進めていくことが大切である.

かかわる

　かかわるとは, 管理栄養士・栄養士と相談者の相互の信頼と敬意のある関係を確立することであり, これまで学んできたラポールの形成にあたる. その中核的な技法として, 開かれた質問(open question), 是認(affir-

是認
受容の一種であり, 相談者の強みや努力などを理解し, 尊重して伝え返すこと

かかわる
(engaging) → フォーカスする
(focusing) → 引き出す
(evoking) → 計画する
(planning)

図1-12　動機づけ面接の過程
※連続的なものであり, 前の過程が次の過程の土台となる. 相談中には各過程を行ったり来たりする

mation），聞き返し（reflection），要約（summary）があり，英語の頭文字を取って OARS とよばれる．

フォーカス（焦点化）する

　フォーカスするとは，栄養相談の話し合いの方向性を決めるため，目指すべき目標や結果を具体化することである．解決するべき問題を整理し，どの問題から取り組んでいくのかを話し合って決めていく．まずは相談者の気持ちを優先し，相談者自身が決めた問題点について話を進めていくが，専門家として必要を感じたときには，相談者の許可を得て提案することもある．

　動機づけ面接では，話し方のスタイルを指示的スタイル，追従的スタイル，ガイド的スタイル（指示的スタイルと追従的スタイルの中間）の3つに分けている．栄養相談では，基本的にガイド的スタイルで話を進めていくとよい．

　　指示的スタイル　　相談者に対して指示し，それに従うことを求める．

> 相：朝食の用意を毎日続けられる気がしないのです
> 栄：朝食は健康のために重要ですので，毎日食べてください
> 相：でも朝早く起きるのもむずかしいし…
> 栄：それなら食パン，目玉焼き，ミニトマトなど手軽なものを用意してください
> 相：はい

　　追従的スタイル　　傾聴に徹するため，相談者の気持ちや考えを深く理解し，信頼関係をより深めることができる一方，現状維持のまま行動変容することができないことがある．

> 相：朝食の用意を毎日続けられる気がしないのです
> 栄：毎日続けられる気がしないのですね
> 相：そうなのです．朝早く起きるのもむずかしいし…
> 栄：なるほど，朝食の用意のために朝早く起きるのはつらいのですね
> 相：はい

　　ガイド的スタイル　　強く指示することはないが，相談者が求めたときや必要と推測される際には，相談者の許可を得て情報提供やアドバイスを行っていく．

> 相：朝食の用意を毎日続けられる気がしないのです
> 栄：今すぐ朝食の用意を毎日続けるのはむずかしいけど，将来的には頑張りたいと思っていらっしゃる
> 相：そうですね．朝食が健康のために重要なのはわかっているのですが，毎日となると私にはむずかしいかな…
> 栄：朝食の用意を毎日続けるというのはむずかしいけれど，週に何回かはやりたいと思っていらっしゃいますね．短時間でできそうな簡単な方法があるのですが，ご紹介してもいいですか？
> 相：はい

引き出す

　引き出すとは，相談者の変わりたいという動機づけを引き出し，さらに強化していくことで，相談者の「行動したい」という気持ちを高めていくことである．

たとえば，相談者の「毎朝バランスのよい朝食をしっかり食べたいけど，なかなか朝起きることができないし，朝食の用意を毎日続けられる気がしない」という言葉には，「毎朝バランスのよい朝食をしっかり食べたい」という，自分の行動を変えたい気持ちの言葉＝チェンジトークと，「朝起きることができないし，朝食の用意を毎日続けられる気がしない」という，自分の行動を変えたくない気持ちの言葉＝維持トークの両方が含まれる．

　このように，相談者の相反する気持ちを両価性（アンビバレンス）という．両価性をもっている相談者に対して，変わるように説得したり，間違ったことを正したりすると現状維持の方向へ向かってしまう可能性が高くなるため，注意が必要である．

チェンジトークを引き出し，強調する例
・あなたがバランスのよい朝食を食べたいと思っている理由のベスト3を教えてください
・バランスのよい朝食を食べることは，あなたにとってどのくらい重要ですか？
・バランスのよい朝食を食べるためには，どのようにしたらよいと思いますか？

計画する

　相談者と話し合い，実際に行動するための具体的な計画を立てる支援をする．その際，トラブルがあったときの対処法についても相談しておくと，計画の継続につながる．

・ヨーグルトやパンの種類，買う時間や場所などについて考えがあればお聞かせください
・もし予定が入って買う時間がない場合はどうしますか？

間違い指摘反射
変わるように説得をしたり，間違ったことを正したくなる心の働きのことをいう
たとえ専門家として正しい意見であっても，両価性を抱える相談者に一方的な説得をしてしまうと，説得とは逆の方向に向かったり，信頼関係が悪化することもある

C　栄養カウンセリング

D 行動変容技法と概念

　食行動はいろいろな因子の影響を受けて形成されており，個人を取り巻く社会からの影響も大きく，問題行動をもつ学習者の状態も多種多様である．食行動変容のためには，学習者が必要な知識の習得と理解，さらに望ましい態度の形成が必要とされる．栄養教育を行うにあたっては，学習者の社会環境，経済，心理などが関係しているため，それらを十分に把握し，学習者がよりよい健康行動に向いていくようにする．いろいろな理論や行動技法を理解し，問題解決に向けて適切な方法を複数応用して用いると，よりいっそう高い効果が期待できる．

刺激統制

　刺激統制とは，人間の行動は状況と環境に影響されているため，行動のきっかけになっている先行刺激を変え，行動しやすいように環境条件を整え，さらに行動の頻度をコントロールする方法である．

> 例：・運動指導で，歩行数を増やすために歩きやすい靴を履く
> 　　・おやつのお菓子がいつも見えるところにあるので，お菓子を見えないところにしまう

反応妨害・拮抗

　反応妨害とは，行動を引き起こす刺激にさらされながら，その刺激を我慢して，行動を起こさないようにする方法である．この理論を応用し，問題行動をそれと両立しない行動に置き換えることを拮抗法という．

> **反応妨害**
> ・食べたい衝動にさらされるが食べずに我慢する
> **拮抗法**
> ・食べたい衝動が起きたら散歩にいく
> ・間食をしたくなったら歯をみがく

行動置換

　行動置換とは，問題行動に置き換わる健康的な考え方や行動を取り入れる方法である．食べたくなったら周りの人と会話する，あるいはお茶を飲むなどの行動をとることである．

表 1-14　強化子の種類

物的強化子	食べ物，金，おもちゃ，好きな洋服など
社会的強化子	賞賛，承認，注目，愛情，同意など
心理的強化子	快楽や満足を得られる活動

（足達淑子編：ライフスタイル療法—生活習慣改善のための
行動療法．第2版，p.12，医歯薬出版，2003）

④ オペラント強化

　オペラント強化とは，オペラント理論に基づくもので，ある行動を自発的に行い，その結果望ましい状況が生じるとその行動は増加し，望ましくない結果が伴うとその行動は減少する．行動を伴わせる望ましい結果を正の強化子といい，望ましくない結果を負の強化子という．つまり，強化子を与えたり取り除いたりすることによって，行動変容をはかる方法のことである．

　望ましい行動を増加させる強化子（正の強化）には，物的強化子，社会的強化子，心理的強化子がある（表1-14）．また，望ましくない行動（負の強化）を低下させる強化子には，罰，叱責，注意などがある．

　学習者の目標達成のために，適切な強化子を選択することで，行動変容につなげることが重要である．

例：禁煙が3か月以上継続していて，妻が喜んでいる．また，励ましの言葉をよくかけてくれるのでとてもうれしい．このまま禁煙が続いたら，自分にごほうびとしてスーツを購入する予定である

⑤ 認知再構成

　認知再構成とは，認知行動療法の技法の1つで，学習者がもつ限定的な価値感や思い込み（認知の歪み）を見直し，不適切な考えを気づかせて修正する方法である．不適切な考え方があれば，よりよい方向への発想転換を促し，学習者が自分に言い聞かせたり，紙に書いたりして意識的に考えを修正できるようにする．

　たとえば，"お酒は1日1合までとする"，"週に1日は飲まない日を設ける"などと書いた紙を目に見える場所に貼るという行動をとる．また，つまずきそうな場合は，1日数回，声に出してみるなど，目標行動を意識的に行えるようにする．

⑥ 意思決定バランス

　意思決定バランスとは，行動変容の段階時に起こる感情であり，恩恵感

認知行動療法
p.34 参照

（肯定的な気持ち）と負担感（否定的な気持ち）の知覚的バランスである．意思決定バランスは，トランスセオレティカルモデルのステージと密接な関係があるといわれている．行動変容ステージの無関心期や関心期では行動変容に対する恩恵の知覚が弱く，負担感を強く感じており，また実行期や維持期では，負担感よりも恩恵感の知覚が有意となる．この知覚のバランスが行動変容ステージに大きく影響する．

⑦ 目標宣言，行動契約

目標宣言は，行動目標を宣言することで，コミットメントともいわれ，誓約，約束，態度，表明，決意表明などの意味をもつ．個人が行動を起こそうと思ったとき，個人の心の中で思うことと周囲の人に宣言することでは行動の起こし方に違いがあり，人に宣言したときのほうが，行動を起こして継続する確率が高いといわれている．

周囲の人に機会があるごとに目標を話したり，言葉に出して自分に言い聞かせたり，あるいは身近な場所に目標を掲示することは効果的である．行動目標の実行を，他人と約束することを行動契約という．行動契約を交わすことで，よりいっそうの食行動変容の効果が期待できる．

⑧ セルフモニタリング

セルフモニタリングとは，学習者が自分の行動を記録・観察・評価することである．セルフモニタリングは行動変容を生じるきっかけになり，望ましい行動の強化につながる．また，教育者などへ情報を提供することになり，努力の仕方，実施方法などの評価や判断材料となる．

セルフモニタリングの内容には，食事記録，運動や睡眠などの生活行動記録，血圧や体重（**図 1-13**），ストレスや怒りなどの心理状況の記録などがあり，その内容を基に評価観察を行う．

⑨ 自己効力感（セルフ・エフィカシー）

自己効力感とは，目標に対して学習者が“自分にはやり遂げられる”と思える「自信」のことである．1977 年（昭 52）にバンデューラが「社会的学習理論」で提唱した概念で，人がある課題をやり遂げるためには，次の2 つの要素が必要であると唱えている（**図 1-14**）．

結果予期　「ある行動がある結果を生み出すという期待や推測」のことで，たとえば，経験や知識を基にして“きっと私は 1 年後に管理栄養士国家試験に合格できる”という結果を期待できることである．また，“どうす

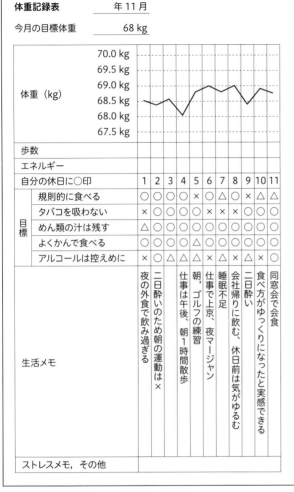

体重記録表　　　　　年11月

今月の目標体重　　　　68 kg

		1	2	3	4	5	6	7	8	9	10	11
体重（kg）	70.0 kg / 69.5 kg / 69.0 kg / 68.5 kg / 68.0 kg / 67.5 kg											
歩数												
エネルギー												
自分の休日に○印		1	2	3	4	5	6	7	8	9	10	11
目標	規則的に食べる	○	○	○	○	×	○	△	○	×	△	△
	タバコを吸わない	×	○	○	○	○	×	×	×	○	○	○
	めん類の汁は残す	△	○	○	○	○	○	△	○	○	○	○
	よくかんで食べる	○	○	○	○	△	○	○	○	○	○	○
	アルコールは控えめに	×	○	△	△	△	×	△	×	△	×	○

生活メモ
- 夜の外食で飲み過ぎる
- 二日酔いのため朝の運動は×
- 仕事は午後、朝1時間散歩
- 朝，ゴルフの練習
- 仕事で上京、夜マージャン
- 睡眠不足
- 会社帰りに飲む、休日前は気がゆるむ
- 二日酔い
- 食べ方がゆっくりになったと実感できる
- 同窓会で会食

ストレスメモ，その他

食事記録のポイント
・ありのまま正直に
・食べた時間，場所，一緒に食べた人も
・間食や飲酒もすべて
・食べた時の気分も

食事記録　　　　　　　　　　　月　日　曜日

時間	内容と量	状況・カロリーなど
8：00	牛乳1カップ	1人で食べる
	トースト1枚	気分はふつう
	ヨーグルト1/2カップ	
	コーヒーミルク入り	
12：00	焼魚定食（ご飯1杯　みそ汁	職場の同僚と
	ほうれん草お浸し　お新香）	おしゃべりしながら

食べた内容とおおよその量　　　　　食べた時の状況
　　　　　　　　　　　　　　　　　例，テレビを見ながら

図1-13　体重記録と食事記録の記載例
(足達淑子編：ライフスタイル療法—生活習慣改善のための行動療法，第2版，p.34, 医歯薬出版, 2003)

れば試験に合格できるか"などの方法を推測できることでもある．

　効力予期　「ある結果を生み出すために必要な行動をうまく行えるという確信」のことで，たとえば，"試験に合格するために，過去問題を毎日20ページ学習することができる"と自分の行動を確信できることである．

　また，バンデューラは，自己効力感は次の4つの要素で構成されるとしている．

① 直接的達成経験：自分自身の達成・成功体験で，最も重要な要因
② 代理経験：他人が何かを達成したり成功したりすることを観察すること（モデリング）
③ 言語的説得：励ましを受けるなど，他人から自分に能力があることを説明されること
④ 生理的・情動的喚起：ほかの要因により気持ちが高揚すること

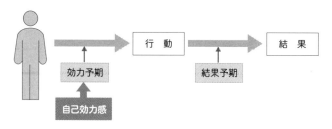

図1-14　セルフ・エフィカシー理論図

⑩ ストレスマネジメント

　個人のいままでの生活習慣や食行動を変えることは，ストレスになる．また，ストレスに対する感じ方や対処方法は，人によって違いがある．

　ストレスマネジメントとは，それが有害なものか，脅威となるものか，挑戦的なものか，よいものであるのかなどの性質と重要度を分析し，それをどの程度うまく処理できるかを評価することである．

　行動変容に伴うストレスに対しては，ストレスを軽減させる方法を用いて支援し，考え方をよい方向に変化させ，前向きな気持ちを維持させる．

　ストレスを緩和させる方法は，散歩をしたり，好きな運動をしたり，友達とおしゃべりをしたり，好きな音楽を聴いたりなど，個人に合った方法をみつけるとよい．また，何がストレスになっているのか自分自身を観察して日記につけ，自分で気づくようにするほうが抵抗が少ない．ストレス要因を見きわめられただけで楽になるケースもある．

⑪ ソーシャルスキルトレーニング

　ソーシャルスキルトレーニングは，対人交流における自己主張の不適切性を解消するために行う方法であり，“社会技術訓練”ともいう．

　社会技術には次の4つがある．

① 気持ちや考えを上手に表す技術

② 相手と穏やかに交流する技術

③ 会話を適切に行う技術

④ 状況や相手の反応を的確に読み取る技術

　過食，禁煙，節酒などの食行動変容に関しては，食行動変容を妨げる場面などを想定し，断り方や回避の方法を訓練する．たとえば，付き合いの場で，控えなければならない料理やお酒をすすめられたとき，うまく断る方法をトレーニングし，対人交流の技術を高めておくことが必要であり，結果としてそれが行動目標の継続につながる．

トレーニング
p. 82, 表2-8, ロールプレイング を参照

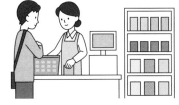

自転車レーン　　　　　　待機場所　　　　　　レジ横におすすめ商品を並べる

図1-15　ナッジ理論の使用例

 ナッジ

　ナッジとは，英語で「肘で軽く突く，行動をそっと後押しする」という意味の言葉である．ナッジは行動経済学で用いられた理論であるが，「人々が強制的にではなく，よりよい選択を自発的にとれるようにする方法」を生み出すためのものとして，近年は健康づくりの環境整備に利用されている．"健康のためには食べ過ぎないほうがよい"など頭では理解していても行動に移すことが難しい場合がある．そのような人間の行動に対し，無意識に健康行動がとれるようなアプローチをすることである．

　たとえば，企業の健康経営戦略において，社員食堂で健康的な食事選択を促したい場合には，客の動線上で手前に野菜料理を置く，ヘルシーメニューに「おすすめ」のPOPをつけるなどがあげられる．また，がん検診の受診率を上げたい自治体では，チラシに「○○市の住民の2人に1人ががん検診を受けています」と記すことで，多くの市民ががん検診を受けており，一般的なこと（特別ではないこと）だと思わせる効果がある．

　ナッジにはいくつかのフレームワーク（枠組み）があり，これらを参考にすることで望ましい意思決定を促すことができる．代表的なものを2つ示すが，とくに，CANフレームワークは健康的な食の選択を促すうえで有用である．

EAST　　Easy（簡単），Attractive（魅力的），Social（社会的），Timely（タイムリー）の頭文字をとったものである．すべてを満たす必要はなく，このなかから組み合わせてアプローチする．

CAN　　Convenient（利便性），Attractive（魅力的），Normative（標準的）の頭文字をとったものである．

　ナッジ理論の使用例を**図1-15**に示した．

ナッジ
nudge

43

D　行動変容技法と概念

E 組織づくり・地域づくり・食環境づくりへの展開

栄養教育の目的は，学習者がみずからの意思で行動変容できる自己管理能力を身につけ，人としても自己成長ができ，望ましい食習慣を習得・実践できるように支援することである．しかし，これらを遂行するには，学習者個人のみでは限りがあり，学校・職場といった組織や，地域の多くの人々の相互支援の力が必要である．

❶ セルフヘルプグループ（自助集団）

セルフヘルプグループは，疾病・障害や心に共通の問題（依存・嗜癖）をもつ人々が，望ましい健康習慣へ立ち直ることを目的に，悩みを相互に支援し合い，その運営を継続的に進めるグループをいう（表1-15）．ここでは，自分の気持ちや体験，情報などを話すことで，仲間を見つけ孤独感が軽減されたり，気持ちの整理ができ，グループ員（メンバー）の変化に希望をもつなどの安心感を得ることができる．

セルフヘルプグループのヘルパーは，グループ員の依存心を助長させることなく，グループ員が主体的に問題にかかわり，自尊心を取り戻すような場面を設定していく役目を担う．また，社会的に権威のある専門家からの圧力による弊害を被ることがないよう，グループの自主性を尊重する．

自己成長
解決できない自己嫌悪，情けなさや解決に対する強い希望へのプラスのエネルギー（ヘルスカウンセリング学会編：ヘルスカウンセリング事典，日総研，2004）

嗜癖
ある特定の物質・行動過程・人間関係を，とくに好む性向のことをいう．酒やタバコなどの物質嗜癖，ギャンブルやショッピングなどの過程嗜癖，家族や恋人などとの関係で生じる関係嗜癖などがある

アディクション
嗜癖．特定の物質や行動に執着し，依存状態となること

DV（ドメスティックバイオレンス）
配偶者や内縁関係にある者に対する暴力

マイノリティ
社会的少数者または社会的少数集団のこと

表1-15 セルフヘルプグループの例

団体名	アディクション問題を考える会	NPO法人杉並介護者応援団
テーマ	アルコール依存症，薬物依存症，過食・拒食症，ギャンブル依存症，ワーカホリック（仕事依存症），買い物依存，家庭内暴力，DVなどのアディクション問題一般に関する市民団体	介護経験者（認知症の家族をもつ人が多い）による，介護者のピアサポートのためのグループ
メンバー	当事者，家族，支援者，ボランティア，その他アディクション問題に関心のある人	介護者，支援者（地域包括支援センター，社会福祉協議会含む），ボランティア
活動内容	各地における相談例会（ミーティング），電話相談，会報発行，各種セミナーの開催，書籍販売	ミーティング，ピアカウンセリング，情報提供，交流，サロン，イベント，研修，講座
活動エリア	事務所は東京都世田谷区，対象は日本全国	東京都杉並区

注1．そのほか，難病，薬害被害者，不登校者，マイノリティなど，さまざまなグループがあり，活動している
注2．介護者応援団などは，当事者を支える集団として存在している
（東京ボランティア・市民活動センター発行，ネットワーク330号，2014）

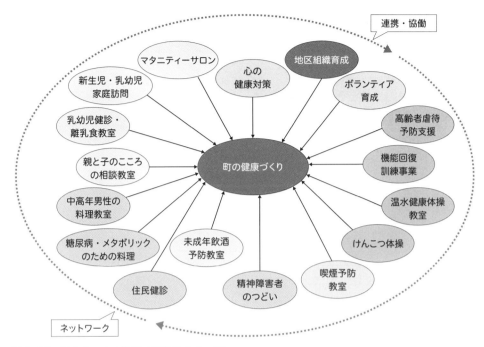

連携・協働

町の健康づくり

マタニティーサロン
新生児・乳幼児家庭訪問
乳幼児健診・離乳食教室
親と子のこころの相談教室
中高年男性の料理教室
糖尿病・メタボリックのための料理
住民健診
未成年飲酒予防教室
精神障害者のつどい
喫煙予防教室
けんこつ体操
温水健康体操教室
機能回復訓練事業
高齢者虐待予防支援
ボランティア育成
地区組織育成
心の健康対策

ネットワーク

図1-16　アクションプラン推進のイメージ
(特定非営利活動法人 日本健康教育士養成機構編 清水洋子著：新しい健康教育, p. 169, 保健同人社, 2011 より一部改変)

② ネットワーク・組織づくり

　家族や友人，職場の仲間など，ある社会集団に属している個人を取り巻く社会関係網をソーシャルネットワークという．そのネットワークに属する人々が，さまざまな領域で相互に提供し合う支援をソーシャルサポートという．食生活の改善，食行動の変容においては，複数の力を合わせたネットワークを用いて，さらに綿密な協働と連携によるチームづくりが効果的である．最近は，地域の住民・行政・企業・研究者・NPOなど，他職種とのネットワークを利用し，これを統合した計画とアクションプランづくりに取り組むプログラムも多くなってきた（**図1-16**）．

　また，がん患者や家族たちが，医師・医療従事者，服のデザイナー，美容従事者などとともに，地域の会場でお茶を飲んだり軽食をとったりしながら，対等な意見交換ができる"医療カフェ"のような小規模多種類のネットワークもみられる．

③ グループダイナミクス（集団力学）

　小集団（グループ）に対してカウンセリングのアプローチを行うことを，グループカウンセリングまたはグループ療法という．参加者は，ほかの参加者とのコミュニケーションや連帯感を生かし，実習や意見交換など

ソーシャルサポート
p. 25 参照

医療カフェ
着脱しやすい服をデザインしたり，抜けた頭髪へのかつら，顔色をよく見せる化粧法などを提供する

E　組織づくり・地域づくり・食環境づくりへの展開

表 1-16　グループダイナミクスを起こしやすい栄養教育の例

病院の糖尿病教室におけるグループワーク	講義を聴くだけよりも，グループで話し合う時間をもつことで，自分だけが困っているのではないことに気づいたり，っまく食事療法をしている人から学んだりする
企業の特定健診後の保健指導	個人で取り組むよりも，部署ごとあるいは気の合う仲間同士で，トータルの歩数や，減った体重の合計を競わせる（インセンティブがあるとなおよい）
食物アレルギー児をもつ家族の会	個人で悩むよりも，家族の会で悩みを打ち明け合ったり，先に解決している人にその方法を教えてもらったりする

（永井成美・赤松利恵 編：Visual 栄養学テキスト 栄養教育論 第 2 版，p. 64，中山書店，2022）

インセンティブ
incentive
「刺激」・「動機」・「誘因」を意味し，人々の意思決定や行動を変化させるような要因，報酬のことをいう
たとえば，ビジネスシーンにおける社員の意欲的な行動を引き出すための金銭報酬などがある

グループダイナミクス
集団力学
1930 年代クルト・レヴィン（Kurt Z. Lewin）により創始

ファシリテーター
facilitator
促進するという意味．中立的な立場で，参加者自身の気づきを促し，実際にプログラムを進行していく役割をもつ

ロールプレイング
あるテーマに対する解決方法をみつけるために，役割をあてはめた人々が即興劇で表現・演技し，その後聴衆を加えて討議する
p. 82，表 2-8 参照

エンパワー
能力や根源を与える

エンパワメント
元気や力を出すこと，それを共感に基づいた人間同士のネットワーク化

を通して互いの悩みを分かち合う機会をもつ．

　人間は，集団のなかでは，個々に行動するのではなく，集団ゆえに生まれる力学に従って行動する．つまり，グループダイナミクス（集団力学）とは，集団のなかで互いに影響し合ったり，高め合ったり，個人のもつ力を合わせた以上のものを生み出すことをさす．

　同じ目的をもつ者同士の集団学習の場が，「仲間」を原動力としたグループダイナミクス（集団力学）として働くことで，それぞれがみずからの生活態度を振り返り，問題に対して意欲的に取り組むことで，行動変容とその継続につながる．グループダイナミクスを起こしやすい栄養教育の例を**表 1-16** に示す．

　また，ファシリテーターとよばれる，人間関係のトレーニングスタッフとしてカウンセラーやサポーターの存在がある．ファシリテーターは，クライアントに直接的な解決策は指示しないが，ロールプレイングなどの技法を使いながら，クライアント同士の話し合いにより，解決が導かれるように働きかける中立的な役目をしている．"食・栄養の場面でのファシリテーター"をめざすならば，クライアントに対してフォローの姿勢で追従し，クライアントの自己効力感を高めながら問題解決につなげることが大切である．

④ エンパワメント

　エンパワメントとは，個人や集団がより力をもち，自分たちに影響を及ぼす事柄を自分自身でコントロールできるようになることを意味する．

　つまり，エンパワメントは，学習者がみずからの権利意識に基づき，自己主張，自己決定，自己実現をすることで，今まで無視されてきた自己の権利を回復し，発揮することを目的としている．しかし，学習者が本来もっている能力を引き出すためには，社会資源の再検討，社会環境の整備といった援助の過程が必要となる．エンパワメントは，何らかのかたちで，学習者に力をつける周囲のかかわりの過程やメカニズムが重要であるとい

表 1-17　エンパワメントの原則

1. 目標を当事者が選択する
2. 主導権と決定権を当事者がもつ
3. 問題点と解決策を当事者が考える
4. 新たな学びと，より力をつける機会として当事者が失敗や成功を分析する
5. 行動変容のために内的な強化因子を当事者と専門職の両者で発見し，それを増強する
6. 問題解決の過程に当事者の参加を促し，個人の責任を高める
7. 問題解決の過程を支えるネットワークと資源を充実させる
8. 当事者のウェルビーイングに対する意欲を高める

（安梅勅江編：コミュニティ・エンパワメントの技法，p. 6，医歯薬出版，2005）

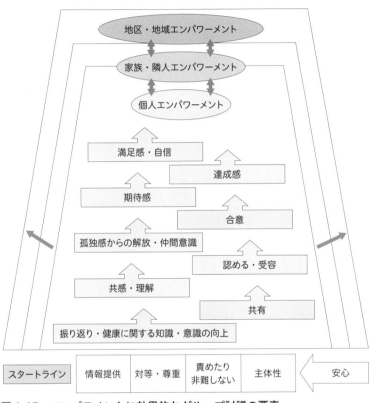

図 1-17　エンパワメントに効果的なグループ討議の要素
（特定非営利活動法人 日本健康教育士養成機構編 清水洋子著：新しい健康教育，p. 164，
保健同人社，2011）

える（表1-17，図1-17）.

　地位の向上を求めた例として，過去には，先住民運動，女性運動，障害者運動などが行われたことがあげられる．最近では，さらに身近な人々がかかわるコミュニティ・エンパワメントも登場している．

⑤ ソーシャルキャピタル

　ソーシャルキャピタルとは，コミュニティや組織の豊かな人間関係，信頼，ネットワークなどの濃密さを表し，社会の結束力のことを意味する.

47

E 組織づくり・地域づくり・食環境づくりへの展開

ソーシャルキャピタル
social capital

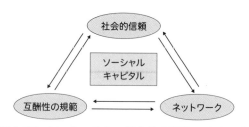

図 1-18 ソーシャルキャピタルの概念のイメージ
（内閣府：ソーシャルキャピタル 豊かな人間関係と市民活動
の好循環を求めて，2003）

パットナム（1940〜）
Robert D. Patnam
ソーシャルキャピタル概念の提
唱者

互酬性の規範
個人が他人を助ければ，必ず相
手もこれに報いてくれるという
ことを期待した相互作用におけ
る行動や判断の基準・手本のこ
と．共同で行う祭りや儀礼など
の成立基盤となる

市民活動
医療・福祉・環境・政治などに
ついて，一般市民と団結して活
動する学生のボランティア活動
は，社会教育的参加として推奨
されることもある

ミッション
使命

健康日本 21
p. 8 参照

環境整備の目標
・ソーシャルキャピタルの向上
・多様な活動主体による自発的
　取組の推進
・健康格差の縮小

この蓄積が社会や個人の繁栄に重要であることが指摘されている．

アメリカの政治学者パットナムは，「人々の協調行動を活発にすることに
よって，社会の効率性を高めることができる．それは，"信頼"，"規範"，
"ネットワーク"の3つの要因からなる」と定義している．そして，この3
つの構成要素の関係は，互酬性の規範と市民の積極参加のネットワークか
ら社会的信頼が生じるように，相互に強力に引き合う関係であるとしてい
る（図 1-18）．これは，"人と人の間に存在する信頼"が自発的な協力を生
み出し，"付き合いなどの人間関係"が，相手の利益や当事者全員の効用を
高めるだろうという，個人と当事者全員の連帯のバランスに役立つことを
意味している．

また，"ネットワーク"には，市民活動のように個人の意思で自由に参
加・不参加を選べるものと，中間支援機能を有する組織・団体の活動があ
る．中間支援機能は，福祉や環境問題などの固有なミッションをもつ活動
ではなく，市民活動に必要な資源を提供し，提供可能な主体を紹介するパ
イプ役として，異なる分野や地域内外のつながりを創り出す役目をもつ．

市民の自発的な行政参加やまちづくり協働運動による地域のソーシャル
キャピタルは，市町村の経済，教育，健康などの課題に対して，良好な成
果を出しているといえる．

⑥ 栄養教育と食環境づくり

栄養教育の目的は，生活の質（QOL）の向上と，人々の健康づくりにあ
る．そのためには，個人や集団が適切な知識と技術を得て，実践できるこ
とが必要である．その実現のためには，健康行動を変容しやすくするため
の援助や，行動変容を強化できる環境整備も重要な要因となっている．21
世紀における国民健康づくり運動「健康日本 21（第2次）」では，社会全体
が相互に支え合いながら，健康を守る環境の整備に関する目標が設定され
た．

個人や集団の行動変容を支援するための環境づくり，すなわち食環境の

改善，整備が必要である．食環境には，食物へのアクセスと情報へのアクセス，ならびに両者が統合されたものがある．

❼ 食物へのアクセスと栄養教育

食物を摂取し，健康的な食生活を営むためには，食品そのものの安全・安心が求められる．食物へのアクセスとは，食物がどこで生産され，どのように加工され，流通，販売されて食卓に至るのかという食物生産・提供のシステム全体をいう．

❖ 日本の食料自給率の動向

日本で供給される食料の生産から最終消費に至るまでの総量および純食料，国民平均1人当たりの供給量ならびに供給栄養量を明らかにしたものが食料需給表である．

食料自給率は，食料の国内消費量に対する国内生産量の割合を示す指標で，品目別自給率（重量ベース）と総合食料自給率（供給カロリーベースおよび生産額ベース）が示されている．

2022年（令4）度の食料自給率は，総合食料自給率の供給カロリーベースでは38%，生産額ベースでは58%である．日本における食料自給率（カロリーベース）の年次推移は，1960年（昭35）度の79%を境にして年々低下傾向を示し，横ばい状態から1998年（平10）度以降は40%前後で推移している（図1-19）．また，食料自給率の国際比較では，先進諸国のなかで最も低い（表1-18）．

食料自給率が低くなった理由として，食生活の内容の変化があげられる．米飯を中心にした食事から肉・乳製品・卵や脂肪の多い食事へと変化したことにより，多くの食料や飼料を輸入することとなった．しかし，輸

純食料
人間の消費に直接利用可能な食料の形態．りんごであれば果皮および果芯部を除いた部分，魚であれば頭部，内臓，骨，ひれなどを除いた部分

食料自給率
3種類の計算方法で表される
・重量ベース自給率
・カロリーベース総合食料自給率
・生産額ベース自給率

49

E　組織づくり・地域づくり・食環境づくりへの展開

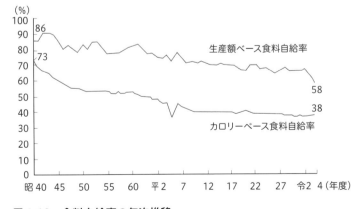

図1-19　食料自給率の年次推移
（農林水産省：食料需給表，2022）

表1-18　食料自給率の国際比較
（カロリーベース）
2020年（令2）

国　名	%
オーストラリア	173
カナダ	221
アメリカ	115
フランス	117
日本（2022年）	38

（農林水産省：食料需給表，2022）

入されている食料については，その安全性が問われる事例が多く公表され，また，世界的な環境問題や世情不安による輸入停止などの問題も起きており，輸入に頼っている現在の日本の食料事情は，大変不安定な状況にある．

そこで，農林水産省は2015年（平27），新たな「食料・農業・農村基本計画」を決定し，2030年（令12）度の食料自給率を供給カロリーベースで45％に，生産額ベースで75％にすることを目標とした．さらに，2008年（平20）に食料自給率向上に向けた国民運動「FOOD ACTION NIPPON」を立ち上げ，2021年（令3）には「NIPPON FOOD SHIFT」に移行し，国産の食料の消費拡大に向けた取り組みが行われている．また，家庭から排出される食品のロスを少なくすることや，国内産の農産物を見直し，自給率のアップに貢献することなどを呼びかけている．2019年（令元）5月には「食品ロス削減の推進に関する法律」が公布され，同年10月1日に施行された．

食品の安全性と生産・加工・流通

食品保健に関する法律として食品衛生法（1947年（昭22）施行）や食品の基準表示に関する法律としてJAS法（1950年（昭25）施行）があり，半世紀にわたって食品の安全性に対して国民の生活を保護してきたが，2003年（平15）5月に食品衛生法および健康増進法の一部改正が行われ，食品の安全性確保のための施策を充実させて，国民の健康の保護をはかることになった．

改正にあたっては，政府全体で食の安全に取り組むべく，食品安全基本法（2003年（平15）5月公布）に基づいて，厚生労働省および農林水産省が法律の改正を行い，内閣府のなかに食品安全委員会を設置し，新たな食品安全行政の仕組みをつくった（**図1-20**）．

食の取り組みの1つとしてトレーサビリティ・システムが2003年（平15）度から導入されている．トレーサビリティ・システムとは，生産・加工・流通などのフードチェーンの各段階で食品とその情報が追跡できるシステムで，食品事故が発生した場合の製品回収や原因究明を迅速に行うことができる．

食品の栄養表示

食品の表示に関する規定は，2013年（平25）に創設され，2015年（平27）4月に施行された食品表示法により定められている．具体的な表示ルールは，食品表示法に基づく食品表示基準に規定されている．食品表示法の概要として，①整合性の取れた表示基準の制定，②消費者，事業者双方にとってわかりやすい表示，③消費者の日々の栄養・食生活管理による健康

FOOD ACTION NIPPON
日本の食料自給率向上や食の安全などを目的に開始され，「"おいしいニッポンを"残す，創る」ことを目標に，2015年（平27）度までに，食料自給率をカロリーベースで45％にすること目指して取り組まれた国民運動のこと

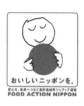

NIPPON FOOD SHIFT
消費者，生産者，食品関連事業者など日本の「食」を支えるあらゆる人々と行政が一体となって考え，議論し，行動する新しい国民運動のこと

食品ロス
p. 181 参照

食品衛生法
p. 196 参照

JAS法
農林物資の規格化等に関する法律のこと
食品表示法の施行に伴い，JAS法の食品表示に関する規定が食品表示法に移管された

トレーサビリティ・システム
traceability system
トレーサビリティとは，trace（追跡する）とability（可能性）を合わせた造語で，"追跡可能性"と訳される

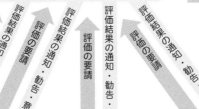

内閣府

消費者及び食品安全担当大臣

食品の安全性の確保を図る上で
必要な環境の総合的な整備　等

食品安全委員会

・リスク評価（食品健康影響評価）
・リスクコミュニケーションの実施
・緊急の事態への対応

情報収集・交換

諸外国・国際機関等

関係行政機関

リスクコミュニケーション

関係者相互間の幅広い情報の共
有や意見の交換

消費者庁

・食品安全基本法の「基本的事項」
　の策定
・リスクコミュニケーションの実
　施・全体調整
・緊急事態への対応・全体調整
－食品表示－
・健康増進法の特定保健用食品の
　表示の許可

意見

評価の要請

評価結果の通知・勧告・意見

評価の要請

評価結果の通知・勧告・意見

評価の要請

評価結果の通知・勧告・意見

評価結果の通知・勧告・意見

評価の要請

事業者等

厚生労働省

－食品衛生に関するリスク管理－
・添加物の指定，農薬等の残留基準や
　食品加工，製造基準等の策定
・食品の製造，流通，販売等に係る監
　視，指導を通じた食品の安全性確保
・リスクコミュニケーションの実施
・緊急事態への対応

消費者等

環境省

－環境汚染に関するリスク管理－
・土壌等の規制
・リスクコミュニケーションの実施
・緊急事態への対応

農林水産省

－農林水産物等に関するリスク管理－
・生産資材の安全性確保や規制等
・農林水産物の生産，流通及び消費
　の改善活動を通じた安全性確保
・リスクコミュニケーションの実施
・緊急事態への対応

図 1-20　食品安全委員会と各省庁との連携
(内閣府：食品安全委員会ホームページ)

増進に寄与，④効果的・効率的な法執行を目指し，食品を摂取する際の安
全性の確保および一般消費者の自主的かつ合理的な食品選択の機会の確保
を目的としている．

外食産業と栄養教育

外食料理栄養成分表示

　厚生労働省は，1990 年（平 2）に「外食料理栄養成分表示ガイドライン」
を作成し，その適切な活用をはかるため，日本栄養士会に推進普及事業を
委託し，飲食店などへ普及・推進を行っている．例として，東京都では
2003 年（平 15）に「東京都における外食料理栄養成分表示ガイドライン」
を作成し，「栄養成分表示推進共同宣言」を出して推進運動をはかっている．

地方自治体における外食栄養成分表示の取り組み

　市町村，特別区などの地方自治体でも，日本栄養士会の各支部や関連団
体の協力を得て，飲食店での栄養成分表示の実施を行っている（図 1-21）．
基本的には，店のメニューに栄養成分の表示，健康に配慮したメニューの
提示（ヘルシーメニュー，減塩メニューなど），栄養や料理に関する情報の
提供などを行う飲食店を募集し，市町村や特別区などで登録を受けるシス
テムがある．その登録を受けた飲食店は"栄養成分表示の店"としてプ

エネルギー	◆ 200 kcal	◇ 100 kcal
脂　質	● 10 g	○ 5 g
食　塩	★ 1 g	☆ 0.5 g
たんぱく質		
炭水化物		

マークの数によって，料理別にエネルギー，脂質，食塩の概量を知ることができるように配慮したのが下記の例である．

〈マーク化した表示例〉

メニュー名	エネルギー	脂　質	食　塩	たんぱく質	炭水化物	価　格
幕の内弁当（松）	◆◆◆	●○	★★★☆			1,500
幕の内弁当（竹）	◆◆	●	★★☆			1,200
親子丼	◆◆◇	●	★★☆			700
天ぷら丼	◆◆◇	●○	★☆			700
カレーライス(コーヒー付)	◆◆◆◇	●●	★★★☆			800
お子さまランチ	◆◆	●	★			700

〈栄養成分をそのまま表示した例〉

幕の内弁当（松）¥1,500	
エネルギー	○○○ kcal
たんぱく質	○○ g
脂　質	○○ g
炭水化物	○○○ g
食　塩	○ g

図 1-21　エネルギー量などをマーク化した表示ならびに栄養成分をそのまま表示する方法
エネルギー，たんぱく質，脂質，炭水化物，食塩の表示は必須

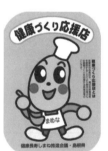

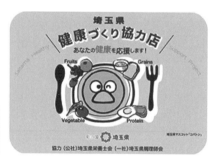

図 1-22　栄養成分表示店のプレート表示例

レートを店頭に掲げることができる（**図 1-22**）．2018 年（平 30）からは，スマートミールの「健康な食事・食環境」認定制度もはじまっている（**図 1-23**）．その目的は，食品を摂取する際の安全性の確保および一般消費者の自主的かつ合理的な食品選択の機会の確保としている．

「健康日本 21（第 2 次）」では，食品中の食塩や脂肪の低減に取り組む食品企業および飲食店の登録数の増加を目標としており，今後ますます，外食料理へのさまざまな取り組みが推進される．

給食と栄養教育

特定給食施設とは，特定多数人に対して継続的に食事を提供する施設であり，安全な食事を提供するだけでなく，利用者の身体状況，栄養状態，食生活の実態に応じて栄養管理や栄養教育が実施されている．

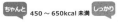

図 1-23　スマートミール
（一般社団法人　健康な食事・食環境コンソーシアム）

　生きた教材である食事を提供し，摂取することを通して，日常食への理解や食品の選択など望ましい食習慣づくりに資することができる．また，卓上メモやポスター，リーフレットなどの教育媒体を活用してさまざまな情報提供ができる．

　このように，給食の場においては，食物へのアクセスと情報へのアクセスの両面を備えている．

⑧ 情報へのアクセスと栄養教育

　情報へのアクセスは，食品や食生活また健康に関する正しい情報を受け取るための環境づくりのことである．情報とは，情報を発信する側と受信する側の目的が一致することで成り立つ．発信する側は，正確で最新の情

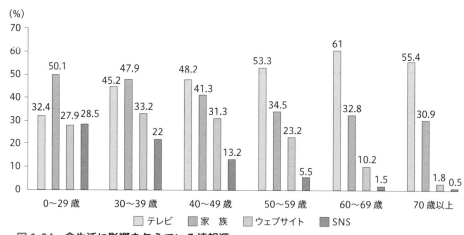

図 1-24　食生活に影響を与えている情報源
（厚生労働省：令和元年国民健康・栄養調査より作図，2020）

パーソナルコミュニケーション
個人と個人の間で行われる意思・情報の伝達のこと
電話やメール，会話など

報を発信する必要があるが，受信側も発信側だけに任せるのではなく，発信された情報が正確な情報であるかどうか，また自分の食生活に必要なものであるかなど，内容を見きわめて選択する能力を養うことが必要である．

　栄養教育では，学習者と教育者との情報交換，教育，指導，相談など，すべてにコミュニケーションが必要であり，また，学習者と教育者とのコミュニケーションが円滑に進むことで指導効果も上がる．コミュニケーションには，パーソナルコミュニケーションとマスコミュニケーションがある．

◦マスコミュニケーションと栄養教育

　不特定多数の人，一般大衆を対象とする栄養教育の手段としては，マスコミュニケーションが主となる．マスメディア（テレビ・ラジオ・新聞・携帯電話・パソコンなど）を通じて，新しい情報や考え方を発信すると，一瞬にして日本全国を問わず世界中に届けられる．

　マスメディアを利用して効果的に栄養教育を行うにあたって，対象となる人々がマスメディアに何を求め，いかにしてマスメディアに接触し，反応するかを調べることが前提になる．そのためにも，マスコミュニケーションを利用して教育を行う場合には，情報の送り手となる教育者が，情報の収集・表現・伝達の方法などをつねに研究し，科学的根拠の妥当性を含め注意して扱うことが重要である．

　2014年（平26）の厚生労働省「健康意識に関する調査」の結果によると，健康に関する情報との接点は，テレビ・ラジオ，インターネット，新聞，かかりつけ医の割合が高い．2019年（平31）の国民健康・栄養調査では，食生活に影響を与えている情報源の上位はテレビであるが，若い年代では，家族やソーシャルネットワーク（SNS），ウェブサイトがほかの年代に比べて高いという特徴がみられる（図 1-24）．

⑨ 食環境にかかわる組織・集団への栄養教育

　食品の生産・加工・流通・外食産業にかかわる人々が，食と健康の重要性を充分に認識し，健康づくりの視点で，食物生産，食品・商品開発にかかわることができるような，食・栄養教育が重要といえる．

　トレーサビリティ・システムの導入などによって，より安全性の高い食品の安定供給がなされているが，その導入は，生産者や事業者が任意に自発的に取り組むものであり，関係者すべてがその方法に対して，認識・理解することが必要である．そのためには，生産・加工・流通の過程において，関係者に向けた最新の情報の提供が重要とされる．

　また，地方自治体や社団法人農協流通研究所におけるセミナーや講習会，精肉・青果・鮮魚・総菜・チルドなどの取り扱い主任講習会などで，生産者や事業者らにとって必要とされる専門知識の習得が行われている．

　農林漁業者らの取り組みでは，農林漁業の体験活動などが，食に関する国民の関心や理解を増進するうえで重要な意義をもつことから，さまざまな体験の機会を積極的に提供している．たとえば，教育ファームの充実，生産者と消費者との交流促進，出前授業の充実などを行い，地産地消の推進を行っている．

　食品関連事業者らの取り組みとしては，消費者との接点を生かし，多様な体験活動の機会を提供し，よりいっそう健康に配慮した商品やメニューの提供，食に関心のうすい消費者にもわかりやすい情報や知識の提供などを行い，食育を実践する役割が期待されている．

　食育推進基本計画では，毎年6月を「食育月間」，毎月19日を「食育の日」に定め，さまざまな取り組みを行い，食育を推進している．

セミナー・講習会
2001年（平13）から農協流通研究所の主催により，モデル的なトレーサビリティ・システム開発の一環として，セミナーを開催している

教育ファーム
体験学習を通じて，生命あるものを "育てる" 仕事を知り，"食の大切さ" に気づき，"自分の成長" に気づく "場"

出前授業
企業の社員や専門的な知識をもった社会人などが，教育現場に出向いて子どもたちに授業を行う学習プログラムのこと

食育月間，食育の日
食育を推進するため，食育推進基本計画において定められた
【食育月間（毎年6月）】
食育に対する理解を深め，食育推進活動への積極的な参加を促し，その一層の充実と定着をはかるものとする
活動にあたっては，広く国民が子どもの食育に取り組む契機となるよう配慮することとする
【食育の日（毎月19日）】
食育推進運動を継続的に展開する観点から，「食育の日」の普及啓発を行うとともに，少なくとも週1日は家族そろって楽しく食卓を囲むことを呼びかけている

E　組織づくり・地域づくり・食環境づくりへの展開

2

:栄養教育
　マネジメント

A 栄養教育マネジメントで用いる理論やモデル

① 栄養教育と栄養ケアマネジメント

わが国における栄養改善の歴史を振り返ったとき，第二次世界大戦後では低栄養問題からの脱却が，そして，飽食の時代に突入してからは過剰栄養への対応が課題となった．さらに，食の多様化，経済格差からの健康格差問題，超高齢社会を迎えたことも要因となり，栄養障害の二重負荷問題が浮上してきた．そして，国が描く将来像も，平均寿命の延伸から健康寿命の延伸へとシフトした．

これらの山積した複雑な課題に対処し，適切な栄養管理を行うためには，対象者のニーズにあった内容で，かつ限られた資源やマンパワーを用いて最大限の効果を得る必要がある．そのためには，栄養ケアマネジメント（NCM：Nutrition Care and Management）の方法を取り入れることで，システマティックな実施が可能になる．ニーズに合ったマネジメントとは，対象者の栄養状態を判定し，改善すべき栄養上の問題（健康増進を含む）を解決するために，個々人にあった最適な栄養ケアを行い，その業務遂行上の機能や方法，手順を効率的に行うための管理システムをいう．栄養ケアマネジメントは，**図 2-1** に示すように栄養スクリーニングからモニタリング，評価へといわゆる PDCA サイクルをまわして実施される．

近年は栄養ケアマネジメントの実施が診療報酬，介護報酬の算定で加算されるようになった．これにより各施設での実施が進み，2012 年（平24）度の診療報酬改定では「栄養管理実施加算」が入院基本料に包括され，2021 年（令3）度の介護報酬改定では施設系サービスにおける「栄養マネジメント加算」は基本サービスに包括されることとなった．つまり，栄養管理にマネジメントの方法を取り入れることが当たり前の時代になり，管理栄養士はその知識・スキルを持ち合わせることが必須となったのである．

❖栄養ケアマネジメントの過程

栄養ケアマネジメントは，健康の維持・増進，疾病の予防・治療のために最適な栄養ケアを提供することを目標として，次のマネジメントステップを踏む．

栄養スクリーニング　　各種の診断基準やガイドラインと照らし合わせ，

栄養障害（栄養不良）の二重負荷
栄養過剰が懸念されている人（肥満や生活習慣病と，その予備群）と，栄養不良が心配される人（やせ，拒食，低栄養など）の両方が，同じ地球上に，同じ国に混在していることをさす
p. 179 参照

健康寿命
健康上の問題で日常生活が制限されることなく生活できる期間のこと

栄養管理実施加算
入院患者ごとに作成された栄養管理計画に基づき，関係職種が共同して患者の栄養状態などの栄養管理を行うことを評価したもの

栄養マネジメント加算の廃止
2021 年（令3）度の介護報酬改定で廃止され，基本サービスとしての取り組みが求められることとなった．また，低栄養リスク改善加算が廃止され，「栄養マネジメント強化加算」が新たに創設された（対象サービス：介護老人福祉施設，介護老人保健施設，介護医療院など）

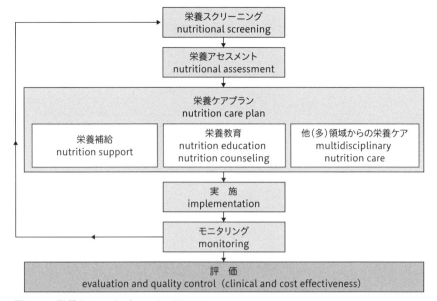

図 2-1 栄養ケアマネジメント（概略図）
（細谷憲政，松田　朗監，小山秀夫，松田みち子編：これからの高齢者の栄養管理サービス―栄養ケア
とマネージメント―，第一出版，1998）

PDCA サイクル
1950 年にエドワーズ・デミング（W. Edwards Deming）によって提唱された考え方で，生産プロセス，業務改善の連続的なフィードバックツールとして発展．業務遂行に際し，「計画を立て（plan），実行し（do），その評価（check）に基づいて改善（act）を行う，という工程を継続的に繰り返す」仕組み（考え方）のこと
業務を流れでとらえ，評価を次の計画に生かして業務遂行をより高いレベルにもっていくことで，品質向上や経費削減などに用いられる
管理栄養士・栄養士のどの職域でも，これを基本とした活動が望まれている

栄養リスク者の選定（ふるい分け）をする．対象者の栄養状態のリスクを判定するために関連要因を明らかにする過程で，できるだけ早く実施する．

　栄養アセスメント　栄養スクリーニングに続き，栄養リスク者の程度や改善指標をより詳細に評価・判定する過程である．栄養状態を直接的に評価・判定する方法（臨床診査，臨床検査，身体測定）と，間接的に評価・判定する方法（食事調査）がある．

　栄養ケアプラン　栄養ケアプランは，1 人の対象者について実行可能な栄養ケア計画を，対象者のケアにかかわる人たちで協議し，決定した内容を文章化していく．①栄養補給，②栄養教育，③他（多）領域からの栄養ケアの 3 つの柱から策定する．

　実施（介入）　計画に基づいて実施する．

　モニタリング・評価　栄養ケアプランに実施上の問題点（対象者の非同意，非協力，合併症，栄養補給方法の不適正，協力者の問題など）がなかったかを評価・判定する過程（企画，経過，影響，結果，経済）である．再評価による問題点の修正はただちに実行する．

　フィードバック　修正した栄養ケアプログラムを実施し，改善されるまでフィードバックを繰り返す．

　栄養状態が改善されれば，関係者で協議して栄養管理サービスを終了させる．

評価指標
p. 97 参照

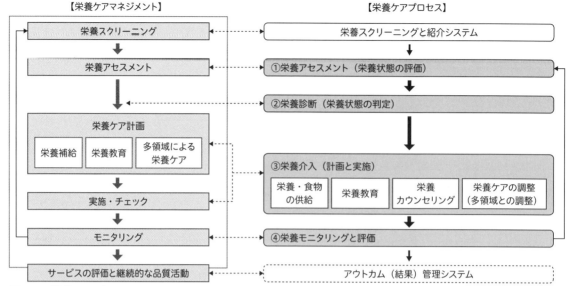

【栄養ケアマネジメント】　　　　　　　　　　　　　　　　　　【栄養ケアプロセス】

図2-2　栄養ケアプロセス
(片桐義範：栄養ケアプロセス（Nutrition Care Process）について. 日本栄養士会雑誌 57（9）：6, 2014)

「食事療法の国際的標準化に関する会議」参加国
アメリカ, カナダ, イスラエル, オーストラリア, イギリス, 日本の6か国

❖栄養ケアプロセス

　2005年（平17）にシカゴで開催された「食事療法の国際的標準化に関する会議」にて, 新たな栄養管理のモデルとして国際標準化を目的とした栄養ケアプロセス（NCP：Nutrition Care Process）を普及させることが参加国によって合意された. 栄養ケアプロセスは, 栄養ケアマネジメントシステムを基本とした過程に栄養診断の項目を新たに追加したものである（図2-2）.

　栄養診断とは, 栄養ケアマネジメントシステムにおける栄養アセスメントと栄養ケア計画の中間の段階で, 栄養アセスメントをもとに対象者の栄養状態を診断することである. 栄養診断では, 生じるリスクあるいは実際に起きている栄養関連問題について, 標準語を使用して記述することにより栄養関連問題を明確化する.

　栄養診断には70の標準コードが決められており, 摂取量（Nutrition Intake：NI）, 臨床栄養（Nutrition Clinical：NC）, 行動と生活環境（Nutrition Behavioral/Environmental：NB）の3つの項目から構成される.

　摂取量（NI）の領域　　経口摂取や静脈栄養補給法を通して摂取するエネルギーや栄養素などの摂取量が, 必要栄養素量と比較して過剰か不足かを診断する.

　臨床栄養（NC）の領域　　栄養代謝と臨床検査, または身体状況にかかわる栄養学問題を診断する.

　行動と生活環境（NB）の領域　　食物や食の安全に対する知識, 態度, 信念, 物理的環境, 入手状況を診断する.

栄養ケアマネジメントにおいて，その対象者がおもに健康人や半健康人である個人や集団の場合には栄養教育マネジメントという．一方，栄養ケアプロセスは医療，福祉施設などで，傷病者やハイリスク者，要介護者の栄養管理に用いられることが多いが，健康人であっても「現時点では栄養問題なし」とする根拠や，潜在的な栄養問題を確認する方法として有用である．

② プリシード・プロシードモデル

1986年（昭61）にWHO（世界保健機関）がオタワ憲章で提唱した，"ヘルスプロモーション（健康推進）"を推進していくためには，個人技術の開発，さらに社会環境が個人の行動や生活習慣に大きく影響するため，社会環境面への働きかけが重要視されている．

ヘルスプロモーションとは，人々がみずからの健康をコントロールし，改善することができるようにするプロセスのことである．推進するうえでの具体的な方法としては，健康的な公共政策づくり，支援的環境づくり，地域活動の強化，個人技術の開発，保健医療サービスの方向転換などがあげられている．

ヘルスプロモーションのモデルとしては，プリシード・プロシードモデル（MIDORI理論）がよく知られている（図2-3）．図の上部に示されるプリシード部分は，アセスメントとプランに該当する．第1段階の社会診断からはじまり，右から左方向へと順次診断を進める．続いて図の下部に示されるプロシード部分は，"Do-Check"に該当する．第5段階の実施から右方向へと進め，最終的には第8段階である生活の質（QOL）の向上へとつながる．とくに，地域住民を対象とした公衆栄養活動や，職域集団に対する栄養教育にこのモデルを利用することで大きな成果が期待できる．

第1段階：社会診断　地域の人々がQOLの向上を目指す指標として，健康や栄養問題に関して何が一番必要なのか，その実態の把握を行う．

第2段階：疫学診断　第1段階で検討したQOLの指標に，大きな影響を及ぼす遺伝要因，健康問題の改善に関与する行動や生活習慣の特徴，環境からの要因を明らかにし，優先順位を明確にする過程である．

第3段階：教育・組織診断　第2段階で明らかになった問題点の原因となっている3つの要因を明らかにする．

① 準備要因：対象者がすでにもっている知識・態度・価値観などを調べる

② 強化要因：行動変容の支えになり得る家族や友人のもつ（あるいはもっていない）知識や態度などを知る

③ 実現要因：行動変容を支える資源，設備，技術などを知る

オタワ憲章
1986年（昭61）に先進諸国に向け，新しい公衆衛生の方向を提示した，世界の全ての人の健康のための憲章
カナダの首都オタワにて開かれた，第1回健康づくり国際会議にて採択された

PRECEDE
実際に先立って行われるという意味
Predisposing, Reinforcing, and Enabling Constructs in Educational/Environmental Diagnosis and Evaluation
教育環境診断と評価における準備，強化，実現因子の頭文字
ニード・アセスメントと評価のためのベースラインデータ（教育・介入前のデータ）取得にかかわる部分である

PROCEED
続けて行われるという意味
Policy, Regulatory, and Organizational Constructs in Educational and Environmental Development
教育の展開と環境の向上のための政策・法規・組織因子の頭文字．実施，評価にかかわる部分である

MIDORI理論
Mutually Involved Development & Organization of Research for Intervention
相互の参画による展開と組織化を可能にする介入方法という意味

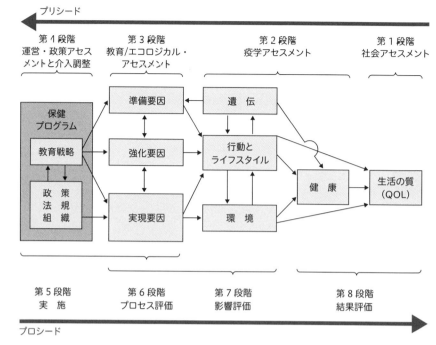

ここにはプログラム・インプットと健康の決定要因からはじまり，結果にいたるまでの因果関係を太い矢印線で示してある．最初の4つの段階は実施と評価に先立つ企画とプログラム開発の段階である．これは上の太い矢印とは逆に進む．

図2-3　プリシード・プロシードモデル
(Green LW, Kreuter MW 著/神馬征峰訳：実践ヘルスプロモーション，p. 11, 医学書院，2005)

　これらの情報をもとに教育の具体的な内容を企画し，決定する過程である．

　第4段階：運営・政策診断　　企画された事業内容を実施に移すまでの過程であり，誰が，いつ，どこで，どのような方法で行うかについて検討する．また，予算や人的資源，政策・法規・組織などの見直しを行う．

　第5段階：実施　　運営・政策診断で策定された計画を順次，実行に移す．具体的なかたちで健康・栄養教育を行う．

　第6段階：経過評価　　一連のプロセスの評価を行う．

　第7段階：影響評価　　準備・強化・実現要因と，行動とライフスタイル，環境要因の変化を評価する．

　第8段階：結果評価　　結果として，どの程度のQOLの向上と健康課題が改善されたかを総合的に評価する．

③ **ソーシャルマーケティング**

ソーシャルマーケティング
social marketing
1971年（昭46）にフィリップ・コトラー（Philip Kotler）が使用したことがはじまりといわれている

　ソーシャルマーケティングとは，商業マーケティングの方法を，非営利組織の活動に導入することである．商業マーケティングは企業が売り上げ

表 2-1　商業マーケティング，ソーシャルマーケティング，健康教育・栄養教育の比較

	商業マーケティング	ソーシャルマーケティング	健康教育・栄養教育
恩恵を得る主体 （どの主体にとって役立つことを重視するのか）	・プロダクトの生産者・組織 ・マーケティングを行う組織	・個人とその家族 ・ソーシャルマーケティングにかかわる組織や専門職 ・社会全体	・個人とその家族
働きかけの目的	・プロダクトを買ってもらうこと（購買行動） ・プロダクトに対する態度やイメージの向上 ・購買に影響するように価値や規範を変えること ・消費者自身のセルフイメージの変化	・プロダクトの採択による行動変容 ・プロダクトの採択という意思決定に向かわせるように知識，態度，規範，価値，対象者自身のセルフイメージを変えること	・知識の獲得 ・態度の変容 ・スキルの習得・実践 ・行動変容
対象の細分化に用いる要因例	・性，年齢，経済状態などの人口学的要因 ・心理的要因 ・プロダクトへの関心やかかわり	・心理的要因 ・プロダクトへの関心やかかわり	・健康課題の程度 ・健康課題に関する知識やスキル
交換の自発性	・金銭的対価により自発的な交換（プロダクトの購入）が行われる	・しばしば金銭的対価以外を伴った自発的な交換（プロダクトの採用）が行われる	・自発的に教育を受ける場合もあるが，強制的，指示的な受講もある ・教育内容の価値づけ（重要性など）は，教育担当者（専門家）によって行われることが多い
プロダクトの特徴	・プロダクトは具体的であり，競合するものも明確な傾向にある ・プロダクトに満足か否かはすぐに決まる ・プロダクトによる恩恵は短期的な傾向にある	・プロダクトは（商業マーケティングに比べ）あいまいで，多様である ・プロダクトに満足か否かは（商業マーケティングに比べ）決まるのが遅い ・プロダクトによる恩恵は長期的な傾向にある	（教育においては，プロダクトという発想で計画がされないので，この項は非該当）

（Storey JD et al：Social marketing. Health Behavior and Health Education；theory, research, and practice, 4th ed, Glanz K et al（eds）, Jossey-Bass, p. 435–448, 2008 の記述および表 19.1, p. 437–438 を参考に筆者作成）
（武見ゆかり：栄養教育マネジメントで用いる理論やモデル．国立研究開発法人 医薬基盤・健康・栄養研究所監，武見ゆかり，足達淑子，木村典代，林 芙美編：健康・栄養科学シリーズ 栄養教育論 改訂第 5 版，p. 89，南江堂，2021）

を伸ばし，利益を出すことであるが，ソーシャルマーケティングでは，社会全体の利益を追求するために利用し問題解決をはかる．商業マーケティングとソーシャルマーケティング，健康教育・栄養教育との違いを表 2-1 に示す．

ソーシャルマーケティングの活用例として，健康日本 21 に基づいた各自治体の健康増進施策（京都府精華町：健康ポイント制度「せいか 365 健康ポイント事業」の導入，静岡県：「健康マイレージ」で健康促進），がん検診受診率の向上「希望の虹プロジェクト」（奈良県奈良市：10.6 % → 26.8 %，新潟県魚沼市：4.3 %→ 19.3 %）などがあげられる．

ソーシャルマーケティングの手順

ソーシャルマーケティングの手順を図 2-4 に示す．

ソーシャルマーケティングの介入を検討する際には，行動科学の理論を活用することが推奨されており，ヘルスビリーフモデルやトランスセオレティカルモデル，計画的行動理論，ナッジなどが考えられる．

ヘルスビリーフモデル
p. 18 参照

トランスセオレティカルモデル
p. 19 参照

計画的行動理論
p. 22 参照

ナッジ
p. 43 参照

63

A　栄養教育マネジメントで用いる理論やモデル

Step1：Establish Purpose ＆ Focus（背景・目的・焦点の明示）

組織の活動として取り扱う社会課題を決定　　先行研究によって背景，問題点，要因，協力組織の有無などを明らかにする
活動目的の設定　　　　　　　　　　　　　行動変容によって社会にどのような影響を与えるのかを念頭におく
焦点の明示　　　　　　　　　　　　　　　目的に寄与する選択肢のなかから何に焦点を当てて計画するか決める

Step2：Analyze Situation（状況分析）

組織の状況分析　　組織の①強みと②弱み，外部の③機会と④脅威について調査する
　　　　　　　　　（①～④の分析には SWOT 分析[*3] を行う）

Step3：Select Target Audiences（介入対象者の選定）

セグメンテーション　　性別，家族構成，収入，心理的傾向，行動に対する態度など
セグメントの評価　　　セグメントの大きさ，重大性，マーケティングミックスへの対応性など
ターゲティング　　　　セグメントを評価してターゲット（介入対象）を決定する

Step4：Set Behavior Objectives ＆ Goals（目標・ゴールの設定）

行動目標の決定　　対象者に促す，受け入れてもらいたい「望ましい特定の行動」
知識目標の決定　　対象者が獲得すべき情報や事実
信条目標の決定　　行動目標を達成するために対象者が認識すべき事項（感情や価値感）
ゴールの設定　　　行動変容の望ましい水準（定量化でき，測定可能なもの）
　　　　　　　　　例）A 市在住の高校生の朝食欠食率を，2023 年の 20.1％から，2030 年までに 5％にする

Step5：Understand Barriers, Benefits, Motivators, the Competition（対象者の行動に影響を与える要因の明確化）

競合　　　　　「望ましい行動」よりも対象者が好む行動　　　　　　　先行研究調査
障壁　　　　　「望ましい行動」に対して持っている知覚された障壁　　インタビュー
ベネフィット　　　　　　　　　　　　　　　　　　　　　　　　　　アンケート
動機付け　　　　　　　　　　　　　　　　　　　　　　　　　　　　などで明らかにする

Step6：Craft Positioning Statement（ポジショニングの明文化）

Step5 で明らかにした 4 つの要因のうち，何に焦点を置くかがポイント
競合する行動よりも「望ましい行動」を対象者にどう認識してもらいたいか

Step7：Develop 4 Ps（戦略的にマーケティングミックスを策定）

Product　　　望ましい行動をとることで対象が得られるベネフィット
Price　　　　金銭的コスト（モノ・サービス），非金銭的コスト（時間，労力，心理的リスク）
Place　　　　対象者が「望ましい行動」をいつ，どこで取るか
Promotion　　「対象者に知って欲しいこと」「望ましい行動」によってベネフィットが得られることを伝達
　　　　　　　必要な要素：メッセージ，メッセンジャー，独創的なロゴやフレーズ，チャネルの 4 つ

Step8：Determine Evaluation Plan（評価の計画）

Input, Output, Outcome, Impact の 4 つの評価測定があり，どれを行うか決定する
※栄養教育活動では，モニタリング，評価，計画の見直し，にあたる

Step9：Establish Budgets ＆ Find Funding（予算の設定）

予算を明確にし，資金が足りない場合は戦略を修正するのか，新たな資金を調達するのか検討する

Step10：Write Implementation Plan（実施計画を書く）

実施計画を明確にし，戦略を具体的な行動に移す

　　　　　　　　　　　　　　　　　　　　　　　　　　　　の部分は時間をかけて丁寧に行う

図 2-4　ソーシャルマーケティングにおけるリー[*1] ＆コトラー[*2] が提唱する 10 のステップ（2016 年）

[*1] ナンシー・R・リー（Nancy R. Lee）
[*2] フィリップ・コトラー（Philip Kotler）
[*3] 組織の内部環境を以下の 4 つの要素で要因分析すること
　Strength（強み）：他部門と連携できる，住民ボランティアと協力できるなど
　Weakness（弱み）：資金が少ない，ノウハウをもったスタッフがいないなど
　Opportunity（機会）：地域的なつながりが強い，政治体制，法律の変化など
　Threat（脅威）：雨や雪が多い気候，公共交通機関が少ないなど

B 健康・食物摂取に影響を及ぼす要因のアセスメント

栄養教育を実施するためには，対象者が現時点で何を必要としているのかを体系的，計画的に情報収集し，教育を実施するための政策，資源，組織の現状に関する調査分析を行う．これらのニーズ・アセスメントから段階的に栄養教育としての働きかけを行うことによって目標が明確になり，効率的に実施することができる．

ニーズ・アセスメント
教育効果を高めるためにどこに手をうったらよいかを調査し，的確な栄養教育の介入や教育方法全体を設計するために行うもの

① 情報収集の方法 (表2-2)

❖実測法
調査者が測定し，対象者の状況を客観的に評価する方法で，身体測定，生理学検査，生化学検査がある．また，実際に食べたすべての食物の量を詳細にはかる秤量記録法などの食事記録法も含まれる．

食事記録法
p. 71 参照

❖質問紙法
質問紙（調査票）を用いて，自記式または聞き取りでそれを数量化し，分析する方法である．

自記式質問紙法は，質問項目があらかじめ記載されている調査票に，本人が回答を記入していく方法である．調査内容が限定され，多人数から均一な情報を得ることが目的の場合，自記式調査法は有用である．回答が固定式（選択式）の場合は，調査者の調査意図を反映しやすいが，回答が自由記載の場合は，回答の均一性は損なわれがちである．

質問項目は回答者が質問の内容を取り違えないように，また，回答が複数の意味をもたないように，その表現に注意することが大切である．食物摂取頻度調査，食習慣調査，食意識調査などが該当する．

❖面接法
面接者による聞き取りの場合は，質問の仕方など面接者によって誤差を生じる．面接者のマンネリズム，私的な見解，食習慣，社会的地位，態度，さまざまなジェスチャー，非言語的なボディランゲージは，調査結果に影響を与え，適切な回答を得られないことがある．面接者の標準化をはかり，心の通い合った関係や偏見のない態度で臨むことが不可欠である．

マンネリズム
話し方や身ぶり，態度などが習慣的・惰性的に繰り返されて，型にはまり新鮮味を失うこと

身体測定
anthropometric method

生理・生化学検査
biochemical method

臨床診査
clinical method

食事調査
dietary method

これらの英語の頭文字を並べる
と ABCD となる

表 2-2　情報収集の方法とおもな種類

情報収集の方法	おもな種類		おもな内容
実測法	身体測定		身長，体重，BMI，体脂肪率，腹囲，皮下脂肪厚など
	生理学検査		安静時エネルギー消費量，呼吸商など
	生化学検査		尿検査，血液一般検査（赤血球数，白血球数など），血液生化学検査（総たんぱく質，アルブミン，総コレステロールなど）など
	食事記録法	秤量記録法	摂取したすべての飲食物の種類とその量を，その都度，秤（スケール）を用いて記録する
		目安記録法	実際の計量をせず，食品を通常数える単位（個，枚，杯など）で記録し，それを基に栄養士などが重量に換算する．秤量記録法に比べると誤差が大きい
質問紙法	集合法		対象者に会場に集まってもらい，対象者が直接記入する．回収率は非常に高いが，調査員の影響を受ける．対象者の特定は，面接聞き取り法よりはされにくい
	面接聞き取り法		面接者が個別に聞き取りをして記入する．回収率は高いが，時間，費用がかかる
	郵送法		調査票を配布して記入してもらい，後日郵送してもらう．無記名にすると真実を回答してもらいやすい
	電話調査法		電話で調査員が聞き取りをして記入する．調査員の影響がないとはいえない．短期間にその時点での調査ができる
	留置き法（配票法）		調査票を配布して対象者に記入してもらい，後日回収する．回収率は比較的高い
個人・集団面接法	食物摂取状況調査	24時間思い出し法	調査前日の1日（24時間）に摂取した内容すべてを思い出し，目安量で面接者に示す．対象者の記憶力や説明方法，面接者の聞き取り方法によって，結果の精度は大きく異なる危険性がある
		食物摂取頻度調査法	長期間にわたる平均的な食品摂取状況を把握できる．質問票等を用いてそのリスト中にある食品の摂取頻度などについて選択回答する．対象者の負担も少なく，調査も簡便である．コンピュータ処理が可能なため，多人数の調査に向いている
	グループディスカッション		集団が，ある調査計画の下に集まって話し合い，意見を聞き合う
観察法	臨床診査		現在の健康状態や食欲，疲労感などの自覚症状と，視診等による他覚症状
	運動状況		運動の実施状況など
	食事状況		食欲や食嗜好など

（管理栄養士国家試験教科研究会編：管理栄養士受験講座 栄養教育論，第一出版，2007 を一部改変）

個人面接法

　個人を対象に面接を行う．面接者が直接面接して聞き取ることで，対象者の現時点での問題点を深く把握し，対象者に沿った効果的な教育プログラムが作成できる．面接にあたっては，事前に対象者の知識，理解度などに合わせた資料などの準備をしておくと効果的である．

栄養教育のためのアセスメントとして食事の摂取状況を知るためには，熟練した栄養士が面接して直接聞き取り，対象者の食習慣を把握し，習慣的摂取量を推定する．熟練者が聞き取りを行うと，個々の対象者の状況に合わせ，思い出すことを助けたり，質問をわかりやすく説明することができるなどの利点がある．しかし，説明が誘導質問になることがあり，公平な情報収集ができない場合もある．

面接時間は，聞き取る内容にもよるが20〜30分ぐらいが適当である．個人対個人が向き合って問題点を抽出していくため，お互いの信頼関係が大切である．聞き取る側の人間性と，プロフェッショナルとしての広範な知識や経験，技術力が大きく影響する．24時間思い出し法，食事記録の確認，問診，カウンセリングなどが該当する．

ラポールの形成
p. 28 参照

24 時間思い出し法
p. 71 参照

集団面接法

集団（グループ）を構成し，それに対して面接を行う．面接者，被面接者が複数人の場合もある．面接者は，集団に共通した問題を事前に把握したうえで話を進めていく．

フォーカスグループインタビュー　　問題に対する一定の基準に合った対象者を7〜8人のグループに複数編成し，質問項目に従って自由に話し合いをし，記録と録音によりまとめる．進行役は自己紹介のあとに目的を説明し，対象者が話しやすい雰囲気をつくる．短時間に対象者のニーズを取り上げることができるが，進行役の力量に左右される．

観察法

対象者の表情，身ぶり，行動などを観察することで情報を得る方法である．対象者へ健康状態や食欲などの自覚症状の聴取，視診などで他覚症状を観察し，健康・食事・運動状況に関する情報を引き出して，栄養状態を判定する（臨床診査）．

既存資料の活用

対象者に関する情報を間接的に得る方法で，既存の調査データを利用する．公衆衛生（健康増進，医療，疾病予防，環境衛生）に関する統計のことを保健統計というが，この統計は厚生労働省をはじめとする各省庁，地方公共団体の行政政策の基礎資料となるほか，栄養教育にも利用される（表2-3）

その他

診療記録からの栄養情報の収集

診療記録はカルテとよばれ，対象者の状態ならびに医師，看護師による判断や医療行為がすべて記載されている．栄養士は，ほかの医療専門家が

67

B　健康・食物摂取に影響を及ぼす要因のアセスメント

表 2-3　既存資料の目的・内容

既存資料	目的・内容	根拠法令	所　管
国民健康・栄養調査	国民の健康増進の総合的な推進をはかるための基礎資料として，国民の身体状況，栄養摂取量および生活習慣の状況を明らかにする	健康増進法	厚生労働省
（都道府）県民栄養調査	都道府県健康・栄養調査マニュアルに基づき，県民の身体状況，栄養素等の摂取状況および生活習慣の状況を把握し，総合的な健康増進施策を企画・立案し，推進するための基礎資料を得る	健康増進法	都道府県（保健所を設置する市又は特別区）
学校保健統計調査	学校における幼児，児童および生徒の発育および健康の状態を明らかにする	統計法	文部科学省
食料需給表	食料需給表は，日本で供給される食料の生産から最終消費にいたるまでの総量を明らかにしたものであり，食料自給率の算出の基礎となるものである	主要食糧の需給及び価格の安定に関する法律	農林水産省
人口動態調査	日本の人口動態事象を把握し，人口および厚生労働行政施策の基礎資料を得ることを目的とする	統計法	厚生労働省
生命表（完全生命表，簡易生命表）	完全生命表は，国勢調査による日本人人口（確定数）や人口動態統計（確定数）をもとに5年ごとに作成しており，簡易生命表は，推計人口による日本人人口や人口動態統計月報年計（概数）をもとに毎年作成している。ある期間における死亡状況年齢別死亡率が今後変化しないと仮定したときに，各年齢の者が1年以内に死亡する確率や平均してあと何年生きられるかという期待値などを死亡率や平均余命などの指標生命関数によって表したものである	―	―
傷病統計（患者調査）	病院および診療所を利用する患者について，その傷病状況などの実態を明らかにし，医療行政の基礎資料を得ることを目的とする	統計法	厚生労働省
家計調査	家計調査は，国民生活における家計収支の実態を把握し，国の経済政策・社会政策の立案のための基礎資料を提供することを目的とする	統計法	総務省
社会生活基本調査	生活時間の配分や余暇時間におけるおもな活動の状況など，国民の社会生活の実態を明らかにするための基礎資料を得ることを目的とする	統計法	総務省
生活習慣，保健行動に関するその他の調査	食習慣，運動習慣，休養，喫煙，飲酒などの生活習慣に関する調査・研究資料や，健康増進，医療，疾病予防，環境衛生などの保健行動に関する調査・研究資料などがある		

収集した臨床情報をその記載から読み取り，各種検査が何を目的としたものであるかを理解しなければならない．

　記録内容は一般に，対象者同定項目，通院記録，経過記録，検査記録，医師指示処方，処置記録，診療依頼，結果記録，手術記録など情報発生源ごとに記載されている．高度な機器を利用した情報，専門家集団の判断・計画が詳細に記載されているので，栄養管理を行ううえで有用である．

　また，栄養状態を判定する場合に問題になるのは，それぞれのパラメー

タに対して，どの値を基準値とし，どの値を境に栄養状態が悪いと判定するかという境界値の設定である．測定値から生理的あるいは臨床的な異常の有無を判定する線引きの値をカット・オフ・ポイントといい，妥当性のある値を設定する必要がある．

代理人からの収集

　本人から情報を収集することが基本であるが，高齢者，重篤な状態にある者らは，代理人から収集せざるをえない．代理人は，配偶者，親，子どもなど極力近い関係者で，生活習慣，疾病の状況などを熟知している人を選ぶ．しかし，代理人がすべてを知っているわけではないので，収集した情報に偏りがある危険性を考慮しなければならない．

情報に対する守秘義務

　対象者から情報を得る場合，個人の尊厳とプライバシーを十分考慮した態度，言葉づかい，気配りが必要である．同時に，個人の情報に関して，みだりに公開することは許されない（医療関係者の守秘義務）．情報収集を行う際には，情報提供者の十分な了解のもとに行わなければならない．

② アセスメントの種類と方法

∴ 身体測定

　身体測定は，身体全体および身体部分を測定し，身体の大きさや身体構成成分を評価することによって，より直接的に栄養状態を知る方法である．測定の目的によって項目および意義が異なるので，目的を理解し，正しい測定方法を習得することが大切である．

　臨床での栄養管理においては，変化を継続的に観察しながら，エネルギーおよび栄養素摂取量や代謝状態と関連させ，評価を行うことが重要である．

　身体測定項目としては，身長，体重のほか，アセスメントの目的によって周径囲（周囲長），皮下脂肪厚，体脂肪量（率），骨格筋量などがある．特定健診における腹囲は臍の位置における横断面に沿った周径囲を測定し，測定値でメタボリックシンドロームの推定ができる．腹囲が男性85 cm以上，女性90 cm以上の場合はメタボリックシンドロームの"疑い"ありと判定する．

メタボリックシンドローム
p. 145 参照

∴ 身体測定にあたっての注意点

　測定誤差に注意する．誤差を少なくするために重要なことは，同一観察者，あるいは複数の観察者間で，標準的な測定方法を用いて反復測定を実施し，結果の精度，再現性および信頼度を確かめたうえで，測定値の記録を行う．測定値のうち1つが10%以上離れた値となった場合には，再度測

定を行う.

身体測定から得られたデータの活用法

　動的評価と静的評価がある. 動的評価は, 個々の対象者における身体測定値の変動を経時的に観察し, 栄養状態を判定する方法である. 栄養状態の変化を観察するために有効である.

　静的評価は, 標準人口分布の平均などの基準値と個々の対象者の測定値とを比較することにより, 栄養状態を判定する方法である.

臨床検査

　臨床検査は生理・生化学的技術を用いた検査方法で, 臨床症状が出現する前の潜在性栄養障害（栄養素の代謝異常など）を早期に, かつ具体的に知る方法として優れている. 医師の診察による所見に加え, 対象者の自覚症状や状態を客観的により細かくみることができる.

　臨床検査値（検査値が悪い, よくなったなど）は, 対象者の食行動を変容させる大きな動機づけとなる. 検査項目は対象者のニーズ・アセスメントによって優先順位が異なる.

臨床診査

　対象者と面接して健康・栄養に関する情報を聞き取り, さらに臨床症状を観察し, 栄養状態の過不足に起因して起こる自・他覚症状を総合して栄養状態を判定する. 診査方法は各種のアンケートや問診（聞き取り）, 観察などである.

　食事・栄養摂取の状況などを問診し, その過程を通じて対象者との信頼関係を構築する. 問診内容は, 現在の身体の状態（身体計測値）, 体重歴, 病歴, 栄養歴・食事歴, 食習慣, 食嗜好などである. これらの多くの情報を得るには, 事前にカルテ, 食事記録などから必要な情報を取得しておき, 不十分な項目について聞き取りを行うのが効果的である.

　対象者のコミュニケーション能力, 反応の具合や記憶力なども観察し, より多くの情報を得るようにする. 対象者への応対方法はさまざまであるが, あきらめず, 根気よく, 優しい問診を行う.

食事・栄養調査

　食物や栄養剤などの摂取状況（食事の量, 内容, 摂取時間など）を調査し, 食生活の実態を食物（栄養素）摂取との関連で評価する方法である. 摂取状況を調査することにより, 食品の種類や量, エネルギーおよび栄養素の習慣的摂取量や, 1日摂取量を推定する. 食生活パターン, 食習慣などの食事調査も含まれることがある.

　食事調査の方法には, 思い出し法, 記録法, 秤量法, 分析法などがあ

2章　栄養教育マネジメント

70

観察法
p. 67 参照

り，それぞれに特徴があるため目的に応じて選択する．なお，栄養素は日常の食事からだけではなく，栄養補助食品，健康食品，特別用途食品などの特殊な食品で補給されている場合もあるので，調査漏れのないように注意する．また，臨床の場では経腸栄養剤，静脈栄養剤の投与量を合計したものを考慮する．

初回の栄養指導で食習慣や食事の特徴を知るためには，思い出し法や食物摂取頻度調査が優れている．一方，指導後の食事の変化や，入院対象者の摂取量調査は記録法を利用する．

食事調査から栄養状態の判定を行う場合には，エネルギーおよび各栄養素摂取量を推測し，「日本人の食事摂取基準」や対象者の栄養必要量から計算された望ましい摂取量と比較して，間接的に判断する．個人の食物摂取は日差が大きいが，数日分の確認を行うことで摂取パターンが把握できるため，一定期間の調査で栄養素摂取の過不足が明らかになったとき，栄養障害の発症を予測することができる．

24 時間思い出し法

栄養士が面接して前日の食事内容を聞き取る方法である．調査内容は料理名，食品名，摂取量であり，1 日の行動全体を思い出してもらうと聞き漏らすことが少なくなる．また，対象者自身が記録，秤量しなくてよいため負担が小さい．

しかし，目安量から推定するので誤差は秤量記録法よりも大きくなる．また，食事に興味をもっていない人，調理をしない人が対象の場合，思い出させる方法，食品の種類，量の把握などに工夫が必要となり，写真集，フードモデルなどの媒体が有効である．思い出すことが困難な高齢者，病人，幼児には適用できない．

食物摂取頻度調査法

個人の習慣的摂取状況を把握するために開発された方法で，一定数の食品を列挙し，その摂取頻度を質問する調査はすべて食物摂取頻度調査とよばれる．比較的簡易であるため，多人数の調査に適応できる．

食物摂取頻度調査法には，食品の摂取頻度のみ質問している定性的食物摂取頻度調査法と，頻度ならびに摂取量の両方を質問する半定量食物摂取頻度調査法がある．

食事記録法

食事記録法には，秤量記録法と目安記録法がある．

秤量記録法　調理前に実際の食品の重量と容積，調理時に食材料すべての重量と調理に伴う廃棄量，食後に食べなかった量を測定し，それぞれの値を記録する．対象者にとっては手間がかかるため，意図的に食事を変更し，誤差の原因となることもある．

目安記録法　重量測定を行うことなく，目安で記録するため，秤量法

B　健康・食物摂取に影響を及ぼす要因のアセスメント

半定量食物摂取頻度調査法
エネルギー，栄養素あるいは食品成分の各個人における習慣的摂取量を推定すること
摂取頻度，摂取量を回答する固定式と自由記入式がある

よりも誤差が大きい．重量の換算に，知識と熟練した栄養士の手助けが必須であるが，対象者は手間がかからない．調査地域で販売されている各種食品の販売単位と重量，家庭で用いる食器の大きさなどを事前に把握しておくと精度が上がる．

分析法（陰膳方式）

　1日に摂取した食事とまったく同じもの（朝食，昼食，夕食，間食などすべて）をもう一膳準備し，化学分析して栄養素摂取量を測定する方法である．栄養素摂取量の推定には最も精度が高いが，対象者の負担が大きく，分析の費用と手間（時間）がかかり，長期間にわたる調査ができない．また，日常の生活と異なる結果になりかねないなど，一般的な食事調査に利用するには困難が伴う．

❸ 食行動に影響を及ぼす要因

⋮•個人要因（知識，態度，行動，スキル）のアセスメント

　対象者の食に関する知識，態度，行動，スキルなどについては，問診，観察，調査によって把握する．食生活・食行動面では栄養知識とともに，実行するためのスキル（技術）を教育し，習得させ，継続して行われるように支援していくことが必要である．

　知　識　食品・食材，栄養素・食事に対する知識．知っている食品・料理の数，簡単な食品群別・栄養素別分類ができるか，食材の重量把握ができるかなど．

　態　度　対象者にとって"健康・栄養"はどのような位置にあるか，食に対する関心度，健康的な食行動が実践できるかどうかの確信（自己効力感）など．

　行　動　摂食行動のパターンをみる．食事記録に，いつ（時刻：食事所要時間），どこで（場所：外食，職場，家庭内食），誰と（共食，孤食，個食，子食），何を（献立名，料理名，食品名），どれだけ（概量，純使用量）食べたか，そのときの気分などについて記入してもらうことで，食事の時間，規則性，欠食の有無など，食生活全般を総合的にとらえることができる．

　スキル　狭い意味では，食の選択と調理技術のことと解釈できるが，栄養教育のアセスメントでは，食に対する関心，一般的な食の知識や態度，食行動，食への思いなどを含むすべての能力としてとらえる．

⋮•環境要因（家庭，組織，地域）のアセスメント

　家　庭　対象者の基本的属性を参考にする．家族構成，食生活の担い手（食材の購入は誰がして，誰が料理をするか），共食の状況，食物入手の

自己効力感
p. 40 参照

共食
2 人以上で席を同じくして，同じものを分かち合いながらともに食事をすること

孤食
一人だけで食事をとること

個食
家族で食べていても，個人でバラバラの食事をとること

子食
子どもたちだけで食事をとること

利便性，収入などの経済的環境も含まれる．一人暮らしの場合を例にとれば，料理ができるか，自分で食べられるか，介助が必要かなどを考慮する．食に関する選択パターンを認識し，それらの背景にある問題点について知る．

組織，地域　　対象者の生活環境，自然環境と日常生活に直接的・間接的に影響すると考えられる社会・文化的環境，経済的環境について知る．また，物理的環境として食品の入手のしやすさ，情報環境として健康や栄養，食に関する情報を入手できる場（教育やメディアなど）などについても知る．

優先課題の特定

　栄養教育の課題は複数あがることが多いため，それら課題の相互関係や因果関係を科学的，総合的にとらえて課題解決のための優先順位を検討する．

　集団を対象とした栄養教育の場合は，アセスメントによって得られた集団に共通する問題点，多くの人が興味をもっている問題点などを抽出，明確化し，課題の重要度を考え，優先順位をつける．

　個人を対象とした栄養教育の場合は，食生活に関連する個人要因や環境要因を整理し，健康に関する課題（複数）を明らかにしたうえで対象者の健康改善に効果のある計画を立てなければならない．

課題の優先順位をつけるポイント
① 健康に関する問題が深刻である
② 栄養教育により，改善が期待できる
③ 栄養教育の実施可能性が高い
④ 所属する機関の理念や目標に沿っている
⑤ 個人の QOL の向上に沿っている

非常時における優先課題

　震災などの非常時には，災害時のニーズ・アセスメント（ラピッド・アセスメント：災害時迅速評価）が不可欠である．適切な支援を行うためには，速やかに災害の被害状況を把握し，人々がおかれている状況や食事環境・食事内容などを十分に考慮したうえで，初期対応として最適なものを提言する．

　また，このような非常時では，思うように食材が手に入らないことも多いため，日ごろから備蓄食や非常食について考えることが重要である．カリフォルニアプルーン協会は，2021 年（令 3）に，備蓄食を考えるときに便利な「災害時の食事バランスガイド」を制作し，広く一般に公開，提供を行っている（図 2-5）．

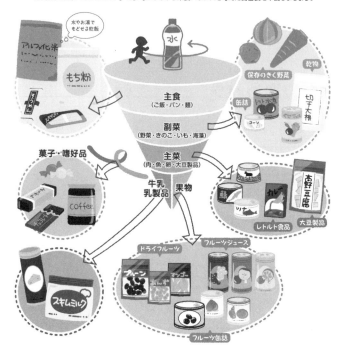

図 2-5　災害時の食事バランスガイド
（カリフォルニアプルーン協会（CPB）：災害時の食事バランスガイド，2021）

栄養教育の目標設定

① 目標設定の意義と方法

⋮ 目標設定の意義

　栄養教育の目的は，対象となる学習者の実態とニーズに沿ってよりよい食生活が実践できるように，行動変容を通じて問題点を解決した状態にすることである．したがって，栄養教育の目標は，学習者が食生活改善に必要な知識や技術を修得し，積極的に食生活を改善しようとする意欲を高め，最終的には習慣化できるまでの食生活行動の変容にある．とくに，数値や頻度を具体的に設定した目標は，目標の達成度を把握しやすく，教育の効果も評価することができることから，これらをふまえた目標設定が望ましいとされている．

　人は慣れ親しんだ嗜好および習慣への執着が強く，食行動の変容は容易なものではない．食行動の変容には，学習者が食生活の問題点と改善の必要性を正しく認識し，変容への強い意志をもつ必要がある．すなわち強い動機づけがあり，そのうえで明確な行動目標をもち，自発的に知識や技術を学び，継続的に日常生活に応用・実践することで，はじめて食行動の変容は実現される．

　学習者を行動変容へと導くためには，教育者は学習者の心理や生活全般について深い理解と共感を示し，問題解決に対する協力と援助の姿勢をもって臨まなければならない．

⋮ 目標設定の方法

　アセスメントの結果から課題を特定し，栄養教育の目標設定を行う．設定する際は，問題解決の緊急性とその方法の有無，教育実施が可能か，また教育実施に必要な資源の程度と可能性（人材，環境，費用）がどのくらいかを考慮する．

目標設定の手順

① 栄養アセスメント（実態把握）によって見いだされた問題点を整理・分析し，問題解決に向けての健康課題を明確化する

② 教育目標到達に要する全体の時間を考慮し，問題点全体の改善を目指した長期目標（最終目標）を設定する

③ 長期目標達成に至るまでの，短・中期目標（段階的目標）を，"週，

月，年"単位で決める

目標設定のポイント

① 具体的に評価できる数値として測定できる目標を設定する

② 学習者の現在の身体的状況や食生活の実状に即した，実現可能な改善項目を設定する

③ 学習者に理解されやすい表現を用いる

目標設定の期間

長期目標　最終改善目標となる総括的で最終的に達成したい目標，健康改善や QOL に関する目標など，内容に習慣性が強くかつ改善に時間がかかる項目とする．

中期目標　長期目標を達成するため，一定期間（数か月～6 か月以内）に達成するための方向性を示す目標とする．

短期目標　短期間（数週間～1 か月および 3 か月以内）で達成できるいくつかのはっきりした目標とする．教育により期待される学習者の変化を示すものがよい．短期目標は，行動目標ともいわれ，重要性や緊急性などを考慮して目標の優先順位を決定し，学習者の能力に合った無理のない，実行可能な事柄を掲げるのがよい．

❖結果（アウトカム）目標

結果（アウトカム）目標とは，QOL の向上や健康状態の改善などの栄養教育プログラムの成果目標のことである．健診データの数値目標や体重の目標など具体的に測定できる数値目標を設定する．たとえば，健康状態や検査値の改善（体重，体脂肪率，血糖値，血中脂質，肝機能など），生活の満足度などである．

❖行動目標

行動目標は，結果目標の達成に必要な生活習慣の改善に関する目標である．結果目標と関連のある行動目標を"何を，どのくらい，いつまでに"達成できればよいのかを具体的に設定する．

❖学習目標（知識，態度，スキル）

学習目標は，行動目標の達成に必要な知識やスキルの習得，態度の形成に関する目標である．教育目標の達成には，知識，スキルや態度の学習が必要である．個人の行動変容には，動機づけができても，実際の行動に直結する食関連スキルの獲得がなされていなければ，食行動へと発展しない．栄養教育の実施にあたっては，学習者が健康や栄養知識を理解し，解釈したうえで，日常の食行動の実践に生かすことができるように，一般的な栄養知識や食知識の理解と定着をはかることが必要である．

実際の食行動に関連するスキルは，食選択スキル，調理スキル，食費管理スキル，楽しく食べるスキル，エコクッキングスキルなどがあげられる．これらのスキルは，日常の食生活においてモデルを通して見習うことが多い．つまり周囲の人たちの食行動は，学習者にとって食関連スキルのレベルを高めるためにも重要な因子になる．

知識の理解から"食に対する望ましい態度形成"へと進み，健康的な食行動への動機づけがなされる．断片的な意識伝達ではなく，系統立てた知識を提供することで理解が深まり，態度の形成が促進される．

エコクッキングスキル
環境に配慮して調理を行うスキル

⁝ 環境目標

環境目標は，行動目標の達成に必要な家庭や職場，地域環境の改善目標である．健康増進は個人の生活改善のみで実現できるものではなく，行動変容を継続できるような社会的環境の整備を合わせて行うことが重要である．教育によって形成された行動が将来に向けて維持されるためには，周囲の人々を対象とした食に対する態度や行動について栄養教育することで，結果として，環境の支援を受けることができ，望ましい行動の継続が実現する．したがって，栄養教育においても，学習者を取り巻く食環境を把握したうえで問題点の抽出を行うことは重要である．

食環境の調査項目としては，食物のおもな入手先（自作，スーパーマーケット，コンビニエンスストア，飲食店など），食生活関連情報の入手先（家族，学校，職場，地域，マスメディア，インターネットなど）がある．これらの情報をもとに，より安心・安全な食物の入手および正しい食生活関連情報の入手に向けて目標を立てる．

⁝ 実施目標

実施目標は，学習目標や環境目標を達成するうえで必要な栄養教育の実施にかかわる目標である．具体的には，栄養教育への参加者数，継続者数，学習者の満足度などがあげられる．これらは，栄養教育計画が適正に実施されているかどうかの指標とすることができる．

D 栄養教育計画立案

❶ 学習者と学習形態および場の設定

❖学習者の決定

栄養教育の対象となる学習者は，個人，集団（特定，不特定）に分けられる．保育の場，教育の場，職場，地域，医療の場などで健康や栄養状態，生活習慣などに問題がある個人や集団に対し，栄養教育を実施する．さらに本人だけでなく，その保護者や家族，介護者や調理担当者なども教育支援を行う対象となる．

健康保険法の改正に伴い，特定健診・保健指導において，40歳以上の健康保険組合員とその家族も生活習慣病の予防や重症化予防の目的で，"情報提供者"，"動機づけ支援者"，"積極的支援者"に階層化し，栄養教育を行う．

また，教育機関などで行われている食育活動や，行政，医療機関，栄養士会，企業などのホームページやポスター，広報，掲示版，回覧板，メディア（新聞，雑誌，テレビなど）などを通して呼びかけた参加者も栄養教育の学習者になる．

❖栄養教育計画

栄養教育を行う際には，全体計画，教育プログラム案，学習指導案をそれぞれ立案する．

全体計画の作成

栄養教育は人々のQOLを高めるため，健康の増進，疾病予防，また，治療などを目的に，教育的手段を用いて，好ましい食行動の実践と習慣化を目標としている．栄養教育計画は栄養ケアマネジメントシステムのなかの1つである．目標を達成するために，優先性・緊急性の高い重要な課題項目を立てて対応するが，学習者によっては課題達成が非常に困難な場合があり，計画に組み入れても実施がむずかしいことがある．その場合は，優先順位を下げる必要がある．また，必要性は低いが問題解決が容易で，達成感が得られる目標のほうが教育効果は得やすい．

栄養教育計画には，全体的，組織的に推進していくための全体計画と，計画的，段階的に指導を進めるための教育プログラム案，および主題ごとに具体的な展開例を示した学習指導案などがある．

教育計画は学習者の特質・特性に応じて作成されるが，ほかの保健活

階層化
特定健診の結果や質問票から，保健指導の対象者を選定すること

栄養ケアマネジメントシステム
p. 58 参照

動，医療活動と関連させながら調和をはかり，発展的に指導がなされるように配慮しながら作成するのが望ましい．さらに，能率的，効果的に教育できるよう弾力性をもった教育計画であることが必要である．

そのためには，学習者，目標（短期・中期・長期），学習の形態，場所，期間，時期，頻度，時間，予算，使用する教材などを設定して作成する．

教育プログラム案の作成

教育プログラム案とは，全体計画で立てた教育目標を達成するために，学習者に合わせて効果があがるように編成された学習計画である．教育目標に沿って，具体的な教育内容や方法，進め方を立案するが，6W2H（**表2-4**）を明確にしたうえで計画するとよい．

そのほか人材（指導スタッフ），施設・設備（指導室，講義室，調理設備，視聴覚設備や備品など）についても考慮し，計画する．

教育プログラム案を実行するにあたり具体的な教育目標を設定し，教育者，教育内容，教育時間を進行順に組み立てる．

学習指導案の作成

教育プログラム案を具体的に計画することを学習指導案作成という．

学習指導案は，1回分の教育単位時間における指導計画として，主題，主題設定理由，教育目標をそれぞれ設定し，教育内容とその展開，教材の利用と方法，評価方法などを具体的に配置して計画する．学習指導案は，"導入→展開→終結（まとめ）"で構成する．

導 入　本時の学習する目的の確認および学習者への動機づけや問題提起など．

展 開　目的達成のため知識を深める指導の流れとし，学習者の自発性や行動変容につながる具体的な栄養改善実践活動に役立つ学習内容．

終結（まとめ）　本時の学習のポイントを確認し，最後に，効果判定，自己評価を組み込む．

指導の評価および効果判定は，栄養教育の実施過程および実施後に行う．指導計画に無理がなく妥当であったか，指導方法の手段や技術が適正であったか，実施結果について目標がどの程度達成されたか，理解できたかなどを評価する．また，学習者側からの評価のほか，QOL の評価，臨床

表 2-4　6W2H

要　素		内　容
Who	（誰が）	教育者（医師，管理栄養士，保健師，看護師ら）
Whom	（誰に）	学習者（個人，集団）
What	（何を）	教育内容
When	（いつ）	時期，時刻，所要時間，回数
Where	（どこで）	場所，会場，地域
Why	（なぜ）	目的，最終目標の達成
How	（どのように）	指導方法，教材・媒体
How much	（予算）	費用，学習者の負担

的評価，医療経済的評価など，さまざまな視点からの評価も必要である．

メタボリックシンドロームの女性を対象とした事例を**表 2-5** に示す．

表 2-5　メタボリックシンドロームの女性を対象とした栄養教育計画（例）

栄養教育目標

測定値（色文字は異常値）：腹囲：107，BMI：29.9，空腹時血糖値：114，HbA1c：5.1，中性脂肪：83，HDL：61，
　　　　　　　　　　　　　LDL：167，血圧：186/106
問題点の優先順位：腹囲＞ BMI ＞空腹時血糖値＞ LDL ＞血圧
短期目標（SBO）：可能な食事内容と運動方法で数値目標を立て，その行動を実施し間隔を決めて数値評価（腹囲，BMI）

> 目標：腹囲，BMI を減らす（腹囲の目標値：100，BMI の目標値：28）
> 期間：3 か月
> 計画：1 週間に一度面接指導を行う

中期目標（GIO）：短期目標を継続しながら，項目を空腹時血糖，LDL の 4 項目に増やし，半年〜1 年間隔で数値評価
　　　　　　　　モニタリングを実施しながら，問題点の項目を減らしていく
長期目標（goal）：完全に問題点が解決するまで，根気強く継続する．最終的に問題点が消去され，学習者の健康度，QOL
　　　　　　　　が高まれば栄養教育計画はベストであったといえる

教育プログラム案

回	テーマ	形　態	時間（分）	担当者
1	メタボリックシンドロームと生活習慣	講義	60	医師，管理栄養士
2	食生活・運動習慣の実態と問題点	講義・演習	20, 40	管理栄養士
3	食事リズム・内容のとり方と改善法	演習	60	管理栄養士
4	バランス食の調理実習	実習	90	管理栄養士・栄養士
5	有酸素運動，ストレッチ運動	講義・演習	60	健康運動指導士
6	食事・運動の実施記録の再確認	演習	60	管理栄養士
7	自分に適した食事の組み立て方	演習	60	管理栄養士
8	腹囲・BMI の測定と食行動の関連	講義・演習	60	管理栄養士
9	市販食品の脂肪量，砂糖量	講義	60	管理栄養士
10	食物繊維・鉄・カルシウムの多い料理法	講義・演習	60	管理栄養士
11	血液検査，身体測定，健康の QOL	講義	60	医師，管理栄養士
12	3 か月間のモニタリング・評価	講義・演習	60	管理栄養士

学習指導案（第 2 回：食生活・運動習慣の実態と問題点）

段　階	学習内容	学習活動	時間（分）	指導上の留意点
導　入	第 1 回に課題として渡した食習慣・運動習慣（生活時間）の記録と整理	それぞれの問題点をあげて，認識させる	10	生活習慣・食行動・運動習慣での健康上の問題点を理解させる
展　開	正常体重・正常腹囲と健康生活の関係	数値の認識	5	計算法と数値を認識させる
	食行動の問題点の解決法を考えさせる	できやすい行動から順位をつけさせる	15	生活習慣のなかで変えられやすい行動からとりかかること
	運動習慣の問題点の解決法を考えさせる		15	
	食行動・運動習慣の行動変容を約束する	これまでの生活形態では変わらないことを認識させる	8	スマートになった自分をイメージさせ，実行させる
終　結	まとめ	まとめを記録し提出させる	5	
	次回の約束	宿題として，食事リズムとしての食べ方について記録させる	2	

❖学習形態（表 2-6～12）

　栄養教育を行うときには，実施対象の人数によって，学習形態は違ってくる．また，教育目標やテーマ，学習者の知識，予算，教材，教育時間，場

表 2-6　学習形態

一斉学習	講義形式	講義・講演会，講義型レクチャー
	討議形式	シンポジウム，パネルディスカッション，フォーラム
	その他	展示会，コンクール，デモンストレーション
グループ学習	討議形式	座談会，6・6式討議法，バズセッション，ブレインストーミング
	体験学習	ロールプレイング，実験・実習
	その他	ピア・エデュケーション
一斉学習とグループ学習の混合型	討議学習	ワークショップ
個別学習		自己学習，通信教育，個別栄養相談・栄養カウンセリング
種々の学習形態の組み合わせ		問題解決型学習，参加型学習，栄養講座，栄養教室
その他		T・T，マスコミュニケーション，e ラーニングなどインターネット（ウェブサイト）の活用

表 2-7　一斉学習

講義・講演会 (lecture)	多くの人々に一斉に情報伝達ができ，効率のよい形式である．講師からの一方的な働きかけになりがちなので，最後に質疑応答を行うとよい．その人柄，学識，経験，演出技術などで学習者によい印象づけをすることが大切である
シンポジウム (symposium)	1つのテーマについて立場の異なる 3～5 名の講師により発表を行ったあと，聴衆との質疑応答を行う方法である．状況により講師は 2 回目の補足的な発表を行う．司会進行は座長がつとめ，最後にまとめる．通常各講師間の討議は行わない．学会などで共通の目的に合わせて，参加者の教育，意思統一の場として開催することが多い
パネルディスカッション (panel discussion)	司会の進行により，講師団（パネリスト）と参加者とで行う大衆討議方法である．パネリストおよび司会者は檀上に並び，司会者はテーマの説明，講師の紹介を行い，各講師は一定の時間内に意見を出して討議する．その後，聴衆との質疑応答，さらに，講師間の討議をしてから，最後に司会者がまとめる
フォーラム (forum)	講演式討議，公論式討議，各種媒体を用いた討議などの形態があるが，ある話題を中心とした説明ののち，質疑応答を交え，聴衆が参加して討議する ①レクチャーフォーラム（lecture forum，講演式討議法） 　専門家による講演を聞き，その講演内容を中心に質疑応答の形で討議を行う ②ディベートフォーラム（debate forum，公論式討議法） 　あるテーマについて意見の異なる講師により討議を行い，聴衆からの質疑応答も含めて，司会者がまとめる．講師相互の見解が異なるため，必ずしも 1 つの結論へ導くものではない ③媒体利用のフォーラム 　各種媒体を利用し，その内容を中心に討議を進める方法で，映画を用いたフィルムフォーラム，スライドを用いたスライドフォーラムなどがある
展示会	食生活や健康増進に関する啓蒙，宣伝を目的として開催される．パネル，食品，料理の展示に合わせ，調理実習や試食，映画，ビデオの上映，食生活についての各種判定表やコンピュータなどによる栄養診断など，さまざまな教材・媒体を用いて効果的な演出をするとよい
コンクール	学習者の競争心，向上心をあおり，教育効果を上げることができる．結果よりも，むしろ応募過程での参加者の研究努力，関係者への意識の高揚などに効果をみいだすところに意義がある．献立コンクール，調理コンクール，買い物コンクールなど，食生活に関するテーマを選び，一定の審査基準に照らして審査し，優劣，入選などを決める

討議
discussion
ある 1 つのテーマについて，互いに意見を出し合い，よりよい方向に導いていこうとすること．栄養教育のなかでも活用されている

栄養講座，栄養教室
例として，市町村主催の栄養教室，パパ・ママ学級や病院の糖尿病教室などがある

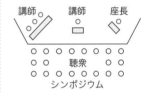
シンポジウム

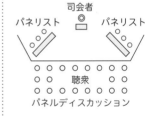
パネルディスカッション

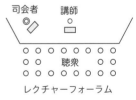
レクチャーフォーラム

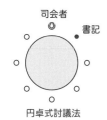

円卓式討議法

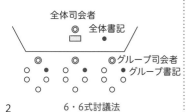

6・6式討議法

表 2-8　グループ学習

座談会 (round table, 円卓式討議法)	テーブルを囲み，互いの顔がみえるように席を設けて話し合う討議の基本型である．人数は 5〜6 名から，多くても 20 名程度とし，司会者を立てる．司会者のオリエンテーションからはじまり，発言が特定の人に片寄らないように，一人ひとりが気楽に発言できるような雰囲気づくりを心がける．乳幼児をもつ母親グループなど，日ごろ感じていること，悩んでいることなどを自由に話し合う場などで活用されている
6・6式討議法 (six-six method)	多人数の集会のときでも，少人数の座談会と同じ効果を上げるように，全員の意見をまとめる方法である．6 人を 1 グループとして，テーマに従い 1 人 1 分，計 6 分間討議する．その後，各グループ代表がまとめた意見を発表する．この方法はグループが少人数なので，各自が気楽に話し合え，短時間に全体の意見を把握できる
バズセッション (buzz session)	6・6式討議法に似た方法にバズセッションがある．グループごとに話し合う様子が，蜂がブンブン羽を鳴らす音に似ているところから命名された．6・6式討議法との違いは，討議の人数や時間を制限しないことである
ブレインストーミング（brainstor-ming）	1 つのテーマについて 10 名ほどの少人数で，自由な発想のもと，多方面からどんどん意見を出し合うもので，新しいアイデアを得ることができる．他人の発言を批判しないこと，また，結論がでなくてもよい
ロールプレイング (role playing, 役割劇，心理劇， 役割演技法)	ある主題について，その解決方法を数人の人々が，それぞれ簡単な即興劇で表現，演技してもらい，その後，聴衆を加えて討議する形式である．たとえば，栄養士と糖尿病患者との指導風景，ダイエットを試みている会話などである．興味をそそり，具体的に状況を把握しやすい
体験学習 (実験・実習)	学習者が実際に身体を動かし，見る，つくる，味わうなどの体験を通じて学習するものである．講師が栄養や衛生上のポイント，食品の知識，調理方法などを適宜説明しながら食生活に関する実験や調理などの演習，実習を行う．より実践的であり，高い栄養教育効果が期待できる．参加人数については，会場の広さ，器具や設備とのかね合いを考えて決める
ピア・エデュケーション (仲間教育)	あるテーマについて正しい知識・スキル・行動を仲間と共有し合うことで，学習者の主体的な行動変容を目指し，堅苦しくない雰囲気のなかで自己決定や問題解決に必要な情報を普及・啓蒙していくことを目指す．学習者と同じ目線のピア・エデュケーター（教育者）を用いる

表 2-9　一斉学習とグループ学習の混合型

ワークショップ (work shop, 研究集会)	職業，体験を同一にする人々を小グループに分け，ある共通問題について互いの経験をふまえ，研究と協力により，専門家の助言や援助のもと，自主的に問題解決をはかろうとするもの．通常半日から 2〜3 日かけて話し合いが行われる．最後に各グループの報告を行い，全体をまとめ，1 つの方向性を明確にする．糖尿病教室，塩分制限教室などにおいて患者を対象に，また，教育者の研修などにも活用されている

表 2-10　個別学習

自己学習	学習者自身が学習する方法で，「みずからの健康は自分でつくり，守ろう」という意識と意欲が重要である
通信教育	双方向の通信による学習形態である．遠隔地や都合のよい時間に学習したい人は好都合である．郵便や宅配によるもののほか，インターネットの活用も可能である
個別栄養相談 (栄養カウンセリング)	個人に対してカウンセリングの技法を用い，面談形式で行うもの．教育者が強要するのではなく，学習者が自発的に行動変容できるようサポートしていく．ときには，その家族も一緒に行うこともある．経過を観察しながら，目標が達成できるよう定期的に指導を実施する

表 2-11　種々の学習形態の組み合わせ

問題解決型学習	学習者と教育者でテーマを設定し，学習者それぞれがテーマについて問題点をあげ，みずから学び知識を深め，解決の方法を導き出し，自分の生活に取り入れていく．学習者が自主的に問題解決をはかろうと取り組むものである．テーマの例としては，"どうしても甘い物がやめられない"，"朝食のとり方"などがある
参加型学習	学習者と教育者が一体になり，学習者を取り巻く現状から問題点を把握し，改善に向けて導く方法である
栄養講座，栄養教室	特定の学習者に，定期的，発展的に教育する講習会．たとえば週1回，4回シリーズというような継続指導形式のもの．学習者への指導上の要点，ニーズをしっかり把握したうえで指導案を立てる．講話のほかに実演，実習，座談会，ビデオ，見学なども適宜計画に取り入れるとよい 糖尿病教室を例にあげると，次のとおりである．①〜④の流れを数回に分け，シリーズで実施してもよい ① グループを対象に糖尿病について講義 ② 調理の実演，実習を交え，何をどのように組み合わせ，食べたらよいか ③ 学習者全員で日ごろの生活についてグループ討議 ④ 個別相談で個々に対応

表 2-12　その他

T・T（チーム・ティーチング）	複数の教育者が協力して教育に当たる形式で，1人が中心となって進め，もう1人は補助する方法，知識度によってグループを分ける，学習者にグループを選択させるなどの方法がある．個々の状況やニーズに合わせやすい，教育方法の柔軟性がはかれるなどの利点がある
マスコミュニケーション	新聞，雑誌，公報，社内報，ラジオ，テレビ，職場および学校放送など，マスメディアを利用し啓蒙する方法．発信者は科学的根拠に基づく正しい情報を，受け手が正しく理解できるように流す必要がある
e ラーニングなどインターネット（ウェブサイト）の活用	キーワードを入力することにより，公的機関，企業，個人など，さまざまな方面からの関連情報を得ることが可能で，情報の収集や知識の習得に利用されている．また，ホームページをつくり，不特定多数の人への情報発信手段としても活用されている 　インターネットを利用するうえで重要なことは，発信されている情報について，その信憑性や，自分にとっての必要性などを判断できる知識，取捨選択できる力を十分養っておくことである 　個別，集団いずれの栄養教育においても，その特徴を理解したうえで，有効に活用することができる．その特徴は次のとおりである ① 通信教育同様，時間と場所を選ばない ② 対面形式でないので，リラックスした雰囲気のなかで本心を打ち明けやすい ③ 文章，図表，画像をプリントアウトし，保存できる ④ 文字中心のやりとりになるため，表現方法には十分な配慮が必要である 　実際の栄養教育においては，食べた食事の画像を使って送信してもらい，それをもとに栄養摂取量や栄養比率をみやすくグラフ化し，コメントをつけて返信する．これを定期的に継続し，教育効果を高めるというような活用の仕方もされている

e ラーニング
パソコン，タブレット，スマートフォンを使い，インターネットを利用して学ぶ学習形態のこと

所などを考えて適切な学習方法を選択する必要がある．

場所の決定

　個人の栄養教育には，とくにプライバシーの保護に注意した環境が必要である．実際に栄養教育が実施されている場所は，学習者やその集団の所属や特性によってさまざまであり（**表 2-13**），地域集団や一般大衆を対象とした場所の選択には，次のようなことに配慮する必要がある．

　① 交通の便がよいか

表 2-13　栄養教育の場所（集団としてとらえた場合）

疾病治療や健康増進を目標とした集団	病院	栄養指導室，会議室
	保健所，保健センター	ホール，会議室
特定給食施設の喫食者	学校	教室，ランチルーム，体育館
	事業所	食堂，医務室，会議室
	福祉施設	教室，食堂，医務室，ホール
地域集団	保健所，保健センター，地域集会場，駅のコンコース，商業ビルの催し物会場	

特定給食施設
特定かつ多数の者に対して，継続的に1回100食以上または1日250食以上の食事を提供する施設で，栄養管理が必要なものとして厚生労働省令で定め，都道府県知事が指定する施設

目標設定
p.75 参照

② 最寄駅からのアクセスがよいか

③ 人が集まりやすく，人の流れがよいか

④ 道順にスロープ，エレベーターなどの配慮があるか

⑤ 勤労者によって出向きやすいか

⑥ 多くの人が集まりやすい時期，時間帯か

② 期間・時期・頻度・時間・予算の設定

● 期間・時期

　目標は，長期目標，中期目標，短期目標の順に設定する．達成期間の目安として，短期目標は数週間〜1か月および3か月以内，中期目標は数か月〜半年以内，長期目標は半年〜1年以内もしくは数年以内を目指して取り組む．

　そして，年間計画，月間計画，週間計画，1回だけの計画などもあり，組み合わせて効果的な指導計画を立てる．また，評価に従って計画が修正できるようにしておくことも必要である．

　学校などでは，全体計画作成時に栄養教育の実施時期が決定している．成人の場合では，学習者の集まりやすい月や曜日，昼間か夜間などの時間帯，あるいは就業時間などに合わせて設定する必要がある．場合によっては子どもを預けられる準備があるとよい．

● 頻度・時間

　教育（学習）時間については，個人指導では20〜30分程度，集団では60〜90分程度がよい．

　学校給食の場では40〜45分，給食時間内での指導の場合では10〜15分程度がよい．社会保険診療報酬では，外来栄養食事指導料，入院時栄養食事指導料，集団栄養食事指導料，在宅患者訪問栄養食事指導料など，回数や1回当たりの時間が定められている．

　いずれの施設においてもあまり長いと教育効果が期待できない．学習者に見合った効果的な教育時間と回数に配慮する必要がある．

社会保険診療報酬
保険診療に医療行為などの対価として計算される報酬で，保険診療では患者は一部を窓口で支払い，残りを健康保険から支払う

効果的な教育時間の配分は，教育内容によって違いはあるが，所要時間のなかで展開部分に十分な時間をとるようにするとよい．

予算の確保

　計画を立てる段階で，社会的資源の活用の検討や必要な費用の予算を確保するとともに，支出計画を立てることが必要である．

　教育の会場を設定する場合は，学習者が参加しやすい施設や場所，時間帯を計画しなければならない．教育に必要な教材は，既存の資源を活用できればよいが，新たに作成・購入しなければならないものもある．それらに必要な経費や製作時間も考えなければならない．また，教育を行うにあたって人材が不足する場合は雇用する必要があり，人件費が必要となる．人材の増員が困難な場合は，教育業務をアウトソーシングする方法もある．

アウトソーシング
業務の一部を一括してほかに請け負わせる手法，外部委託

③ 実施者の決定とトレーニング

実施者の決定

　栄養教育の実施は，管理栄養士・栄養士の役目であるが，指導方法や内容によって1人で対応する場合や，複数の職種と連携して対応する場合がある．

　学　校　健康教育活動の一環として行われる学校教育での食育の場においては，保健や家庭科などの担当教師，養護教諭，学校給食栄養管理者が連携し，効果を上げている．

　保健所　地域保健の場である保健所では，医師，管理栄養士，保健師，介護福祉士らの複数の職種がチームを組んで指導体制をとっている．

　医療機関　病院などの医療機関では，入院・通院患者，在宅療養者などを対象として，医師，看護師，管理栄養士，薬剤師，運動療法士らが医療チームや栄養サポートチーム（NST）を組み，患者教育を行っている．

　事業所　特定健診，企業健診などに基づいて，産業栄養士，産業保健師，産業医，衛生管理者などが連携し，従業員への健康教育を行っている．

実施者のトレーニング

　栄養教育は，食知識の理解と食スキルを習得し，最終目標である望ましい食生活への実践的習慣化をはかるために行われる．そのためにも学習者のそれぞれの特質，特性を考慮し，計画を立てる必要がある．栄養教育計画を計画どおりに実施することは容易ではないが，栄養教育計画を作成する経験を積み重ねることにより，効果的な栄養教育を行うことができる．

　また，教育効果をあげるためには，実施者の日ごろのトレーニングが必要である．話し方，傾聴，コミュニケーションスキル，情報収集力，プレ

NST
Nutrition Support Team
患者に最適の栄養管理を提供するため，医師，看護師，薬剤師，管理栄養士，臨床検査技師，理学療法士，言語聴覚士，歯科医師，歯科衛生士などで構成された医療チームのこと

ゼンテーション能力および資料作成スキルなどの自己研鑽が望まれる.

 ## 教材の選択と作成

栄養教育を行う際に使用するものを教材という. 教材は視聴覚に訴える
ものが大半を占める.

教材利用の目的・意義
教材は教育内容によって選ばれたもので,理解を確実にするという目的
がある. 使用する教材を選ぶ際には,教育の目的,学習者の人数,年齢,
性別,知識の程度などをよく把握したうえで,使用する場所および設備,
さらに教育者の人数などをよく考えて決める.
栄養教育に教材を使う意義は次のとおりである.
① 学習者に関心をもたせ,意欲を起こす
② 簡潔にわかりやすく,理解を早める
③ 内容に変化を与え,興味をそそる
④ 印象を深くし,覚えやすくする
⑤ 気分を和らげ,場の雰囲気をよくする

教材の作成方法
教材を作成する際の注意点を次にあげる.
① 学習者や指導目標,目的を明確にして,教材や内容を決める
② 教材の使用時間,教育方法などを検討して決める
③ 正しい情報を使用する. その際,著作権に注意する
④ 文字の大きさ,言葉の使い方など学習者に合わせて理解される内容に
する
⑤ 内容がすぐにわかり,興味をひくものにする
⑥ 経費が予算内で収まるようにする
⑦ 繰り返し使用できるように保存する

教材の種類と特徴
表 2-14 にその種類と特徴を示す.

その他の教材の例
食生活指針

エネルギーや栄養素摂取の偏り,生活習慣病の増加など食生活に関する
問題は多い. 各省庁は,国民に食生活改善に対する自覚を促し,適正な食
生活を実践してもらう目的でさまざまな指針を示しており,教材としても

表 2-14　教材の種類と特徴

掲示・展示教材	実物（食品，料理），標本，模型：調理指導，試食，食品構成表や献立の表示，食品の組み合わせ，食品重量などの理解を深める．食事指導などで食品模型（フードモデル）を使用
	マグネットシート，食品模型，フードモデル：市販されているもの以外に，紙粘土や布，発泡スチロールなどを素材にして作製したものを使用するのもよい
	ポスター：街頭や人の集まりそうな場所に貼って，展示会や講習会の案内，○○運動週間など広く大勢に伝えたいときに使用
	写真：パネル，組み写真にして解説などを入れると効果的．食事記録などにも使用
	図表：大小の比較が明確になる，変化の時点がとらえやすくなる，将来の予測を立てられるなどの利点
印刷教材	リーフレット，パンフレット：教育後も内容を再確認でき，継続して教材として使用
	卓上メモ・カレンダー・かるた：卓上メモはカード立てに入れ，社員食堂や学生食堂などに置き喫食者にみせる．カレンダーやかるた形式も興味をそそる
	逐次印刷物：新聞や定期的な発行物などで，学校の「給食だより」などがある
	コンピュータによる印刷物：エクセル，ワードなどを使用し，写真や絵，イラストなどを取り込んで使用
	本および資料：本（教科書），厚生労働省などから出ている食生活指針をはじめとする各種指針や食事バランスガイド，その他の支援ガイドなど，食事摂取基準，食品成分表，糖尿病食品交換表，食品群なども教材として活用
	記録表：学習者が学習内容や効果，結果などを記録しながら，学習を進めていく．モニタリングや評価などにも活用
映像教材	OHP，OHC：専用のシートで 5〜10 倍に拡大投影して使用．数枚のシートを重ねて使用し，その場で書き込むこともできる．OHC は，実物の資料を拡大投影
	動画（テレビ，ビデオ，映画）：テレビ放映，食事内容を録画して使用．映画を使用したフィルムフォーラムなど
情報処理媒体	文書作成・表計算・栄養計算ソフトなどを栄養教育業務で利用．インターネットを使っての情報の検索や情報のやりとり，パワーポイントなどの各種ソフト使用．インターネット，ウェブサイト，E-mail などで，いろいろな情報を交換
聴覚教材	放送，CD，学校給食などでは，給食時間に食教育に関する内容を放送で流すなど
演示教材	人形劇，指人形，あやつり人形，影絵，ペープサート，紙芝居，エプロンシアター：幼児や学童に教育を行う際には効果的．学習者と一緒に教材を作成することによって，興味や理解が高まる
その他の教材	黒板，ホワイトボード，電子黒板：磁石で教材を貼って使用．電子黒板は，書いたものをスキャナーで読み取り，用紙に縮小コピーできる

（厚生労働省）

食品模型（フードモデル）
市販されているもの以外に，紙粘土や布，発泡スチロールなどを素材にして作製したものを使用するのもよい

リーフレット
1 枚刷りのもの

パンフレット
数枚綴った小冊子

ペープサート
paper puppet theater（ペーパーパペットシアター）の略語
うちわの形をした人形を使った劇

エプロンシアター
胸当て式エプロンを舞台に見立てて行う劇

活用することができる（表 2-15〜19）．

表 2-15　健康づくりのための食生活指針 （1985 年（昭 60）策定）

1. 多様な食品で栄養バランスを
2. 日常の生活活動に見合ったエネルギーを
3. 脂肪は量と質を考えて
4. 食塩をとりすぎないように
5. こころのふれあう楽しい食生活を

（厚生労働省）

表 2-16　健康づくりのための食生活指針（対象特性別）（1990 年（平 2）策定）

生活習慣病予防のための食生活指針
1. いろいろ食べて生活習慣病予防
2. 日常生活は食事と運動のバランスで
3. 減塩で高血圧と胃癌予防
4. 脂肪を減らして心臓病予防
5. 生野菜，緑黄色野菜で癌予防
6. 食物繊維で便秘，大腸癌を予防
7. カルシウムを十分とって丈夫な骨づくり
8. 甘い物はほどほどに
9. 禁煙，節酒で健康長寿

成長期の子どものための食生活指針
1. 子どもと親を結ぶ絆としての食事：乳児期
2. 食習慣の基礎づくりとしての食事：幼児期
3. 食習慣の完成期としての食事：学童期
4. 食習慣の自立期としての食事：思春期

女性のための食生活指針
1. 食生活は健康と美のみなもと
2. 新しい生命と母によい栄養
3. 次の世代に賢い食習慣を
4. 食事に愛とふれ合いを
5. 家族の食事，主婦はドライバー
6. 働く女性は正しい食事で元気はつらつ
7. 「伝統」と「創造」で新しい食文化を

高齢者のための食生活指針
1. 低栄養に気をつけよう
2. 調理の工夫で多様な食生活を
3. 副食から食べよう
4. 食生活をリズムに乗せよう
5. よく体を動かそう
6. 食生活の知恵を身につけよう
7. おいしく，楽しく食事をとろう

（厚生労働省）

表 2-17　食生活指針（2016 年（平 28）改定）

食事を楽しみましょう
・毎日の食事で，健康寿命をのばしましょう
・おいしい食事を，味わいながらゆっくりよく噛んで食べましょう
・家族の団らんや人との交流を大切に，また，食事づくりに参加しましょう

1 日の食事のリズムから，健やかな生活リズムを
・朝食で，いきいきした 1 日を始めましょう
・夜食や間食はとりすぎないようにしましょう
・飲酒はほどほどにしましょう

適度な運動とバランスのよい食事で，適正体重の維持を
・普段から体重を量り，食事量に気をつけましょう
・普段から意識して身体を動かすようにしましょう
・無理な減量はやめましょう
・特に若年女性のやせ，高齢者の低栄養にも気をつけましょう

主食，主菜，副菜を基本に，食事のバランスを
・多様な食品を組み合わせましょう
・調理方法が偏らないようにしましょう
・手作りと外食や加工食品・調理食品を上手に組み合わせましょう

ごはんなどの穀類をしっかりと
・穀類を毎食とって，糖質からのエネルギー摂取を適正に保ちましょう
・日本の気候・風土に適している米などの穀類を利用しましょう

野菜・果物，牛乳・乳製品，豆類，魚なども組み合わせて
・たっぷり野菜と毎日の果物で，ビタミン，ミネラル，食物繊維をとりましょう
・牛乳・乳製品，緑黄色野菜，豆類，小魚などで，カルシウムを十分にとりましょう

食塩は控えめに，脂肪は質と量を考えて
・食塩の多い食品や料理を控えめにしましょう．食塩摂取量の目標値は，男性で 1 日 8 g 未満，女性で 7 g 未満とされています
・動物，植物，魚由来の脂肪をバランスよくとりましょう
・栄養成分表示を見て，食品や外食を選ぶ習慣を身につけましょう

日本の食文化や地域の産物を活かし，郷土の味の継承を
・「和食」をはじめとした日本の食文化を大切にして，日々の食生活に活かしましょう
・地域の産物や旬の素材を使うとともに，行事食を取り入れながら，自然の恵みや四季の変化を楽しみましょう
・食材に関する知識や調理技術を身につけましょう
・地域や家庭で受け継がれてきた料理や作法を伝えていきましょう

食料資源を大切に，無駄や廃棄の少ない食生活を
・まだ食べられるのに廃棄されている食品ロスを減らしましょう
・調理や保存を上手にして，食べ残しのない適量を心がけましょう
・賞味期限や消費期限を考えて利用しましょう

「食」に関する理解を深め，食生活を見直してみましょう
・子供のころから，食生活を大切にしましょう
・家庭や学校，地域で，食品の安全性を含めた「食」に関する知識や理解を深め，望ましい習慣を身につけましょう
・家族や仲間と，食生活を考えたり，話し合ったりしてみましょう
・自分たちの健康目標をつくり，よりよい食生活を目指しましょう

（文部科学省・厚生労働省・農林水産省）

表 2-18　健康づくりのための休養指針 (1994 年 (平 6) 策定)

1. 生活にリズムを
2. ゆとりの時間でみのりある休養を
3. 生活の中にオアシスを
4. 出会いときずなで豊かな人生を

(厚生労働省)

表 2-19　健康づくりのための睡眠指針 2014

睡眠 12 箇条
1. 良い睡眠で，からだもこころも健康に
2. 適度な運動，しっかり朝食，ねむりとめざめのメリハリを
3. 良い睡眠は，生活習慣病予防につながります
4. 睡眠による休養感は，こころの健康に重要です
5. 年齢や季節に応じて，ひるまの眠気に困らない程度の睡眠を
6. 良い睡眠のためには，健康づくりも重要です
7. 若年世代は夜更かし避けて，体内時計のリズムを保つ
8. 勤労世代の疲労回復・能率アップに，毎日十分な睡眠を
9. 熟年世代は朝晩メリハリ，ひるまに程度な運動で良い睡眠
10. 眠くなってから寝床に入り，起きる時刻は遅らせない
11. いつもと違う睡眠には要注意
12. 眠れない，その苦しみをかかえずに，専門家に相談を

(厚生労働省)

食事バランスガイド

「新しい食生活指針」を具体的な行動に結びつけるために策定された食事バランスガイドは，日本で古くから親しまれているコマをイメージして描かれ，主食，副菜，主菜，牛乳・乳製品，果物を，「1 日に何をどれだけ選んで食べたらよいのか」を示した一般の国民向けに策定されたものである．主食・主菜・副菜の組み合わされた食事のとり方を学んだり，必要な栄養量を摂取するために食事の量やバランスを学んだりするツールとして活用できる（**図 2-6**，**7**，**表 2-20**）

食事摂取基準

健康な個人または集団を対象として，国民の健康維持・増進・生活習慣病の予防を目的に性・年齢・身体活動レベル別にエネルギー量と各栄養素量が示されている．5 年ごとに改定されているが，摂取基準量を参考に過不足などを検討することで，活用できる．

日本食品標準成分表

文部科学省科学技術・学術審議会資源調査分科会により，日本で常用されている食品についての標準的な成分値が収載されている．摂取量の算出や献立を作成するときなどに使用されている．

食品群

三色食品群は小学生以下の子どもの栄養教育に，6 つの基礎食品は小学校高学年以上の栄養教育に活用されている（**表 2-21**，**図 2-8**，**表 2-22**）．

日本食品標準成分表
2020 年 (令 2) 改訂が行われ，「日本食品標準成分表 2020 年版（八訂）」が公表された

三色食品群
昭和 27 年広島県庁の岡田正美技師が提唱

6 つの基礎食品
学校の栄養教材として，厚生省保健医療局が作成

食事バランスガイド

あなたの食事は大丈夫？

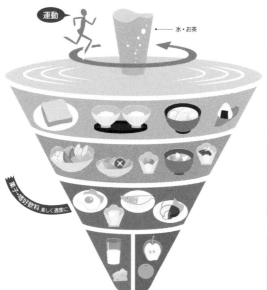

運動

水・お茶

　日本で古くから親しまれている「コマ」をイメージして描き，食事のバランスが悪くなると倒れてしまうということ，回転（運動）することによって初めて安定するということを表しています．水・お茶といった水分を軸として，食事の中で欠かせない存在であることも強調しています．

　コマの中では，1日分の料理・食品の例を示しています．これは，ほとんど1日座って仕事している運動習慣のない男性にとっての適量を示しています（このイラストの料理例を合わせると，おおよそ 2200 kcal）．まずは，自分の食事の内容とコマの中の料理を見くらべてみてください．

　コマの中のイラストは，あくまで一例です．実際にとっている料理の数を数える場合には，下段の『料理例』を参考に，いくつ（SV）とっているかを確かめることにより，1日にとる目安の数値と比べることができます．

1日分 / 料 理 例

5~7 つ(SV) 主食（ごはん、パン、麺）
ごはん（中盛り）だったら4杯程度

1つ分 = ごはん小盛り1杯 = おにぎり1個 = 食パン1枚 = ロールパン2個
1.5つ分 = ごはん中盛り1杯　2つ分 = うどん1杯 = もりそば1杯 = スパゲッティー

5~6 つ(SV) 副菜（野菜、きのこ、いも、海藻料理）
野菜料理5皿程度

1つ分 = 野菜サラダ = きゅうりとわかめの酢の物 = 具たくさん味噌汁 = ほうれん草のお浸し = ひじきの煮物 = 煮豆 = きのこソテー
2つ分 = 野菜の煮物 = 野菜炒め = 芋の煮っころがし

3~5 つ(SV) 主菜（肉、魚、卵、大豆料理）
肉・魚・卵・大豆料理から3皿程度

1つ分 = 冷奴 = 納豆 = 目玉焼き一皿　2つ分 = 焼き魚 = 魚の天ぷら = まぐろとイカの刺身
3つ分 = ハンバーグステーキ = 豚肉のしょうが焼き = 鶏肉のから揚げ

2 つ(SV) 牛乳・乳製品
牛乳だったら1本程度

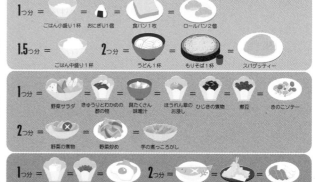

1つ分 = 牛乳コップ半分 = チーズ1かけ = スライスチーズ1枚 = ヨーグルト1パック　2つ分 = 牛乳瓶1本分

2 つ(SV) 果物
みかんだったら2個程度

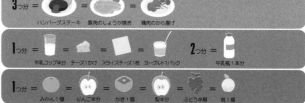

1つ分 = みかん1個 = りんご半分 = かき1個 = 梨半分 = ぶどう半房 = 桃1個

※SVとはサービング（食事の提供量の単位）の略

菓子・嗜好飲料 楽しく適度に

図 2-6　食事バランスガイド
（厚生労働省・農林水産省，2005）

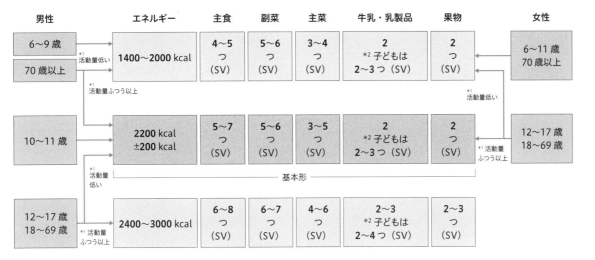

*¹ 活動量の見方「低い」：1日中座っていることがほとんどの方
　　　　　　　「ふつう以上」：「低い」にあてはまらない方
　　　　　　　さらに強い運動や労働を行っている人は，適宜調整が必要です
*² 子ども向け摂取目安 成長期に特に必要なカルシウムを十分にとるためにも，牛乳・乳製品の適量は少し幅を持たせて 1
　　日 2～3 つ（SV），「基本形」よりもエネルギー量が多い場合では，4 つ（SV）程度までを目安に
　　するのが適当です

図 2-7　自分の 1 日分の適量を調べましょう（適量チェックチャート）

（農林水産省，2015）

表 2-20　5 つの料理区分における量的な基準

料理区分	主材料（例）	1つ（SV）に相当する主材料の量的な基準	栄養学的な位置づけ供給源
主　食	ごはん，パン，めん類など	"ごはん 100 g" に相当する量としての炭水化物約 40 g	炭水化物
副　菜	野菜，きのこ，いも，海藻類など	主材料の重量約 70 g	各種ビタミン，ミネラルおよび食物繊維
主　菜	肉，魚，卵，大豆など	"鶏卵 1 個" に相当する量としてのたんぱく質約 6 g	たんぱく質
牛乳・乳製品		"牛乳 100 mL" に相当する量としてのカルシウム約 100 mg	カルシウム
果　物		主材料の重量約 100 g	ビタミン C やカリウム

（日本栄養士会監，武見ゆかり，吉池信男編：「食事バランスガイド」を活用した栄養教育・食育実践マニュアル，p. 12，第一出版，2006 より改変）

表 2-21　3 群（栄養素の働きからみた食品の分類）*

区分	色	分　類	食品	栄養素
1群	赤	血や肉をつくる食品	魚介類，肉類，豆類，乳，卵類	たんぱく質
2群	黄	働く力や熱となる食品	穀類，いも類，砂糖，油脂類	糖質，脂肪
3群	緑	身体の生理機能を調節する食品	野菜，果物，海草類	ビタミン，ミネラル

* 1952 年（昭 27），岡田正美提唱

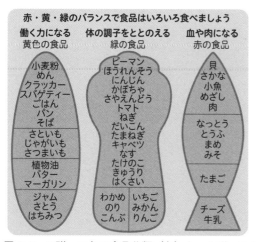
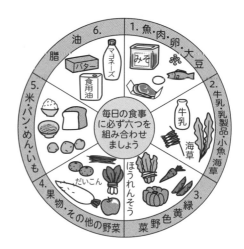

図 2-8　3 群・三色の食品分類（左）と，6 群・6 つの基礎食品（右）の組み合わせ図

表 2-22　6 群（6 つの基礎食品）

食品の類別		食品の例示	含まれる栄養素	体内作用	食べ方
1群	魚	魚，貝，いか，たこ，かに，かまぼこ，ちくわなど	たんぱく質 脂肪，カルシウム，鉄，リン，ビタミンA・B₁・B₂	たんぱく質の給源，体をつくる基礎となる（血や肉となる）．成長期の子ども，妊婦，授乳婦にとくに大切	たんぱく質は毎食平均して食べると栄養の効果が大きい
	肉	牛肉，豚肉，とり肉，ハム・ソーセージなど			
	卵	鶏卵，うずら卵など			
	大豆	大豆，とうふ，納豆，生揚げ，がんもどきなど			
2群	牛乳・乳製品	牛乳，スキムミルク，チーズ，ヨーグルトなど	カルシウム 鉄，たんぱく質，ビタミンA・B₂	骨や歯をつくるもとになる．成長期の子ども，妊婦，授乳婦にとくに必要	日本人にとくに不足しがちなカルシウムの補給には注意し，牛乳は飲むだけでなく料理にも使うこと
	骨ごと食べられる魚	めざし，わかさぎ，しらす干しなど			
	海草	わかめ，こんぶ，のりなどの海草			
3群	緑黄色野菜	にんじん，ほうれんそう，こまつな，かぼちゃ，ふだんそう，ブロッコリー，みつば，なばな，トマト，ピーマンなど	ビタミンA（カロテン）カルシウム，鉄，ビタミンB₂・C	病気に対する抵抗力を養う．視力を強くする	ビタミンAは脂溶性のため，油脂とともに調理すると吸収率が大きくなる
4群	その他の野菜	だいこん，はくさい，キャベツ，カリフラワーなど	ビタミンC カルシウム，ビタミンB₁・B₂	ビタミンCの給源で，各組織の健康を保ち，穀類や肉類の酸性を中和し，体の働きを調節する	煮るとビタミンCがかなり破壊される．新鮮な生野菜が1皿必要．いちご，みかんにはビタミンCがとくに豊富
	果物	みかん，いちご，かき，まくわうり，メロンなど			
5群	米	ごはん	糖質 ビタミンB₁・C	働く力や体温のもとになる	米食偏重は栄養障害の原因となる．過食にならないように注意するとともに，白米には，強化米や強化麦を入れるとよい
	パン	パン			
	めん	うどん，そば，スパゲティ			
	いも	さつまいも，じゃがいも，さといもなど			
	（砂糖・菓子類）	砂糖・菓子類			
6群	油脂	てんぷら油，サラダ油，ラード，バター，マーガリンなど	脂肪 ビタミンA	働く力や体温のもとになる	マーガリンは強化したものを使用する．植物油はビタミンA・Dは含まないので，その補給に注意する
	（多脂性食品）	マヨネーズ，ドレッシング			

（厚生労働省，1981）

食品交換表

　糖尿病の食事療法のためのもの，糖尿病性腎症，腎臓病があり，それぞれの病態に合わせて，食事の組み合わせ方や取り方がわかるようになっている．

栄養表示

　市販食品については，食品表示法によって規定されている．外食料理については栄養表示をするように推進されているので，表示をみることにより，栄養のとり方が学べる．

外食料理栄養成分表示
p. 51 参照

栄養教育プログラムの実施

　栄養教育マネジメントは，栄養教育の目標を達成するために，計画（Plan）−実施（Do）−評価（Check）−見直し（Act）の一連の流れ（PDCAサイクル）を繰り返すことで，より実効性の高いプログラムに改善することができる．栄養教育プログラムの実施は，PDCAサイクルの実施（Do）の段階である．

❶ モニタリング

　栄養教育におけるモニタリングは，栄養教育プログラムの運営に関する問題の確認や，学習者が学習目標で設定した知識，態度，スキルなどの習得状況の把握，身体状況，周囲の理解・協力などについて観察することをいう．

　運営に関するモニタリングでは，使用した教材，学習形態・学習方法，施設・設備，スタッフの役割分担，トラブル対処法の適否やタイムスケジュールについてモニタリングし，当日の栄養教育プログラムの終了後にスタッフ間で共有し，次回のプログラムへの改善に生かす．

　学習状況に関するモニタリングでは，各回の栄養教育終了後，質問紙への自記やウェブ上のフォームへの回答などにより，学習者の満足度や学習達成度などを把握する．

❷ 実施記録・報告

　モニタリングで収集した情報をもとに，実施記録を作成する．栄養教育の実施記録は，組織内や関係者間で報告し，情報を共有することで，栄養教育にかかわるスタッフ全員が共通理解を得ることができる．また，実施記録は，問題点や課題を明確にすることで，栄養教育プログラムの改善につながる．

　記録の方法としては，実施者以外の人が読むことを想定し，関係者全員が理解できる共通用語を用い，標準化された形式で記載することが望ましい．

　集団を対象とした栄養教育の場合は，あらかじめ決められた形式があることが多く，名称，実施日，実施場所，参加人数，実施内容，反省点など

を正確かつ，簡潔に記載する（**表 2-23**）．

　個人を対象とした栄養教育では，問題志向型システム（POS）の考え方に基づき，栄養教育の実践と評価を行う記録方法である SOAP 形式を用いる．S（subject：主観的情報），O（objective：客観的情報），A（assessment：評価），P（plan：計画）の 4 項目に整理して記録する（**表 2-24**）．

表 2-23　集団栄養教育の実施記録（例：楽しく食べる　いきいき栄養教室）

項　目	記載例
参加者	高齢者 10 名（男性 5 名，女性 5 名）
実施日時	○○年○月○日　10：00～11：30
実施場所	地域のコミュニティセンターの調理実習室
実施スタッフ	管理栄養士 1 名，看護師 1 名，調理師 1 名
実施内容	電子レンジ，炊飯器を使った，たんぱく質たっぷりメニューの調理実習
教育目標	（知識）フレイル予防のための 1 食のたんぱく質量を把握する
目標達成状況	1 食のたんぱく質量を把握できたものは全体の 80% であった
次回の課題	たんぱく質を主菜（肉，魚，卵，大豆製品由来の料理）から摂取できることを参加者の大半が理解したが，ほかの食品・料理からもたんぱく質がとれることは十分に理解されていない 次回は，主菜以外の料理に含まれるたんぱく質量の確認が必要

表 2-24　個人を対象とした栄養教育の実施記録（SOAP 形式）の例

SOAP	記載内容	記載例
栄養診断：エネルギー摂取量過剰		
S 主観的情報	学習者が話した内容などから得られた情報	毎日，職場（パン屋）の売れ残りを持ち帰り，夕食前，夕食後に食べるのが習慣 朝・昼・夕食の量は病院食と同じくらい 入院したら体重が減ったので，医師から「普段食べ過ぎでは？」と言われた
O 客観的情報	診察，臨床検査，食事調査などから得られた情報	BMI 32.4 kg/m²，空腹時血糖値 132 mg/dL，HbA1c 6.8% 入院前推定摂取栄養量：エネルギー 1,800 kcal，炭水化物 350 g
A 評　価	総合的な評価	推定摂取エネルギー 1,800 kcal/ 日は，減量目的のための指示量 1,200 kcal/ 日の 150% 炭水化物エネルギー比率は 77% と過剰 BMI 32.4 kg/m² は肥満度 2 に相当する
		栄養診断の根拠（PES） エネルギー充足率 150%，炭水化物エネルギー比率 77%，BMI 32.4 kg/m²，HbA1c 6.8%（S）の根拠に基づき，食事療法に対する誤った信念やセルフケア不足が原因となった（E），エネルギー摂取過剰（P）の状態と栄養診断できる
P 計　画	治療方針，生活指導など	【モニタリング計画（Mx）】 摂取エネルギー量，炭水化物エネルギー比率，体重・BMI 【栄養治療計画（Rx）】 1,200 kcal/ 日の食事療法，炭水化物エネルギー比率 60% の適正化 【栄養教育計画（Ex）】 自宅と病院食を比較し，違いを認識する 夕食前後にお菓子・菓子パンを食べない パン食の場合は，揚げパンや菓子パン以外にする 体重を毎日起床排尿後に 1 回測定し記録する

S（主観的情報）　学習者や家族が面接などで話した内容（自覚症状，生活習慣，食生活状況など）について記載する．

O（客観的情報）　カルテや食事記録，セルフモニタリングなどから，身体計測値，臨床検査値，食事摂取量などを記載する．

A（評価）　医師の診断やSとOの情報を評価，分析し，総合的に評価した結果を記載する．また，Aには栄養診断とその根拠をPES（Problem related to Etiology as evidenced by Signs and Symptoms）の内容で記載する．つまり，「S（signs and symptoms）の根拠に基づき，E（etiology）が原因となったP（problem）の栄養状態と栄養診断ができる」という簡潔な一文で記載する．

P（計画）　栄養管理計画で，Aに基づいて，モニタリング計画（monitoring plan：Mx），栄養治療計画（therapeutic plan：Rx），栄養教育計画（educational plan：Ex）に分けて具体的に記載する．Mxにはモニタリングする項目，Rxには目標栄養量，Exには栄養教育の具体的な目標を記載する．

F 栄養教育の評価

栄養教育の評価は，栄養教育プログラムの目標が達成できたかどうかを確認し，プログラムの有効性を検討することである．栄養教育マネジメントにおける評価（Check）の段階だけでなく，計画（Plan）－実施（Do）－評価（Check）－見直し（Act）のすべての段階で行われる（**図2-9**）．多くの評価は目標と対応しているため，評価指標と評価基準は計画（Plan）段階で決めておく必要がある．評価において，達成度の判定だけでなく，改善点や修正点などの課題を整理することで，次の計画の見直し・改善（Act）へとつなげることができる．

① 評価指標と評価基準の設定

評価指標とは，目標の達成状況を評価する指標である．評価指標は，数値の指標，もしくは，文言による指標を用いる．いずれの指標の場合も，客観的に表現できること，比較可能であること，わかりやすいことが求められる．評価指標の例を**表2-25**に示す．

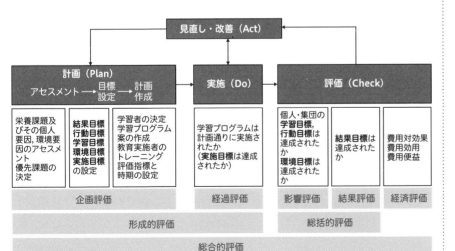

図2-9　栄養教育マネジメントの目標と評価

（石川みどり：栄養教育のマネジメントサイクル．武見ゆかり，赤松利恵編：栄養教育―理論と実践，医歯薬出版，p. 53, 2018を参考に筆者作成）

（松下佳代：栄養教育の評価．国立研究開発法人 医薬基盤・健康・栄養研究所監，武見ゆかり，足達淑子，木村典代，林 芙美編：健康・栄養科学シリーズ 栄養教育論 改訂第5版，p. 137, 南江堂，2021より一部改変）

表 2-25　評価指標と評価基準の例

	目　標	評価の種類	評価指標	現状値	目標値	実績値	評価*
結果目標	18.5 kg/m² 以上 25.0 kg/m² 未満の者の割合を増やす	結果評価	BMI	72.3%	80.0%	89.1%	A
行動目標	毎食，野菜料理を 1 皿以上食べる者を増やす	影響評価	毎食，野菜料理を 1 皿以上食べる者の割合	31.4%	50.0%	45.6%	B
学習目標	〈知識〉1 日に必要な野菜摂取量がわかる者を増やす	影響評価	1 日に必要な野菜摂取量がわかる者の割合	76.0%	100.0%	85.5%	B
	〈態度〉野菜を毎食食べたいと思う者を増やす		野菜を毎食食べたいと思う者の割合	55.0%	70.0%	80.5%	A
	〈スキル〉自分に適した 1 食の量とバランスがわかる者を増やす		自分に適した 1 食の量とバランスがわかる者の割合	25.0%	50.0%	27.3%	C
環境目標	野菜たっぷりメニューを提供する店舗を増やす	影響評価	野菜たっぷりメニューを提供する店舗数	20 店舗	30 店舗	17 店舗	D
実施目標	毎月，野菜メールニュースを発行する	経過評価	毎月の野菜メールニュース発行数	–	1 通/月	1 通/月	A

* A：目標値に達した，B：目標値には達していないが改善傾向にある，C：変わらない，D：悪化した

　数値の評価指標の例としては，BMI，腹囲，血圧，血液検査値などがあり，身体計測や臨床検査などで把握する．一方で，文言による評価指標の例としては，「毎食，野菜料理を 1 皿以上食べる者の割合」「1 日に必要な野菜摂取量がわかる者の割合」などを設定することができ，栄養教育プログラム前後の質問紙により把握する．目標は，評価指標を用いて把握したプログラム前の現状値から目標値を設定し，プログラム実施後に目標値と実績値を比較することで，目標の達成状況を評価する．

　評価基準とは，現状値，目標値，実績値を比較し，目標の達成度を評価するための基準である．表 2-25 の「評価」の例のように，目標の達成状況を「A：目標値に達した」「B：目標値には達していないが改善傾向にある」「C：変わらない」「D：悪化した」という指標で段階的に示すことができる．

企画評価

　企画評価では，栄養教育プログラムの計画が適切に立案されていたのかを評価する．個人要因および環境要因のアセスメントを適正に把握できたのか，アセスメントに基づき適切な優先課題が設定されたのか，目標設定と評価指標は適切だったのか，目標に合ったプログラムが計画されていたのか，学習目標に合った内容・教材であったのか，スタッフの事前トレーニングは行われたのか，などの評価を行う．

経過評価

　経過評価では，実施目標に沿ってプログラムが実施されたのかを評価す

る．具体的には，プログラムへの参加人数，参加率，実施時間などを評価する．さらに，学習者の学習内容の理解度，教材の活用状況など，学習者の習得状況についても評価する．経過評価を適宜実施することで，適切に計画を見直し・改善することができる．

形成的評価

　形成的評価とは，企画評価と経過評価を含めた評価であり，計画からプログラム実施までの流れについての評価を行う．経過評価でプログラムの課題が抽出された場合は，プログラム実施前の準備状況を振り返ることで企画評価を行い，内容の見直し・改善をすることで，栄養教育プログラムを修正し，よりよいプログラムへの改善につなげる．

影響評価

　影響評価では，健康・栄養状態や生活の質（QOL）に影響を及ぼす要因に関する目標（学習目標，行動目標，環境目標）が達成されたのかを評価する．

結果評価

　結果評価では，結果目標である，健康・栄養状態の改善やQOLの向上に関する目標がどの程度達成されたのかを評価する．ただし，健康・栄養状態およびQOLの向上ではなく，「望ましい行動をとること」がプログラムの最終目標である場合は，行動目標の達成の評価が結果評価となる．

総括的評価

　総括的評価は，影響評価と結果評価をまとめた評価である．プログラムによる学習者の変化と学習者を取り巻く環境の変化を評価することで，プログラムの効果を要約する．

経済評価

　経済評価は，プログラムにかかる費用とその効果を評価するもので，財源がより効率的に活用されるプログラムに改善するために実施される．おもな方法として，費用効果分析，費用便益分析，費用効用分析の3つがある．
　費用効果分析　　効果1単位当たりのプログラムにかかった費用を評価する方法で，得られた効果当たりのかかった費用が少ないほど，プログラムの経済効率がよいと評価できる．たとえば，6か月間のプログラムに12万円を要し，30名中20名が減量目標を達成し，減量効果は平均5kg減であった場合，目標達成した1人当たりの費用は6,000円（= 12万円/20人），体重1kg減量に必要な費用は1,200円〔= 12万円/(5 × 20)kg〕となる．

QALY

QOL（quality of life＝生活の質）と生存年をあわせて評価するための指標．完全な健康状態を（1），死亡を（0）としてQOLを数値化し，そこに生存年を掛けて算出する．算出された数値が高いほど「効果が高い」ということになる

たとえば，「病気でQOL 0.5の状態で30年生きた患者A」と，「完全な健康状態で15年，その後病気で寝たきりとなり，QOL 0.1の状態で15年生きた患者B」を比べてみると，

【患者A】
0.5×30＝15 QALY

【患者B】
1×15＋0.1×15＝16.5 QALY

となり，生存年は同じ30年でも，QALYは【患者B】のほうが高くなる

費用便益分析　　栄養教育プログラムを実施したことで得られた効果（便益）を金額に換算し，実施に要した費用との比較をする方法で，便益から費用を差し引いた結果，便益が上回っていれば，栄養教育プログラムが経済的にみて意義があると評価できる．たとえば，1年間のプログラムに1人当たり3万円を要し，その結果，医療費を1人当たり年間5万円削減できた場合，2万円（＝5万円－3万円）の経済的便益があったと評価できる．

費用効用分析　　費用効果分析の効果の代わりに，QALY（quality adjusted life years：質調整生存年）を用い，プログラムにかかった費用を評価する方法である．

❖総合的評価

　総合的評価とは，プログラム全体にかかわる企画評価，経過評価，影響評価，結果評価，経済評価を総合的・多面的に評価するものである．そのため，結果評価が良好（学習者の健康・栄養状態が改善）であっても，経過評価が不良（学習者の満足度が低い）であれば，プログラムの総合的評価は低くなる．

3

理論や技法を応用した
∴ ライフステージ別
栄養教育の展開

妊娠・授乳期の栄養教育

① 特　徴

妊娠期の特徴

　妊娠期間は，最終月経開始日から約40週（280日）である．その期間を，妊娠初期（～13週6日），妊娠中期（14週0日～27週6日），妊娠後期（28週0日～）と3区分に分けている．

　妊娠初期では，母体の代謝や内分泌に大きな変化が起こり，多くの人がつわりを経験する．妊娠中期では，胎盤が完成し，体調も安定してくるため，食欲が亢進してくる．妊娠後期では，母体の血液循環量が増加し，便秘や貧血，浮腫が起こりやすい．お腹が大きくなり，胃を圧迫して1回の食事量が減る場合もある．胎児の発育は妊娠後半期に著しいため，胎児の成長に見合った栄養量の摂取が必要になる．

授乳期の特徴

　授乳期は，乳児に乳（母乳または育児用ミルク）を与える期間である．出産後から約6～8週間を産褥期という．分娩後から授乳がはじまり，母体の回復や，十分な乳汁産生のため，妊娠期よりもたんぱく質，ビタミン類，ミネラル類が多く必要になる．

② 栄養と健康の問題点

つわり・妊娠悪阻

　つわりは，妊娠4～16週ころまでみられる症状で，約8割の妊婦が経験する．症状としては，吐き気・嘔吐，食欲不振，嗜好の変化などが起こり，とくに空腹時に症状が出やすい．軽症ですむケースが多いが，症状の程度は個人差が大きく，重症で栄養障害などを伴うと妊娠悪阻といわれ，医療的介入が必要になる．

　つわりのときは，少量頻回の食事摂取（1日5～6回の分食）と水分補給を行う．この時期は，一人ひとりの状態に合わせて支援を行い，心身の安静を保つようにする．

妊娠貧血

　妊娠初期から血漿量が増加し，30週以降で循環血流量が約40％増加する

産褥期
妊娠および分娩による母体や生殖器の変化が，妊娠前の状態に戻るまでの期間のこと

妊娠悪阻
約0.5％の妊婦にみられる．頻回な嘔吐により栄養障害を引き起こす．5％以上の体重減少や脱水・飢餓状態といった症状がみられ，ビタミンB₁欠乏によるウェルニッケ脳症は，重篤な合併症の1つである

妊娠貧血の診断基準
ヘモグロビン値11.0 g/dL未満またはヘマトクリット値33％未満

血漿
血液に含まれる液体成分の1つで，血液全体の55％を占め，残りが血球（赤血球，白血球，血小板）である

表 3-1 妊娠中の体重増加指導の目安[*1]

妊娠前の体格[*2]	BMI	体重増加指導の目安
低体重	18.5 未満	12～15 kg
普通体重	18.5 以上 25.0 未満	10～13 kg
肥満（1度）	25.0 以上 30 未満	7～10 kg
肥満（2度以上）	30 以上	個別対応（上限 5 kg までが目安）

[*1]「増加量を厳格に指導する根拠は必ずしも十分ではないと認識し，個人差を考慮したゆるやかな指導を心がける」産婦人科診療ガイドライン産科編 2020 CQ010 より
[*2] 体格分類は日本肥満学会の肥満度分類に準じた
（厚生労働省：妊娠前からはじめる妊産婦のための食生活指針，2021）

が，赤血球の増加を上回るため，ヘモグロビン濃度やヘマトクリット値は低下して貧血になりやすい．また，胎児・胎盤への鉄供給が優先されるため，母体は鉄欠乏状態に陥りやすい．

食事はバランスのよい食事とし，とくに鉄を多く含む食品をとるようにする．ヘモグロビンやミオグロビンなど，ヘム鉄を多く含む肉類，魚介類は利用効率が高い食品である．このほか，造血に必要なたんぱく質，ビタミンB群（B_{12}，葉酸など），ビタミンCなどの栄養素を多く含む食品の摂取を心がける．

やせ・体重増加不良

低体重（やせ）や体重増加不良の妊婦は，子宮内胎児の発育障害の頻度や，低出生体重児の出産リスクを高める．胎児期に低栄養状態となることで，出生後に生活習慣病の発症リスクが高まるといわれている（生活習慣病胎児期発症説（DOHaD説））．このようなことから，妊娠前の段階から適切な栄養摂取が望まれ，低体重妊婦の栄養管理が大切になる．

妊娠肥満

妊娠による運動量の低下や，ホルモンの分泌作用により過食になりやすく肥満を招きやすい．肥満は妊娠糖尿病，分娩時異常，巨大時出産などを発現しやすくなるため注意が必要である．体重管理については「妊娠前からはじめる妊産婦のための食生活指針」に，妊娠中の体重増加指導の目安が数値で示されている（**表 3-1**）．ただし，体重増加量は個人差が大きいため，栄養状態の評価項目の1つとして活用し，食事量や身体活動量に配慮した支援を行う．

妊娠肥満の多くはエネルギーの過剰摂取が原因のため，適切なエネルギー摂取を心がける．高脂肪食を控え，菓子類などの間食の食べ過ぎを避ける．たんぱく質，ビタミン，ミネラルは推奨量もしくは目安量を満たすようにし，バランスのとれた食事にする．空腹感を伴いやすいため，野菜や果物，海藻類を十分にとり，満腹感が得られる内容を心がける．

妊娠糖尿病

妊娠糖尿病は，妊娠中にはじめて発見または発症した，糖尿病に至って

低出生体重児
出生体重 2,500 g 未満の児のこと．原因は早産と子宮内発育不全が考えられる

DOHaD（ドーハッド）説
Developmental Origins of Health and Disease
将来の健康や特定の病気へのかかりやすさは，胎児期や生後早期の環境の影響を強く受けて決定されるという概念のこと

妊娠前からはじめる妊産婦のための食生活指針
p. 106，表 3-5 参照

A　妊娠・授乳期の栄養教育

表 3-2　妊娠中の糖代謝異常と診断基準

1. 妊娠糖尿病（GDM）
　75 gOGTT において次の基準の 1 点以上を満たした場合に診断する
　① 空腹時血糖値　≧92 mg/dL（5.1 mmol/L）
　② 負荷後 1 時間値　≧180 mg/dL（10.0 mmol/L）
　③ 負荷後 2 時間値　≧153 mg/dL（8.5 mmol/L）

2. 妊娠中の明らかな糖尿病
　以下のいずれかを満たした場合に診断する
　① 空腹時血糖値　≧126 mg/dL
　② HbA1c 値　≧6.5%

3. 糖尿病合併妊娠
　① 妊娠前にすでに診断されている糖尿病
　② 確実な糖尿病網膜症があるもの

（日本糖尿病・妊娠学会と日本糖尿病学会との合同委員会：妊娠中の糖代謝異常と診断基準の統一化について，2015）

表 3-3　妊娠高血圧症候群の分類

〔病型分類〕
1. 妊娠高血圧腎症
　① 妊娠 20 週以降にはじめて高血圧を発症し，かつ蛋白尿を伴うもので，分娩後 12 週までに正常に回復する場合
　② 妊娠 20 週以降にはじめて発症した高血圧で，蛋白尿を認めなくても以下のいずれかを認める場合で，分娩後 12 週までに正常に回復する場合
　　・基礎疾患のない肝機能障害
　　・進行性の腎障害
　　・脳卒中，神経障害
　　・血液凝固障害
　③ 妊娠 20 週以降にはじめて発症した高血圧で，蛋白尿を認めなくても子宮胎盤機能不全を伴う場合

2. 妊娠高血圧
　妊娠 20 週以降にはじめて高血圧を発症し，分娩後 12 週までに正常に回復する場合で，かつ妊娠高血圧腎症の定義に当てはまらないものをいう．

3. 加重型妊娠高血圧腎症
　① 高血圧が妊娠前あるいは妊娠 20 週までに存在し，妊娠 20 週以降に蛋白尿，もしくは基礎疾患のない肝腎機能障害，脳卒中，神経障害，血液凝固障害のいずれかを伴う場合
　② 高血圧と蛋白尿が妊娠前あるいは妊娠 20 週までに存在し，妊娠 20 週以降にいずれかまたは両症状が増悪する場合
　③ 蛋白尿のみを呈する腎疾患が妊娠前あるいは妊娠 20 週までに存在し，妊娠 20 週以降に高血圧が発症する場合
　④ 高血圧が妊娠前あるいは妊娠 20 週までに存在し，妊娠 20 週以降に子宮胎盤機能不全を伴う場合

4. 高血圧合併妊娠
　高血圧が妊娠前あるいは妊娠 20 週までに存在し，加重型妊娠高血圧腎症を発症していない場合をいう．

〔症例による亜分類〕
　重症については，次のいずれかに該当するものを重症と規定している．なお，軽症という用語は高リスクではない妊娠高血圧症候群と誤解されるため，原則用いない，としている．
　① 妊娠高血圧腎症・妊娠高血圧・加重型妊娠高血圧腎症・高血圧合併妊娠において，血圧が次のいずれかに該当する場合
　　　　収縮期血圧≧160 mmHg　　　拡張期血圧≧110 mmHg
　② 妊娠高血圧腎症・加重型妊娠高血圧腎症において，母体の臓器障害または子宮胎盤機能不全を認める場合（蛋白尿の多寡による重症分類は行わない）

〔関連疾患〕
　① 子癇：妊娠 20 週以降にはじめてけいれん発作を起こし，てんかんや二次性けいれんが否定されるものをいう．けいれん発作の起こった時期によって，妊娠子癇，分娩子癇，産褥子癇とする．
　② 中枢神経障害
　③ HELLP 症候群
　④ 肺水腫
　⑤ 周産期心筋症

（日本妊娠高血圧学会，2018）

いない糖代謝異常で，妊娠中の明らかな糖尿病，糖尿病合併妊娠は含めない．診断基準を**表3-2**に示した．食事は高血糖を予防し，血糖の変動を小さくするために，1日4〜6回の分割食とする．各食事で栄養量が均等に摂取できるように心がける．

妊娠高血圧症候群

日本妊娠高血圧学会は，「妊娠時に高血圧（収縮期血圧 140 mmHg/拡張期血圧 90 mmHg 以上）を認めた場合，妊娠高血圧症候群とする」と定義している．①妊娠高血圧腎症，②妊娠高血圧，③加重型妊娠高血圧腎症，④高血圧合併妊娠の4つの病型に分類される（**表3-3**）．重症になると，子癇，脳出血，肝臓・腎臓の機能障害，HELLP症候群を引き起こしやすい．また，胎児発育不全，胎盤機能不全，常位胎盤早期剥離もみられ，母子ともに危険な状態となる．

栄養教育では，適正なエネルギー（非妊娠時にBMI 25 未満の妊婦：30 kcal×標準体重＋200 kcal/日）とたんぱく質の摂取，水分のとり過ぎに注意し，減塩食を心がける．

マタニティーブルーズ症候群，産後うつ病

出産で生じるホルモンバランスの急激な変化により，マタニティーブルーズ症候群を発症する可能性がある．軽度で一過性の抑うつがおもな症状である．産褥数日から症状が出現し，2週間以内に軽快する．予後はおおむね良好であるが，症状が長期間続くと，産後うつ病に移行する．産後うつ病は，重症化すると母子ともにリスクが生じるため，専門職による支援が必要である．

③ 栄養教育の目的（アセスメント）

❖ 妊娠期

対象者の年齢，妊娠歴，生活習慣や家族構成，就業形態，非妊娠時の体格，体重増加量，栄養摂取状況などを把握する．食行動（間食，偏食，外食が多いか，ダイエットをしているかなど），食物へのアクセス（調理や買い物に不便はないかなど），情報へのアクセス（情報の入手方法）についても確認し，問題点を明確にする．

❖ 授乳期

妊娠期同様，母親の状況を確認し，新生児・乳児の出生時の身体情報（体重，身長，疾患の有無など），授乳方法や授乳量，発育状況などを把握する．

HELLP症候群
Hemolysis（溶血），Elevated Liverenzymes（肝酵素の上昇），Low Platelet（血小板の減少）を3主徴とする症候群のこと

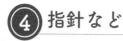 指針など

食事摂取基準

　妊婦・授乳婦は，年齢階級別に算定されている非妊娠時・非授乳時の食事摂取基準に，付加すべき量が設定されている．胎児の成長に伴う蓄積量などを考慮して，エネルギー，たんぱく質，ビタミンA，葉酸，マグネシウム，鉄，ヨウ素などの付加を必要とする（**表3-4**）．

妊娠前からはじめる妊産婦のための食生活指針

　妊娠前からはじめる妊産婦のための食生活指針は，母親の健康と子どもの健全な発育を目指して，望ましい食生活が実践できるように，厚生労働省より2021年（令3）に策定されたものである（**表3-5**）．

妊産婦のための食事バランスガイド

　妊娠・授乳期間中は，非妊娠時よりも多くの栄養量が必要になる．「妊産婦のための食事バランスガイド」には，"何を・どれだけ・どのように"食べればよいかの目安量が示されている（**図3-1**）．

授乳・離乳の支援ガイド

　2019年（平31）に策定された「授乳・離乳の支援ガイド」には，母乳育児を支援するためのポイントが示されている．WHO/UNICEFが提唱した「母乳育児成功のための10のステップ（2018年改訂）」や，「乳児用調整粉乳の安全な調乳，保存および取扱に関するガイドライン」の概要が示されている．

表3-4　妊婦・授乳婦の付加量（抜粋）

	摂取基準*	妊娠初期	妊娠中期	妊娠後期	授乳婦
エネルギー（kcal）	2,000	+50	+250	+450	+350
たんぱく質（g）	50		+5	+25	+20
脂質（%エネルギー）	20〜30				
鉄（mg）	6.5	+2.5		+9.5	+2.5

*18〜29歳　身体活動レベル指数Ⅱ，鉄は月経なしに付加

表3-5　妊娠前からはじめる妊産婦のための食生活指針

1. 妊娠前から，バランスのよい食事をしっかりとりましょう
2. 「主食」を中心に，エネルギーをしっかりと
3. 不足しがちなビタミン・ミネラルを，「副菜」でたっぷりと
4. 「主菜」を組み合わせてたんぱく質を十分に
5. 乳製品，緑黄色野菜，豆類，小魚などでカルシウムを十分に
6. 妊娠中の体重増加は，お母さんと赤ちゃんにとって望ましい量に
7. 母乳育児も，バランスのよい食生活のなかで
8. 無理なくからだを動かしましょう
9. たばことお酒の害から赤ちゃんを守りましょう
10. お母さんと赤ちゃんのからだと心のゆとりは，周囲のあたたかいサポートから

（厚生労働省，2021）

授乳・離乳の支援ガイド
妊産婦や子どもにかかわる保健医療従事者が基本的事項を共有し，支援を進めていくことができるよう，厚生労働省が保健医療従事者向けに作成したものである

WHO
世界保健機関

UNICEF
国際連合児童基金

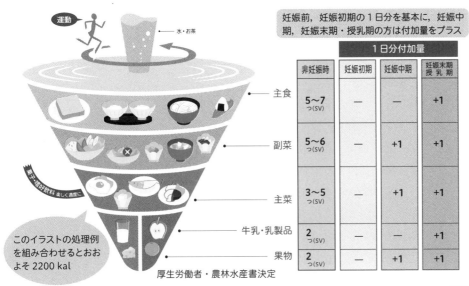

| | 1日分付加量 | | |
非妊娠時	妊娠初期	妊娠中期	妊娠末期 授乳期
主食 5~7 つ(SV)	—	—	+1
副菜 5~6 つ(SV)	—	+1	+1
主菜 3~5 つ(SV)		+1	+1
牛乳・乳製品 2 つ(SV)		—	+1
果物 2 つ(SV)	—	+1	+1

妊娠前，妊娠初期の1日分を基本に，妊娠中期，妊娠末期・授乳期の方は付加量をプラス

このイラストの処理例を組み合わせるとおおよそ 2200 kal

厚生労働者・農林水産書決定

図 3-1　妊産婦のための食事バランスガイド
(厚生労働省，2021)

⑤ 妊娠・授乳期の栄養教育

妊娠期

　妊娠初期では，葉酸不足による胎児の神経管閉鎖障害，生肉によるトキソプラズマ症，生ハムやナチュラルチーズによるリステリア菌感染，ビタミン A の過剰摂取による胎児奇形，水銀を多く含む魚介類の摂取による胎児発育への影響などに注意する．また，つわりのときは，嘔吐や悪心を起こさせるようなものを避け，調理法を工夫する．嗜好や味覚に変化が出やすいため，食べたいものを食べるようにする．冷たいもの，酸味のあるもの，水分の多いもの，さっぱりとしたものを献立に取り入れる．

　妊娠中期・後期では，多様な食品を組み合わせ，栄養バランス（良質なたんぱく質，ビタミン，ミネラル，鉄の十分な摂取）を考えた食事にする．水分のとり過ぎに注意し，薄味を心がけ，減塩に関する教育を行う．また，便秘予防のため，食物繊維の多い食品を適度に組み合わせる．刺激の強い香辛料（わさび，からし，こしょう，しょうがなど）は使用量に注意する．

　食事からの摂取だけでは不十分なこともある栄養素（葉酸や鉄分など）は，特定保健用食品やサプリメントなどの利用も検討するが，補助的に用いるように支援する．

授乳期

　母体の回復を早めるため，良質なたんぱく質，ビタミン，ミネラルを十

神経管閉鎖障害
おもに先天性の脳や脊椎の癒合不全のことをいう．また，脳瘤や脳の発育ができない無脳症などがある

妊婦への魚介類の摂取と水銀に関する注意事項
厚生労働省は，2010 年（平 27）に，水銀を多く含む可能性が高い魚介類の摂取について，注意を呼びかけている．水銀含有量が高い魚介類を多量に食べることを避け，魚介類をバランスよく食事に取り入れるようにする

食物繊維の多い食品
玄米，大麦，しらたき，さつまいも，ごぼう，納豆，おから，きのこ類，海藻類など
不溶性と水溶性の食物繊維をバランスよくとるとよい

特定保健用食品
からだの生理学的機能などに影響を与える保健効能成分（関与成分）を含み，その摂取により，特定の保健の目的が期待できる旨の表示（保健の用途の表示）をする食品のこと
特定保健用食品として販売するには，食品ごとに食品の有効性や安全性について国の審査を受け，許可を得なければならない

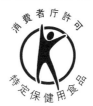

分に摂取する．母乳分泌の促進に役立つ，鉄やビタミン B_1 などを多く含む食品も積極的にとり，付加量は設定されていないが，カルシウムも十分摂取できるように注意する．水分補給も必要なため，味噌汁，スープ，牛乳などを摂取する．

コーヒーや紅茶に含まれるカフェインは，母乳へと移行し，乳汁分泌を低下させるため，ノンカフェインのものを利用する．アルコールも母乳へ移行するので，授乳中は禁酒できるようにサポートする．また，刺激性の強い食品は控える．

産後肥満を防止するためにも，エネルギーの過剰摂取に注意し，栄養バランスに配慮した食事にする．1回の食事量は適量とし，間食（補食）を上手に利用することで栄養量を満たすようにする．

母乳の分泌量は，睡眠不足やストレスの影響も受けるため，精神的に安定した生活が送れるよう支援を行う．

❻ 栄養教育の場とその方法

❖ 保健センターにおける栄養教育

市町村の保健センターでは，集団教育としてマタニティ教室やパパママ教室，乳児健康診査などが行われている．妊娠中の食生活の注意点や，バランスのよい食事について，離乳食のはじめ方やつくり方などを，母子だけでなく家族も対象に教育を行う．子育てをサポートするため，栄養面だけでなく，育児の練習なども含めた内容で行われる．また，産後のケアや保健指導を行う産後ケア事業が実施されているほか，健やか親子21（第2次）における各指標に関する事業も実施している．

❖ 産院における栄養教育

産院では，健康問題を抱えている者が多いため，健康・栄養状態に合わせた個別の栄養教育が行われる．また，集団の栄養教育では，助産師や看護師と一緒に，妊娠中や産後の栄養・体重管理や母乳指導が行われる．

❖ その他の栄養教育

プレコンセプションケア　プレコンセプションケアとは，妊娠前に女性やカップルに自分たちの健康や生活について意識してもらえるように，専門家が支えることをいう．大学生や中学・高校などの教育時間の活用や，広報媒体を利用して広く周知できる機会をつくり，教育することが大切である．

SRHR（セクシャル・リプロダクティブ・ヘルス/ライツ）　SRHRとは，性と生殖に関する健康と権利のことである．安全な性生活，妊娠，出産，

健やか親子21（第2次）
母子の健康水準を向上させるための，さまざまな取り組みを推進する国民運動計画のこと
2023（令5）年4月1日よりこども家庭庁に移管された

SRHR
Sexual and Reproductive
Health and Rights

避妊，中絶に関して正しい知識を得ること，性の自己決定権を尊重することなどが保証されており，持続可能な開発目標（SDGs）にも掲げられている．

　妊娠・授乳期のみならず，女性の QOL の向上を支援できるよう，学習者に適した栄養教育が望まれる．

SDGs
Sustainable Development
Goals
2015 年（平 27）に国連で採
択された，持続可能な開発のた
めの 17 の国際目標のこと
p. 179 参照

A

妊娠・授乳期の栄養教育

事　例　　妊婦に対する栄養教育（個別指導）

プログラム名：妊娠高血圧症候群予防のための栄養教育

● プログラムの説明（簡単な説明や実施するにあたる背景など）

	妊娠高血圧症候群は，妊婦の約5%に発症するといわれ，重症化すると子癇や胎児発育不全，胎盤早期剥離など を起こし，母子ともに危険な状態になることがある．そのため，食事管理などで予防することが大切である 妊婦健診時の血圧上昇が指摘事項となり，医師からの依頼（指示）により予防指導を行うこととなった

Plan（計画）

① アセスメント（栄養状態，食物摂取状況，食行動など）
● 自覚症状，食生活などの主観的情報

基本情報	36歳，妊娠35週，経産婦（第2子），会社員（現在，産休を取得） 既往歴 なし，服薬 なし，家族歴 特記事項 なし，喫煙歴 なし 運動は特にしていない（散歩程度） 妊婦健診は定期的に受診．その際に血圧が高くなっていることを指摘され，栄養指導を予約した
食生活	朝食（7時）：パン，ヨーグルト，カフェインレスコーヒー 昼食（12時）：麺類や家にあるものを食べることが多い（仕事のときは弁当持参もしくは社員食堂を利用） 夕食：夫の帰りが遅いため，産休前は夕食の時間が遅かった（21時ころ）．現在は，第1子と19時ころに喫食 　　　夫が晩酌をするため，味つけの濃い料理や揚げ物が多く，購入した惣菜を食べることも多い（5〜6回/週） 間食：産休に入り，間食が増えた．甘いもの（チョコレートやアイスクリーム），スナック菓子（とくにポテトチップス）などを口にする
体調	32週目あたりから便秘気味であるが，気にはしていない（第1子のときも同じようであった） 第1子のときよりも体重増加量が多いことと，むくみが気になっている 血圧については，家でも測ったことがないので，今まで気にしたことはない

● 身体所見・臨床検査結果などの客観的情報

	身長160 cm，体重66.8 kg（非妊娠時55 kg），体重増加量11.8 kg，非妊娠時BMI 21.5 kg/m² 血圧（来院時）138/85 mmHg，尿糖−，尿蛋白−，浮腫＋ ヘマトクリット40.2%，ヘモグロビン13.8 g/dL

② 課題の抽出

課題1	来院時測定数値ではあるが，血圧が高めである
課題2	体重増加量とむくみ（浮腫）がみられる
課題3	食事の塩分量を気にしていない

③ 目標設定

（判定）A：目標達成，B：改善傾向，C：現状維持，D：悪化

目標の種類	目標 評価指標	現状値	目標値	評価方法	評価基準	判定
結果目標	適正な体重増加量 0.5 kg以内/週	—	0.5 kg以内/週	モニタリングシート，来院時の測定	0.6 kg以上/週 0.5 kg以内/週	C A
	高血圧の改善 130/80 mmHg以下	138/85 mmHg	130/80 mmHg以下	来院時の測定	138/85 mmHg 130/80 mmHg以下	C A

（つづく）

行動目標	家で体重を測定する 毎朝，体重を測って記入する	測らない	7 回/週	モニタリングシート	0〜1 回/週 2〜5 回/週 6〜7 回/週	C B A
	塩分・油分を控える 味つけの濃い料理・揚げ物を減らす	3 品/日	1 品/日		3 品/日 2 品/日 1 品/日	C B A
	惣菜の購入を控える 総菜の購入回数を減らす	5〜6 回/週	2 回以内/週		5〜6 回/週 3〜4 回/週 2 回以内/週	C B A
学習目標	食事療法の必要性・菓子類のエネルギーや塩分・減塩方法などを知る リーフレットの活用	関心がない	リーフレットを読む		読んでいない 読んだ	C A
環境目標	家族に協力要請し，薄味料理に慣れてもらう 食態度の改善	—	—	来院時の聞き取り	改善がみられない 改善がみられた 改善された	C B A
実施目標	減塩食をつくる 減塩食をつくってみる	関心がない	減塩食をつくる	モニタリングシート	つくらなかった つくった	C A

④計画立案

プログラム名：妊娠高血圧症候群予防のための栄養教育（個別指導）

Why	栄養教育の目的	妊娠中，血圧が上昇してきた妊婦への栄養教育
Whom	対象	妊娠高血圧症候群発症の恐れのある妊婦
What	実施内容	妊娠高血圧症候群が母子に悪影響を与えることを理解させ，予防に取り組む
When	時期・期間・頻度	妊娠 35 週と，その 2 週間後の 2 回
Where	実施場所，設備	産院の栄養相談室
Who	実施者，スタッフ	管理栄養士
How	① 方法 ② 学習形態・教材	① 医師からの依頼 ② 妊娠高血圧症候群の症状，危険性，その予防法をわかりやすく示したリーフレット，減塩・低カロリー料理のレシピ集
How much	予算	—

Do（実施）

① 指導の実施

回　数	学習形態	内　容	実施者	経過評価の方法
1	個別相談	① 現在の体調などの確認，栄養指導の目的，相談時間を説明し，了承を得る ②普段の食事内容を聞き取る （おおよその栄養量を算出する．母体の栄養評価は胎児の発育評価からも行う） ③ 高血圧と，ナトリウムやエネルギーの過剰摂取について説明 （血圧や体重のコントロールのために食事療法が必要であることを理解させる） ④ 食事内容を振り返ってもらい，本人と一緒にリスク要因を考える	管理栄養士	来院時の体重・血圧の測定 モニタリングシートの記入

（つづく）

		・味つけの濃い料理，総菜の使用頻度を減らす 　（総菜は塩分量が少ないものや野菜が多く入ったものを選ぶようにする．野菜を食べることで，便秘の改善にもつながる） ・間食の頻度，量，内容に注意する 　（間食の内容はフルーツやところてん，無塩ナッツなどに変更） ⑤ 実行可能な目標をたてる ⑥ 体重や行動目標について，モニタリングシートへの記録方法を説明し，次回の健診時に確認することを伝える		
2	個別相談 （初回相談から2週間後の妊婦健診時に実施）	① 現在の体調などの確認 ② カルテから状況を確認 　妊娠37週，体重67.6 kg（体重増加量0.5 kg以内/週） 　血圧：132/83 mmHg →変化なし 　浮腫：± →改善傾向 ③ モニタリングシートの内容から状況を確認 ④ 食事に関することや，前回掲げた目標についての不安点などを聞く ・総菜の購入頻度→週に3回．料理が面倒なときがある．購入時は野菜が多いものにした ・減塩メニューをつくる→つくってみたが，調味料の計量などが煩わしい（電子レンジを活用したボウル1つでつくれる料理などを紹介） ⑤ 目標は前回と同様にし，継続実施する 　（引き続きモニタリングシートへ記録してもらう）	管理栄養士	モニタリングシートの記入

②モニタリング

項　目	方　法	頻　度	実施者	備　考
体重測定・行動目標の実施	モニタリングシートへの記入	毎日	相談者本人	次回相談日に提出

Check（評価）

① 形成的評価：企画評価と経過評価を要約した評価

● 企画評価

	個別指導のため，相談者の体調やライフスタイルに対応した具体的な目標設定ができた

● 経過評価

	・モニタリングシートに記載されている内容については積極的に実践されていた ・血圧の変化はあまりみられなかったが，浮腫がやや改善傾向にあるため，目標を継続することが適切である ・体重増加量は目標の範囲内であったことから，エネルギー摂取量は適正であったと考えられる ・減塩メニューをつくることに関しては抵抗がみられたため，電子レンジを活用したより簡単な方法を提示する必要がある

② 総括的評価：影響評価と結果評価を要約した評価

● 影響評価

（判定）A：目標達成，B：改善傾向，C：現状維持，D：悪化

目標の種類	目標 評価指標	現状値	目標値	評価方法	実績値	判定
行動目標	家で体重を測定する 毎朝，体重を測って記入する	測らない	7回/週	モニタリングシート	7回/週	A
	塩分・油分を控える 味つけの濃い料理・揚げ物を減らす	3品/日	1品/日		1品/日	A
	惣菜の購入を控える 総菜の購入回数を減らす	5〜6回/週	2回以内/週		3回/週	B
学習目標	食事療法の必要性・菓子類のエネルギー・減塩方法などを知る リーフレットの活用	関心がない	リーフレットを読む	モニタリングシート	読んだ	A
環境目標	家族に協力要請し，薄味料理に慣れてもらう 食態度の改善	―	―	来院時の聞き取り	改善がみられない	C
実施目標	減塩食をつくる 減塩食をつくってみる	関心がない	減塩食をつくる	モニタリングシート	つくった	A

● 結果評価

（判定）A：目標達成，B：改善傾向，C：現状維持，D：悪化

目標の種類	目標 評価指標	現状値	目標値	評価方法	実績値	判定
結果目標	適正な体重増加量 0.5 kg 以内/週	―	0.5 kg 以内/週	モニタリングシート，来院時の測定	0.5 kg 以内/週	A
	高血圧の改善 130/80 mmHg 以下	138/85 mmHg	130/80 mmHg 以下	来院時の測定	132/83 mmHg	C

③ 総合評価

学習者が行動目標などを積極的に実践してくれたため，結果目標の「適正な体重増加量」は目標達成ができた 「高血圧の改善」は目標達成に至らなかったが，浮腫が＋→± となったため，改善傾向にあると考えられる

Act（見直し・改善）

① 計画の見直し・改善

体重など数値で確認できるものは，本人も自覚しやすい 今回は，家庭に血圧測定器がなかったため，血圧測定ができなかった．血圧も数値でみえると改善効果があがると考えられるため，必要に応じて血圧測定器を貸し出しできれば改善の一助になると思われる

② フィードバック

診療カルテへの記載

● 本プログラムの工夫点・注意点・ポイント（行動科学理論やモデル・各種行動変容技法の利用について）

モニタリングシートへの記入（セルフモニタリング）を実施してもらうことで，行動変容ステージの無関心期から実行期へとうまく移行できたと考えられる

B 乳幼児期の栄養教育

① 特　徴

乳幼児期の特徴

出生から28日後までを新生児期，出生から1年未満を乳児期，小学校に入学するまでを幼児期という．

乳児期は，身体的発育・発達が生涯を通じて最も著しい時期である．幼児期になると身長，体重などの増加度は乳児期よりも低下するが，精神面の発達が顕著で，運動機能面においても細かな動作ができるようになり，活動量も増えてエネルギー消費量が増大する．

乳幼児期の栄養教育の特徴

乳幼児期を心身ともに健やかに育てるためには，成長・発達の推移，精神面，運動面の発達の様子などを観察すること，養育者が子どもへ愛情をそそぎ，正しい育児の知識と理解をもつことが大事であり，養育者と児の良好な関係を築くための支援が必要である．この時期は，一般的な指導だけでは不安や心配が解消されないことも多く，個人対応の指導も必要となり，医師，管理栄養士，栄養士，保健師などの専門家，あるいは地域や身近な人たちの支援が必要な時期でもある．

また，家庭内だけではなく，幼稚園，保育所などで過ごす乳幼児も多く，管理栄養士，栄養士などによる給食や栄養教育が行われる．

② 栄養と健康の問題点

乳児期の食事摂取基準では，推定エネルギー必要量とたんぱく質については0～5か月，6～8か月，9～11か月に，ほかの栄養素は0～5か月，6～11か月に区分されている．幼児期は，1～2歳と3～5歳に区分され，身体活動レベルはⅡのみである．

乳幼児期は，体重当たりに必要なエネルギー摂取量および栄養素量が多い．十分に発育するために必要な栄養の摂取を指導のベースに，生活習慣病予防のための食習慣の確立や，発達段階に応じた食べ物の咀しゃく，食べ方，食べさせ方，遊びによる運動・活動の指導など，生活全般にわたって行われなければならない．

養育者
未成年の子どもを育てている人

❖ 咀しゃくとむし歯（う蝕）

　乳児の乳歯は，生後6〜8か月ころより下の前歯が生えはじめて，3歳ころまでに上下10本ずつ生えそろい，5歳ころから永久歯に生えかわる．乳歯はむし歯（う蝕）になりやすいので，砂糖の量を減らし，歯磨きを丁寧に行い，定期的な歯の検診を行う．

　また，咀しゃく機能が発達し，食品もおとなとほぼ同じものを食べることができるようになるので，軟らかいものばかり与えず，よくかむことを教え，あごの発達を促す．ただし，咀しゃく機能が未熟なため，奥歯が生えてもいきなり固いものは与えず，徐々に与えるように注意する．幼児期に，よくかむ習慣を身につけさせると肥満，消化器障害などを予防するメリットがある．

❖ 食物アレルギー

　食物アレルギーの定義は「食物によって引き起こされる抗原特異的な免疫学的機序を介して，生体にとって不利益な症状が惹起される現象」とされている．

　離乳期の注意事項として，アレルギー疾患の予防や治療を目的に，医師の指示を受けずにアレルゲン除去を行うことは，子どもの成長・発達を損なう恐れがあるので，必ず医師の指示を受ける．アレルギーの出現率は，乳児で約5〜10%，幼児で約5%，とくに1歳までが多く，原因となる食品を食べるとすぐに症状がみられる即時型アレルギーが多い．アレルギーの原因となる食品としては，鶏卵，乳製品，小麦が多いが，学童期になるまでにほぼ寛解する．

③ 栄養教育の目的（アセスメント）

❖ 乳幼児期の栄養教育の目的

　乳児期前半は乳汁のみの栄養補給で，後半から離乳食がはじまり，幼児食へと移行していく．乳幼児期の発育・発達は著しく，身体の発育に合わせた栄養摂取が必要である．乳幼児期の栄養教育の目的は，健やかな成長を目指すことであり，養育者は正しい栄養摂取の方法についての知識と理解が必要である．そのための情報提供や支援を行うのが管理栄養士，栄養士などの専門家である．

　共食の機会が多い子どもは，心身の不調が少ない，摂取する食品の種類が多い，生活のリズムが規則正しいなどのメリットがある．また，食べることは楽しいと感じられる食環境づくりも必要である．

う　蝕
むし歯のことでカリエスともいう．歯垢（プラーク）から出る酸によって歯がとけ，むし歯になる病気

抗原特異的
1つの抗体は特定の抗原だけを認識すること

惹　起
引き起こすこと

即時型アレルギー
原因となる食べ物を食べて2時間以内に症状が出るアレルギー疾患のこと

アレルギー反応を原因とする疾患
アトピー性皮膚炎，アレルギー性鼻炎（花粉症），気管支ぜんそく，じんましん，アナフィラキシーは典型的アレルギー疾患である
食物アレルギー，昆虫アレルギー，薬物アレルギー，日光過敏症などは，症状の部位でなく，原因によってくくられた疾患であり，とくに，食物アレルギーは，皮膚・消化器・呼吸器など，さまざまな場所で発症する．職業性アレルギー（特定の職業に従事し，特定のアレルゲン（抗原）と接するため起きるアレルギー疾患）のように社会的角度からくくられた疾患もある

共　食
誰かと一緒に食事をすること

乳児身体発育曲線
帯のなかには，各月齢の94%の子どもの値が入る．首すわり，寝返り，はいはい，ひとりすわり，つかまり立ちの矢印は，約半数の子どもができるようになる月齢から，約9割の子どもができるようになる月齢までの期間を表す
（厚生労働省：平成22年乳幼児身体発育調査）

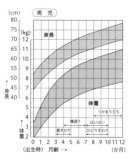

パーセンタイル曲線
7本の線はそれぞれ下から3，10，25，50，75，90，97の各パーセンタイル値を示す
（厚生労働省，2004）

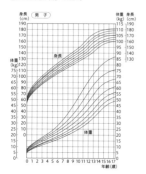

幼児肥満度判定曲線
肥満度＝（実測体重−標準体重）/標準体重×100（%）
幼児では肥満度15%以上は太りぎみ，20%以上はやや太りすぎ，30%以上は太りすぎと判定される

カウプ指数
生後3か月から5歳までの乳幼児の発育程度を評価する指標

間食
量としては1日のエネルギー摂取量の10〜20%とされる

偏食
特定の食品に対して好き嫌いがあり，その程度がひどい場合をいう

❖乳幼児のアセスメント

　適正な栄養摂取ができているかなど，発育・発達の状況をモニタリングしながら課題を明確にする．

　発育・発達状況　　出生時の身長は約50cm，体重は約3kgである．身長は，1歳で約75cm，5歳で約100cmになる．体重は，1歳で約9kg，5歳で約18kgとなる．乳幼児の発育・発達，栄養状態の評価には，乳児身体発育曲線，成長曲線（パーセンタイル曲線），幼児肥満度判定曲線，カウプ指数（3か月〜5歳）などが用いられる．

　食物摂取状況　　乳汁栄養，離乳食，食事の適正な摂取量について身体発育の様子を観察しながら評価する．そのほかに食欲・欠食の有無，間食の内容，偏食，食事の時間，共食の有無，食への興味などについて把握する．

　疾病の状況　　むし歯（う蝕），食物アレルギー，便秘，下痢などがある．先天性代謝異常の早期発見のために，新生児マススクリーニングが行われる．

　生活リズムの状況　　起床時間，就寝時間，食事（朝食・昼食・夕食）の時間，間食の与え方，排便の様子などについて把握する．

　養育者の状況　　養育者の健康状況，就業状況，食事づくりのスキル，食習慣，食態度，食知識や家族構成，負担感，子育てを支援する環境など周囲の環境についても把握する．

④ 指針など

❖幼稚園・保育所・認定こども園

　幼稚園の所管は「文部科学省」で「学校教育法の幼稚園教育要領」に基づき運営されている．

　保育所の所管は「厚生労働省」で「児童福祉法の保育所保育指針」に基づき運営されている．認定こども園の所管は「内閣府」，「文部科学省」，「厚生労働省」で「就学前の子どもに関する教育，保育所等の総合的な提携の推進に関する法律」の「幼保連携型認定こども園教育・保育要領」に基づき運営されている．

　認定こども園には，4つのタイプがあり，「幼稚園型」，「保育所型」，「幼保連携型」，「地域裁量型」がある．地域裁量型認定こども園とは，幼稚園や保育所などの認可がない地域で保育・教育を行う施設で，「就学前の子どもに関する教育，保育等の総合的な提供に関する法律」を根拠に各都道府県が条例を策定して運営している．

表 3-6 食育の目標

現在を最もよく生き，かつ，生涯にわたって健康で質の高い生活を送る基本としての「食を営む力」の育成に向け，その基礎を培うことが保育所における食育の目標である．このため，保育所における食育は，楽しく食べる子どもに成長していくことを期待しつつ，次にかかげる子ども像の実現を目指して行う．
① お腹がすくリズムのもてる子ども
② 食べたいもの，好きなものが増える子ども
③ 一緒に食べたい人がいる子ども
④ 食事づくり，準備にかかわる子ども
⑤ 食べものを話題にする子ども

(厚生労働省：楽しく食べる子どもに～保育所における食育に関する指針～，2004)

❖食育に関する指針

　乳幼児は体重当たりに必要な栄養量が多いということもあり，1日3回の食事と間食を規則的に位置づけて食事のリズムを整え，さらに遊び，睡眠などを含めた生活のリズムを整えたい．食事の場所を決め，家族そろって楽しい雰囲気のなかで食べ，食への興味と体験，人とのかかわり方などを学ぶよい機会とする．成長・発達に応じた適切な栄養教育が行われることによって，よい食習慣，健康行動が身につき，健康増進へとつながる．1990年（平2）の「健康づくりのための食生活指針（対象特性別)」でもこれらのことが示されている．

　また，2004年（平16）には，厚生労働省が「楽しく食べる子どもに～食からはじまる健やかガイド～」，「楽しく食べる子どもに～保育所における食育に関する指針～」を公表した．

　現在をいきいきと生き，かつ生涯にわたって健康で質の高い生活を送る基本としての「食を営む力」を育てるとともに，それを支援する環境づくりを進めることをねらいとしている．楽しく食べることは，生活の質（QOL）の向上につながるものであり，身体的，精神的，社会的健康にもつながる．また，子どもにとって食事の楽しさは，食生活全体の良好な状態を示す指標の1つと考えられ，具体的には，表3-6に示す5つを目標としている．

　子どものころから適正な食生活習慣を身につけることは，その後の成長・発達にとって望ましい．とくに保育所などでの生活時間が多い乳幼児にとって，給食の意義は大きい．食事は楽しい時間であると経験しながら食への興味，関心を深めていくことが必要である．保育所における食育は，保育所職員と家庭や地域社会の連携のもとに実践する必要があるとし，具体的な実践例が示されている（図3-2）．

　そのほか，厚生労働省は，2012年（平24）に「保育所における食事の提供ガイドライン」，2018年（平30）に「保育所保育指針」（改定）を公表し，子どもの「食を営む力」の基礎を培うことを目標に掲げている．

先天性代謝異常
生まれつき，特定の酵素が欠損していたり，代謝の働きが障害され，物質が体内に欠損したり，過剰に蓄積することでさまざまな症状を引き起こす遺伝性の疾患のこと

新生児マススクリーニング
乳児の先天性代謝異常などの病気をみつけるための検査で，生後4～6日目に行う

保育所保育指針
保育所保育の基本となる考え方や保育のねらいおよび内容など保育の実施にかかわる事項と，これに関連する運営に関する事項について定めたもの

認定こども園
2006年（平18）に創設され，就学前の子どもに教育と保育，地域への子育て支援を行う機能を備える施設

健康づくりのための食生活指針（対象特性別)
p.88，表2-16参照

B 乳幼児期の栄養教育

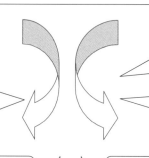

保育所

☆食文化との出会いを通して
○ 旬の食材から季節感を感じる
○ 郷土料理に触れ，伝統的な日本特有の食事を体験する
○ 外国の人々など，さまざまな食文化に興味や関心を持つ
○ 伝統的な食品加工に出会い，味わう
○ 気持ちよく食事をするマナーを身につける

☆料理づくりへのかかわり
○ 料理を作る人に関心を持つ
○ 食事を催促したり，要望を伝える
○ 食事の準備や後片付けに参加する
○ 自分で料理を選んだり，盛りつけたりする
○ 見て，嗅いで，音を聞いて，触って，味見して，料理をつくる

☆遊ぶことを通して
子どもの主体的な活動を大切にし，乳幼児期にふさわしい体験が得られるように，遊びを通した総合的な保育

☆食べることを通して
○ 好きな食べ物をおいしく食べる
○ さまざまな食べ物を進んで食べる
○ 慣れない食べ物や嫌いな食べ物にも挑戦する
○ 自分の健康に関心を持ち，必要な食品をとろうとする
○ 健康と食物の関係について関心をもつ

「食育」の視点を含めた指導計画の作成，および評価・改善を踏まえて

☆人とのかかわり
○ 友だちと一緒に食べる
○ 保育士と一緒に食べる
○ 栄養士や調理員など食事をつくる人と一緒に食べる
○ 地域のお年寄りなどさまざまな人と食べる
○ 身近な大人と食事の話題を共有する

☆自然とのかかわり
○ 身近な動植物と触れあう
○ 自分たちで飼育する
○ 野菜などの栽培や収穫をする
○ 子どもが栽培・収穫した食材，旬のものや季節感のある食材や料理を食べる

・家庭とを結ぶ連絡帳
・「食事だより」などによる保育所の食事に関する情報提供，給食の実物の展示
・保護者参観での試食会や親子クッキング
・子どもの食に関する相談・講座

・地域での農業や食品の製造業従事者によるお話や，実演
・地域の人々との行事食・郷土食などでの触れ合い

未就園の地域の子育て家庭への支援を目的とした離乳食などの食に関する相談・講座

家　庭　⟺　**地　域**

図 3-2　保育所における具体的な実践例
(厚生労働省：楽しく食べる子どもに〜食からはじまる健やかガイド〜，2004)

人工乳栄養
母乳以外の乳汁や加工品

混合栄養
母乳と人工乳の両方を与える栄養法

初　乳
ナトリウム，塩化物，タウリン，免疫グロブリン，ラクトフェリン，細胞成分が豊富で，感染防御物質の濃度が高い

❺ 乳幼児期の栄養教育

⁑乳児期の栄養教育

乳汁栄養と栄養教育

　乳児期は，授乳期と離乳期に分けられる．授乳期は乳のみで育つ時期で，栄養法は母乳栄養，人工乳栄養，混合栄養に分けられる．

　母乳は，生後3〜5日以内のものを初乳といい，10日くらいで成熟乳とな

る．成熟乳になるまでを移行乳という．

母乳育児には次のような利点がある．

子どもにとって，

① 乳児に最適な成分組成で，少ない代謝負担

② 感染症の発症および重症度の低下

③ 小児期の肥満や，のちの2型糖尿病の発症リスクの低下

母親にとって，

① 産後の母体回復の促進

② 母子関係の良好な形成

授乳の実際については，2019年（平31）に厚生労働省が公表した「授乳・離乳の支援ガイド授乳編」を参考にするとよい．母乳が基本の授乳方法であるが，状況に合わせて授乳法の選択は養育者が行い，それぞれの事情に合わせた情報提供などの支援を行う（**表 3-7**）．

育児用ミルクを用いる場合は，次のことに留意する．

① 調乳にあたって使用する湯は70℃以上を保つこと（やけどに注意）

② 調乳後2時間以内に使用しなかったミルクは廃棄すること

③ ペットボトルの水を使用するときは，乳児の腎臓や消化などの負担にならないよう硬水は避けること

離乳食と栄養教育

「授乳・離乳の支援ガイド離乳編」を参考にするとよい（**表 3-8**）．ただし，個人差があるので，児の成長・発達の様子をみながら進める．離乳食のはじめやはじめての食品を与える場合には，なるべく昼間の時間帯とし，アレルギーなどの心配な症状が出たときに病院へ行けるようにする．

離乳食の進め方に示された量はあくまで目安であり，乳汁から離乳への移行時期は，乳児の成長・発達や家庭環境により個人差がある．養育者の考えを尊重し，情報提供などの支援を心がける．成長の目安は，乳児身体発育曲線などで確認する．

その他の留意点

① 離乳の開始前に果汁を与える栄養学的意義は認められていない

② はちみつは，乳児ボツリヌス症予防のため満1歳までは使用しない

③ 卵は，卵黄（固ゆで）から全卵へと進める

④ 魚は，白身魚から赤身魚，青皮魚へと進める

⑤ 食べやすく調理した脂肪の少ない鶏肉，豆類，各種野菜（緑黄色野菜を含む），海藻へと種類を増やしていく．脂肪の多い肉類は使用を少し遅らせる

⑥ 牛乳を飲用として用いるのは，鉄欠乏性貧血予防の観点から1歳を過ぎてからが望ましい

⑦ 7・8か月ころから体内の貯蔵鉄は減少しはじめ，生後9か月ころに

成熟乳
乳糖（ラクトース）が多く，分泌量も著増して全栄養素が十分に含まれるようになる

授乳・離乳の支援ガイド
1995年（平7）に示された「改定 離乳の基本」や「平成17年度乳幼児栄養調査結果」などをふまえ，内容の見直しがなされた．保健医療従事者において，望ましい支援のあり方に関する基本的事項の共有化がはかられ，一貫した支援が提供されることが求められている

硬 水
水1L当たりのカルシウムやマグネシウムの含有量で，WHO（世界保健機関）が定める基準では，硬度120mg以上が硬水，120mg未満が軟水とされている

乳児ボツリヌス症
生後1年未満の乳児がボツリヌス菌芽胞（はちみつに含まれることがある）を摂取することで，腸管内で菌が発芽・増殖し毒素が産生されて発症する便秘，哺乳力の低下，元気の消失，泣き声の変化，首のすわりが悪くなるなどの症状がみられる

表3-7 授乳等の支援のポイント

※混合栄養の場合は母乳の場合と育児用ミルクの場合の両方を参考にする

		母乳の場合	育児用ミルクを用いる場合
	妊娠期	・母子にとって母乳は基本であり，母乳で育てたいと思っている人が無理せず自然に実現できるよう，妊娠中から支援を行う ・妊婦やその家族に対して，具体的な授乳方法や母乳（育児）の利点などについて，両親学級や妊婦健康診査などの機会を通じて情報提供を行う ・母親の疾患や感染症，薬の使用，子どもの状態，母乳の分泌状況などのさまざまな理由から育児用ミルクを選択する母親に対しては，十分な情報提供の上，その決定を尊重するとともに，母親の心の状態に十分に配慮した支援を行う ・妊婦および授乳中の母親の食生活は，母子の健康状態や乳汁分泌に関連があるため，食事のバランスや禁煙などの生活全般に関する配慮事項を示した「妊産婦のための食生活指針」をふまえた支援を行う	
	授乳の開始から授乳のリズムの確立まで	・とくに出産後から退院までの間は母親と子どもが終日，いっしょにいられるように支援する ・子どもが欲しがるとき，母親が飲ませたいときには，いつでも授乳できるように支援する ・母親と子どもの状態を把握するとともに，母親の気持ちや感情を受け止め，あせらず授乳のリズムを確立できるよう支援する ・子どもの発育は出生体重や出生週数，栄養方法，子どもの状態によって変わってくるため，乳幼児身体発育曲線を用い，これまでの発育経過をふまえるとともに，授乳回数や授乳量，排尿排便の回数や機嫌などの子どもの状態に応じた支援を行う ・できるだけ静かな環境で，適切な子どもの抱き方で，目と目を合わせて，優しく声をかけるなど授乳時のかかわりについて支援を行う ・父親や家族などによる授乳への支援が，母親に過度の負担を与えることのないよう，父親や家族などへの情報提供を行う ・体重増加不良などへの専門的支援，子育て世代包括支援センターなどをはじめとする困ったときに相談できる場所の紹介や仲間づくり，産後ケア事業などの母子保健事業などを活用し，きめ細かな支援を行うことも考えられる	
		・出産後はできるだけ早く，母子がふれあって母乳を飲めるように支援する ・子どもが欲しがるサインや，授乳時の抱き方，乳房の含ませ方などについて伝え，適切に授乳できるよう支援する ・母乳が足りているかなどの不安がある場合は，子どもの体重や授乳状況などを把握するとともに，母親の不安を受け止めながら，自信をもって母乳を与えることができるよう支援する	・授乳を通して，母子・親子のスキンシップが図られるよう，しっかり抱いて，優しく声かけを行うなど暖かいふれあいを重視した支援を行う ・子どもの欲しがるサインや，授乳時の抱き方，哺乳瓶の乳首の含ませ方などについて伝え，適切に授乳できるよう支援する ・育児用ミルクの使用方法や飲み残しの取扱などについて，安全に使用できるよう支援する
	授乳の進行	・母親などと子どもの状態を把握しながらあせらず授乳のリズムを確立できるよう支援する ・授乳のリズムの確立以降も，母親などがこれまで実践してきた授乳・育児が継続できるように支援する	
		・母乳育児を継続するために，母乳不足感や体重増加不良などへの専門的支援，困ったときに相談できる母子保健事業の紹介や仲間づくりなど，社会全体で支援できるようにする	・授乳量は，子どもによって授乳量は異なるので，回数よりも1日に飲む量を中心に考えるようにする．そのため，育児用ミルクの授乳では，1日の目安量に達しなくても子どもが元気で，体重が増えているならば心配はない ・授乳量や体重増加不良などへの専門的支援，困ったときに相談できる母子保健事業の紹介や仲間づくりなど，社会全体で支援できるようにする
	離乳への移行	・いつまで乳汁を継続することが適切かに関しては，母親などの考えを尊重して支援を進める ・母親などが子どもの状態や自らの状態から，授乳を継続するのか，終了するのかを判断できるように情報提供を心がける	

（厚生労働省：授乳・離乳の支援ガイド，2019）

は鉄欠乏が生じる可能性がある．赤身の魚やレバー（ベビーフードの利用可）の摂取，または育児用ミルクを離乳食に利用することが望ましい

⑧ 母乳育児の場合，生後6か月の時点でヘモグロビン濃度が低く，鉄欠乏が生じやすいという報告やビタミンD欠乏の指摘がある．鉄やビタミンDの供給源となる食品を積極的に摂取するよう心がける

⑨ フォローアップミルクは，母乳または育児用ミルクの代替品ではない

⑩ 自分で食べる楽しみを手づかみ食べからはじめる

⑪ 食物アレルギー発症を心配して，離乳の開始や特定の食物の摂取開始を遅らせることに，食物アレルギーの予防効果があるという科学的根

表 3-8　離乳食の進め方の目安

	離乳の開始 ━━ ➤ 離乳の完了 あくまでも目安であり，子どもの食欲や成長・発達の状況に応じて調整する			
	離乳初期 生後5〜6か月ころ	離乳中期 生後7〜8か月ころ	離乳後期 生後9〜11か月ころ	離乳完了期 生後12〜18か月ころ
食べ方の目安	・子どもの様子をみながら，1日1回1さじずつはじめる ・母乳やミルクは飲みたいだけ与える	・1日2回食で，食事のリズムをつけていく ・いろいろな味や舌ざわりを楽しめるように食品の種類を増やしていく	・食事のリズムを大切に，1日3回食に進めていく ・共食を通じて食の楽しい体験を積み重ねる	・1日3回の食事のリズムを大切に，生活リズムを整える ・手づかみ食べにより，自分で食べる楽しみを増やす
摂食機能の目安と調理形態の目安	・なめらかにすりつぶした状態 ・口を閉じて取り込みや飲み込みができるようになる	・舌でつぶせる固さ ・舌と上あごでつぶしていくことができるようになる	・歯ぐきでつぶせる固さ ・歯ぐきでつぶすことができるようになる	・歯ぐきでかめる固さ ・歯を使うようになる
歯の萌出の目安		・乳歯が生え始める	・1歳前後で前歯が8本生えそろう ・離乳完了期の後半ころに奥歯（第一乳臼歯）が生え始める	
食事の目安	・つぶしがゆからはじめる すりつぶした野菜なども試してみる ・慣れてきたら，つぶした豆腐・白身魚・卵黄などを試してみる	・全がゆ 50〜80g ・野菜・果物 20〜30g ・魚または肉 10〜15g，豆腐なら 30〜40g，卵なら卵黄1〜全卵1/3個，乳製品なら 50〜70g	・全がゆ 90〜軟飯 80g ・野菜・果物 30〜40g ・魚または肉 15g，豆腐なら 45g，全卵なら 1/2個，乳製品なら 80g	・軟飯 80〜ご飯 80g ・野菜・果物 40〜50g ・魚または肉 15〜20g，豆腐なら 50〜55g，全卵なら 1/2〜2/3個，乳製品なら 100g

※衛生面に十分に配慮して食べやすく調理したものを与える
（厚生労働省：授乳・離乳の支援ガイド，2019 より作成）

拠はない

⑫ アレルギー疾患の予防や治療を目的に，医師の指示を受けずにアレルゲン除去を行うことは，子どもの成長・発達を損なう恐れがあるので，必ず医師の指示を受ける

⑬ 間食は，"食事の1つ"と考えて，おにぎり，ふかしいも，牛乳・乳製品，果物などをすすめ，時間を決めて1日に1〜2回とし，菓子・嗜好飲料は，離乳期完了後とする

⑭ ベビーフード利用時の留意点を表3-9にあげる

幼児期の栄養教育

　幼児期における栄養教育は，おもに養育者に対して行われる．幼児期は精神の発達がとくに著しく，知能・情緒も複雑に発達する時期である．食事の内容・配分・環境などに留意し，基本的生活習慣を身につけさせることが大切である．しかし，発育には個人差があるため，養育者が周囲の児と比較して，悩んだり焦ったりしないよう，児の発育状況や個性を尊重した教育を行うことを心がける．

ミルクの種類
【粉ミルク】
健康児には，育児用粉乳，低出生体重児用粉乳，ペプチドミルク，フォローアップミルクなどがある．ほかに治療用として，大豆乳，無乳糖乳，低ナトリウム特殊粉乳，アミノ酸混合乳，カゼイン加水分解乳などがある
【液体ミルク】
液状の人工乳で，常温で長時間の保存が可能であり，災害時や外出時には利便性も高い
【フォローアップミルク】
国際的には，「生後6か月以後の乳児ならびに3歳までの児に対して，離乳のための液状成分として使用することを意図した食品」と定義されている．日本では生後9か月以降から3歳までが一般的である．育児用調製粉乳とは異なり不可欠なものではない
【乳児用液体ミルク】
2018年（平30）8月，特別用途食品のなかの乳児用調製乳として，乳児用調製粉乳に乳児用調製液状乳が追加された．災害時の備えとしても活用が可能であるが，製品記載の表示を確認して適切に使用する

表 3-9　ベビーフード利用の注意点

子どもの月齢や固さのあったものを選ぶ
　与える前には一口食べて味や固さ，温度を確かめる
離乳食を手づくりする際の参考にする
　食材の大きさ，固さ，とろみ，味つけなど，手づくりする際の参考にする
用途に合わせて上手に選択をする
　種類も多様であり，外出や旅行，時間がない，メニューを一品増やす，変化をつけるときなど用途に応じた選択をする．また，鉄分の補給源（レバーなど）としての利用も可能である
料理名や原材料が偏らないようにする
　離乳食が進み，2 回食になったら，主食，主菜，副菜がそろう食事内容にする．料理名や原材料を確認し，穀類を主とした製品を使う場合には，野菜やたんぱく質性食品の入ったおかずや果物を添える
開封後の保存には注意する
　乾燥品は使いきりタイプが多い．ビン詰やレトルト製品は，開封後すぐに食べさせるが，食べる前に別の容器に移して冷凍または冷蔵保存をすることもできる．表示（注意事項）をよく読んで適切に使用する．衛生面の観点から，食べ残しや作りおきは食べさせない

（厚生労働省：授乳・離乳の支援ガイド，2019 より改変）

幼児期の栄養教育の留意点

① 発育に個人差が出てくるので，発育に合わせて与える

② 運動によるエネルギー消費が高くなるので，必要エネルギーの補給にとくに注意する．食事回数を増やすか，間食で与える

③ 食事は精神発達にプラスになるような食事内容を盛り込む

食事の内容

① 主食，主菜，副菜を組み合わせた食事内容とする

② 食品はできるだけ多くの種類を用い，調理法を変えて新しい味や料理に対応できるように，また偏食の習慣がめばえないように注意する

③ 間食の内容は消化のよいもの，水分・ビタミンの補給になるもの，食事ではとりきれないものなど，できるだけ手づくりのものを与える

④ 食事・間食は楽しいことだと思ってもらえるように，見た目や色，盛りつけなどを工夫する

食事の配分

① 幼児期の栄養量を満たすには，消化器の許容量や能力の面でおとな並みの食事回数では対応できないので，食事回数を増やすか，間食で与える

② 1 日の食事の配分比の目安は，朝：昼：夜：間食＝20〜30％：25〜30％：25〜30％：10〜20％程度である

③ 間食の回数は 1〜2 歳児で午前・午後の 1〜2 回，3〜5 歳児で 1 回が一般的である

食事の環境

① 食器やテーブルセッティングなど，食環境を整えて，気持ちよく食べられるようにする

② 養育者などまわりのおとなたちが，子どもの食に対する関心と理解を深め，規則正しい食事の時間や食習慣を確立するように心がける

栄養教育の場とその方法

市町村保健センター（特別区を含む）

　母子保健法に基づき，乳幼児に対する健康診査が定められ，栄養摂取について必要な援助をするよう努める．1歳6か月児と3歳児の健康診査（法的義務）が行われ，管理栄養士による栄養教育が行われている．乳幼児健康診査には，医師，歯科医師，助産師，保健師，管理栄養士，心理相談担当者など多職種がかかわっている．心配事や不安を相談する場でもあり，ほかの子どもや養育者の様子を知る場ともなる．

　乳幼児健康診査は，1か月健診，3～4か月健診，6～7か月健診，9～10か月健診，1歳健診，5歳健診などが任意で行われている．その目的は，①健康状況の把握，②健康の保持・増進，③疾病の早期発見，早期治療，④地域の健康状態の把握などで，産院，かかりつけ医や地域の医療機関，場所によっては保健センターで行われている．

保育所など

　保育所では，給食指導目標を保育計画のなかに取り入れ，給食を通して園児に栄養教育を行うことが望ましい．

　保育所給食は，3～5歳児の献立を基本として調理作業を行い，次に1～2歳児，5～12か月児へと，量や調理形態を変えながら，各区分に適した献立内容へ工夫するとよい．行事食など季節感を生かした印象に残る献立を取り入れ，心豊かな子どもを健やかに育てることが大切である．食事の理解を深め，望ましい食生活習慣を養うことは，保育所給食の重要な役割の1つである．

保護者に対する栄養教育

　成長・発育期にある幼児に必要栄養素を充足させるためには，家庭での食事が重要である．保育所給食は，昼食と間食で栄養量を満たしているが，家庭では，朝食・夕食を規則正しく食べさせているか，間食の与え方などについて配慮しているかなどがポイントとなる．

　また，この時期に形成される正しい食生活を家庭でも育成し，習慣化させることが大切である．そのために，保育所と家庭で密に連絡をとることにより，保護者の食事づくりに対する意識を高めたい．

　食育は，保育所職員の共通理解のもとに計画的・総合的に進められるものである．保育所が，地域全体の子育て家庭への食育推進の発信拠点になることが期待されている．

乳幼児の給食の区分
0～5か月：調乳
5～12か月：調乳，離乳食
1～2歳児：3歳未満児食
3～5歳児：3歳以上児食
に区分される

事　例　　幼児に対する栄養教育（集団指導）

プログラム名：親子で一緒につくろう！「青菜のごま和え」

● プログラムの説明（簡単な説明や実施するにあたる背景など）

子どもたちが苦手とするほうれん草を用いてごま和えをつくり，はじめのひとくちを促すきっかけとする
ごまを炒る工程から日本の伝統的な調理器具であるすり鉢とすりこぎを用いて“和え衣”をつくる工程を体験
し，五感を刺激することで，食プロセスへのかかわりから，食べてみたいと感じる姿を期待する

Plan（計画）

① アセスメント（栄養状態，食物摂取状況，食行動など）

● 自覚症状，食生活などの主観的情報

青い色の野菜を嫌うという言葉をよく耳にするが，実際に子どもの食事の様子を見ると，青菜やピーマンが残っ
ていることが多い
とくに青菜の提供頻度が高いことから残食が目につく

● 身体所見・臨床検査結果などの客観的情報

身体所見上，問題は生じていないが，食域を拡げ，食べられるものを増やしていく時期に，口にしてみる機会
を増やしたい

● アセスメント項目

栄養士，保育士による残食の観察や記録簿への記録
保護者との連絡帳，あるいは子どもの送迎時の会話，アンケート調査からの情報の共有
園内の職員間の会議（話し合い）

② 課題の抽出

課題1	青菜が苦手な子どもが多い
課題2	ごま和えなどの和食の副菜を家庭で食べる機会が少ない
課題3	すり鉢とすりこぎを目にしたことがない子どもが多い

③ 目標設定

（判定）A：目標達成，B：改善傾向，C：現状維持，D：悪化

目標の種類	目標 評価指標	現状値	目標値	評価方法	評価基準	判定
結果目標	**食事を楽しむ子どもの増加** 給食の時間を待ち遠しく思う子どもの割合	70%	90%以上	給食時間内に楽しく食べる子どもの割合を年度初めと年度末で比較する	～69% 70～79% 80～89% 90%～	D C B A
行動目標	**青菜の喫食量の増加** 青菜を残す子どもの割合	50%	70%以上	青菜の残食率の推移	～49% 50～59% 60～69% 70%～	D C B A
学習目標	**野菜に興味をもつ子どもの増加** 毎日の給食に使用されている野菜を話題にする子どもの割合	30%	70%以上	給食で提供された野菜を話題にする子どもの割合を年度初めと年度末で比較する	～29% 30～39% 40～69% 70%～	D C B A

（つづく）

環境目標	保護者との間で食に関する話をする機会の増加 保育士や調理担当者と保護者間で食に関する会話や連絡帳でのやりとりの回数	30%	60%	食を話題にする家庭数の推移	～29% 30～39% 40～59% 60%～	D C B A
実施目標	親子が興味をもつ調理保育 参加率	30%	80%以上	楽しく調理保育に参加し，主体的に食にかかわる子どもの割合	～29% 30～39% 40～79% 80%～	D C B A

④計画立案

プログラム名：親子で一緒につくろう！「青菜のごま和え」

Why	栄養教育の目的	五感を刺激するごまを使用した和え衣づくりを楽しみ，青菜を身近に感じる子どもを増やすとともに，保護者に対して，五感を育む子どもへのかかわり方を発信する機会とする
Whom	対象	3～5歳児の子どもとその保護者
What	実施内容	保護者と一緒に子どもたちが青菜のごま和えをつくり，自分たちでつくったものを食べる ごまを炒り，すり鉢ですする経験を通して，プチプチとごまを炒る音やじゃりじゃりとする音，形状の変化を楽しむとともに，普段，目にしないすり鉢やすりこぎの使い方を体験する
When	時期・期間・頻度	前期，後期に各1回
Where	実施場所，設備	保育園内
Who	実施者，スタッフ	栄養士，調理員，保育士
How	① 募集方法 ② 学習形態・教材	① HP，おたより，掲示板でお知らせ ② デモンストレーションと調理体験，子どもたちへの声がけや共感の実践
How much	予算	15,000 円

⑤ 実施準備・年間計画

月	内 容
前期に1回， 後期に1回	事前に保護者に実施内容を伝える 衛生管理に注意して，園のスタッフが準備，補助を行う

Do（実施）

① 指導の実施

回 数	学習形態	内 容	実施者・スタッフ	経過評価の方法
前期に1回， 後期に1回	体験	保護者会に親と子が協力して，すり鉢を使ってごまをする 青菜を加えて，青菜のごま和えをつくる	保護者，栄養士 調理員，保育士	子どもが調理に積極的に参加しているか，親子で楽しく実施しているか

②モニタリング

	項 目	方 法	頻 度	実施者	備 考
	青菜を食べる量を確認する	青菜のでた日に確認	実施日	保育士，栄養士	
	給食の献立を確認する	毎日	毎日	保護者	

Check（評価）

① 形成的評価：企画評価と経過評価を要約した評価

● 企画評価

実際に調理を行うため，スムーズに進められるか心配だったが，親子，また親同士の会話もはずみ，楽しく取り組むことができた

● 経過評価

企画の実施を園からのおたよりと掲示板で案内し，20 人の保護者と，その子どもたち 25 人が参加できた

② 総括的評価：影響評価と結果評価を要約した評価

● 影響評価　　　　　　　　　　　　　　　　　　　（判定）A：目標達成，B：改善傾向，C：現状維持，D：悪化

目標の種類	目標 評価指標	現状値	目標値	評価方法	実績値	判定
行動目標	青菜の喫食量の増加 青菜を残食する子どもの割合	50%	70％以上	青菜の残食率の推移	65%	B
学習目標	野菜に興味をもつ子どもの増加 毎日の給食に使用されている野菜を話題にする子どもの割合	30%	70％以上	給食で提供された野菜を話題にする子どもの割合を年度初めと年度末で比較する	70%	A
環境目標	保護者との間で食に関する話をする機会の増加 保育士や調理担当者と保護者間で食に関する会話や連絡帳でのやりとりの回数	30%	60％以上	食を話題にする家庭数の推移	40%	B

● 結果評価　　　　　　　　　　　　　　　　　　　（判定）A：目標達成，B：改善傾向，C：現状維持，D：悪化

目標の種類	目標 評価指標	現状値	目標値	評価方法	実績値	判定
結果目標	食事を楽しむ子どもの増加 給食の時間を待ち遠しく思う子どもの割合	70%	90％以上	給食時間内に楽しく食べる子どもの割合を年度初めと年度末で比較する	95%	A

③ 総合評価

子どもたちが苦手とするほうれん草を用いて，ごま和えを親子でつくることによって，青菜を食する子どもが少し増えた ごまを炒る工程から日本の伝統的な調理器具であるすり鉢とすりこぎを用いてつくる体験をし，お手伝いをするようになったという声が保護者から聞かれるようになった 子どもたちが食に対して興味をもってくれたと評価できる

① 計画の見直し・改善

	保護者にアンケート調査を行い，改善すべき点などをまとめる
	参加人数を増やし，より効果のあがるプログラムにするために見直しと改善を行う
	簡単な調理工程の料理を取り入れたり，回数を増やして実施できるように検討する

② フィードバック

	保護者には，保護者会やおたよりなどで結果を報告する
	教職員で結果を共有し，次回の企画につなげる

● 本プログラムの工夫点・注意点・ポイント（行動科学理論やモデル・各種行動変容技法の利用について）

	子どもが食事や料理について興味をもち，楽しく食事ができるようになる（ナッジの活用）
	保護者に対して青菜が好きになるように家庭でも協力してもらう（ソーシャルサポート）
	料理に興味をもち，お手伝いをしたらほめる（オペラント強化法）
	青菜が食べられたらほめる（オペラント強化法）

学童期・思春期の栄養教育

特　徴

学童期の特徴

　学童期とは，子どもが小学校に就学している時期（満6～12歳）をさし，学齢期とは，いわゆる義務教育の学校生活を過ごしている小・中学生（満6～15歳に達した日以後の最初の3月31日まで）の児童・生徒の時期をさす．この時期は，家庭中心の生活から学校社会中心の生活へと大きく変化する．栄養教育を効果的に進めていくには，学校，家庭，地域との連携が重要となる．

　学童期は，幼児期に続いて心身の成長・発育の盛んなときである．学童期後半から中学生時代にかけては，身長・体重ともに，旺盛な発育量を示し，男女間で差が認められる．学童期後半は女子のほうが早く成長し，体位が男子を上回るが，中学生になると，男子はめざましい発育を示し，女子を追い越していく（表3-10）．

　また，学童期の成長と健康は，生涯の健康へと通じていくことになる．身体づくりの基礎として体格の向上とともに，体力も向上するような発達段階に応じた運動を取り入れることも必要になる．そのためには，食習慣

表3-10　身長・体重の平均値及び肥満傾向児及び痩身傾向児の割合

		身　長（cm）		体　重（kg）		肥満傾向児（%）		痩身傾向児（%）	
		男	女	男	女	男	女	男	女
幼稚園	5歳	111.1	110.2	19.3	19.0	3.56	3.73	0.15	0.23
小学校	6	117.0	116.0	21.8	21.3	5.74	5.50	0.28	0.44
	7	122.9	122.0	24.6	24.0	8.02	7.23	0.41	0.46
	8	128.5	128.1	28.0	27.3	11.14	9.07	0.58	1.01
	9	133.9	134.5	31.5	31.1	13.17	9.57	1.41	1.87
	10	139.7	141.4	35.7	35.5	15.11	9.74	2.36	2.53
	11	146.1	147.9	40.0	40.5	13.95	10.47	2.91	2.40
中学校	12	154.0	152.2	45.7	44.5	13.27	9.51	3.21	3.85
	13	160.9	154.9	50.6	47.7	12.25	9.05	2.59	3.28
	14	165.8	156.5	55.0	49.9	11.31	7.71	2.87	3.09
高等学校	15	168.6	157.2	59.1	51.2	12.51	7.68	4.43	3.13
	16	169.9	157.7	60.7	52.1	11.13	6.98	3.71	2.94
	17	170.7	158.0	62.5	52.5	11.42	7.45	3.32	2.38

注1．年齢は，各年4月1日現在の満年齢である
（文部科学省：令和4年度学校保健統計調査より作表，2022）

の完成期として学童期の成長に必要な望ましい食習慣の形成と食育が重要である.

思春期の特徴

　思春期は，10代の時期を示す言葉として使われてきた．女子の思春期はやや早く，8，9歳ころ〜17，18歳ころまで，男子の思春期は，10〜14歳ころが一般的である．しかし，男子でも9歳ころからはじまることや，16歳ころまで続くことも珍しくないといわれ，個人差も大きい．

　思春期には第二次性徴にはじまる大きな身体的変化が生じ，性的エネルギーが増大する．精神的には，社会や学校・仲間集団・家族からの影響を受けながら，一人のおとなとして自分を確立していく．このことを「自我同一性を獲得する」という．この時期は，知識の習得も容易であり，自立的な生活もできるので，健康的な生活が送れるように食事に関しても自己管理能力を養いたい．

　第二次性徴とは，性ホルモンなどの内分泌系の変化による性的成熟である．男子では，ひげが生えたり声変わりしたり，骨や筋肉が発達し，しっかりとした男らしい体つきになる．女子では，乳房が大きくなり，皮下脂肪が増え，丸みを帯びた身体になる．また，月経が始まる．

　精神的には，おとなに依存していた状態から，自立した精神が芽生え，自我意識が非常に発達し，自己主張が強まる（第二次反抗期）．不安や怒り，劣等感などの感受性も高く，精神的に不安定になる．

　また，学校，クラブ活動，学習塾，交友関係などによって行動範囲が広がり，外出する機会も多くなる．それに伴い外食も増える．受験勉強のために夜更かしをして夜食をとることも多くなり，朝食の欠食にもつながるため，生活のリズムが不規則になりがちである．

② 栄養と健康の問題点

学童期の食生活の問題点

　従来，家庭を中心に培われてきた食に関する情報や知識が，地域のなかで共有され，世代を超えて受けつがれてきた．家庭では，基本的な生活習慣づくりへの意識を高め，食生活の基盤づくりを行うことが重要である．また，家庭での共食は食育の原点であり，食を楽しみ，家族とのつながりを大切にする食育を推進していくことが重要である．

朝食の欠食

　児童の朝食の欠食は，食生活の大きな問題点として認識されてきた．2023年（令5）度の文部科学省「全国学力・学習状況調査」の結果では，朝食を「全く食べていない」と「食べないことがある」と答えた小学校6

朝食の欠食理由
小学校では「食欲がない」，中学校では「食べる時間がない」が最も多かったが，「朝食が用意されていない」という回答もあった．また，保護者の朝食の欠食理由は「時間がないから」が一番多く，次いで「食欲がないから」「食べないことが習慣になっているから」となっている

年生は 6.1％と前年度から 0.5％増加し，中学校 3 年生では 8.7％と前年度より 0.6％増加した．

朝食の摂取は栄養補給だけでなく，体内時計のリズムを整えるために必要であり，適切な生活習慣の育成と，心身の健康の保持につながる．親世代の朝食を食べない習慣が子どもの欠食に影響している可能性も指摘されており，家庭教育支援の取り組みが推進されている．

孤　食

家庭の食事では，朝食を子どもが"一人"あるいは"子どもだけ"で食べている割合は，2007 年（平 19）の国民健康栄養調査では約 4 割を超えていた．最近では，家のなかに家族がいてもほかのことをしているケースもあるという．

"一人"あるいは"子どもだけ"の食事は，子どもにとって楽しい場の意識がうすく，"疲れやすい"，"やる気が起こらない"，"イライラする"などの不定愁訴を訴える割合が高く，就寝時間も遅い傾向がみられる．

栄養素摂取状況

2016 年（平 28）度の児童生徒の食事状況等調査によると，学校給食は多くの栄養素の摂取状況の改善に重要な役割を果たしている一方，脂質・食塩に関しては，学校給食のある日でもない日でも摂取状況が大きくは変わらない．また，不適合率が高いビタミン，ミネラル（ナトリウム，カリウムを除く）の摂取状況はおおむね良好であるが，中学生では不足している者もいるので注意が必要である．脂質と食塩の摂取過剰，食物繊維の摂取不足など，生活習慣病の発症に関連し得る栄養素の摂取状況に，より注意が払われるべきであるとしている．

肥満傾向児と痩身傾向児

2022 年（令 4）度の学校保健統計調査の肥満傾向児と痩身傾向児の割合は，p. 128，**表 3-10** のとおりである．

学童期の肥満は，成人期肥満に移行しやすく，生活習慣病につながることも考えられる．すでに高血圧，糖尿病といった小児生活習慣病を発症しているケースもあるといわれている．また，学校生活において，いじめや不登校につながりやすいという問題もある．肥満児に対しては，保護者や家族の理解のもと，生活習慣を見直し，適正な食事の量と質の確保や十分な運動を行い，肥満の解消に努める必要がある．

一方，痩身傾向児についても保護者や家族がやせの状態になる前に気づき，不適正な食生活が不健康な身体をつくることを自覚させ，望ましい食生活を身につけられるような指導を行うことが必要である．

❖ 思春期の食生活の問題点

栄養教育は，思春期の特徴を十分にふまえて実施しなければならない．

朝食を一緒に食べる家族の状況
【小学 5 年生】
一人で：15.5％
子どもたちだけで：13.4％
【中学 2 年生】
一人で：28.7％
子どもたちだけで：8.9％
（令和元年度児童生徒の食に関する実態調査，長野県教育委員会）

不定愁訴
体調が悪いという自覚症状を訴えるが，検査をしても明確な病気が発見できず，原因となる状態もみつからないものをいう　症状例としては，全身倦怠，疲労感，微熱感，頭重，頭痛，のぼせ，耳鳴，しびれ感，動悸，四肢冷感などがある　自律神経失調症や更年期障害などのように心身症の症状として現れることが多く，精神的障害が起因している場合や，何らかの病気が隠れている場合もある

不適合率
習慣的栄養摂取量が，食事摂取基準の目標量（DG）または推定平均必要量（EAR）と比較して達成していない割合のこと

小児生活習慣病
一般的には成人の病気と思われていたメタボリックシンドロームや 2 型糖尿病，高血圧，脂質異常症などの病気が子どもたちの間でも増えている

高等学校では，学校給食を実施しているところも少なくなり，栄養教育の機会も大幅に減少してしまう．思春期は生涯で最も健康度が高い時期である．食生活が少々不適正であっても，それが長期にわたらないかぎりそれほど深刻になることはない．

この時期は，自分の健康状態について自覚が乏しく，正しい食生活への関心が低い傾向にある．知識として理解していても実生活に生かしきれていないこともあるのが現実である．まずは，問題点に気づかせ，目標を設定するところからはじめる．管理栄養士，栄養士，学校栄養職員，栄養教諭や，あるいは家族など身近な人たちのサポートが大切である．問題の内容によっては専門家に相談する．

栄養教育の過程や結果を評価し，成果をわかりやすく示すことで，学習者が実態を把握することができ，意欲を高めることができる．

痩身志向と貧血

この時期は，"健康志向"よりも"痩身志向"によるダイエットに興味をもつようになる．過度なやせ願望をもつ者も多く，誤ったダイエット法などによる健康障害が懸念される．また，体型を気にするばかりに，欠食や不規則な食生活による鉄欠乏性貧血が増加する傾向がみられる．

摂食障害

摂食障害には神経性やせ症，神経性過食症などがあり，男女比1:9で若い女性に多い．思春期からおとなになる過程において成長や成熟を否定したり，社会や家庭での悩み，ストレスや不安，あるいは過度なやせ願望から極端な減食，拒食になったりする．その反動で過食，あるいは拒食と過食を繰り返すことがある．

身体症状として過度なやせ，無月経，低体温，貧血，便秘などがみられ，精神症状として抑うつ，孤立などがみられる．思春期に摂食障害を発症すると，身体の発育や第二次性徴の遅延，卵巣・子宮の発育障害などが起こる危険性が高い．家族や学校，友人など周囲の理解・協力のもと，早期発見，早期治療が大切である．

スポーツ

思春期に部活動やスポーツクラブなどで運動やスポーツを行うことは，基礎体力を高め，身体をつくるうえで重要であるだけでなく，スポーツを楽しんだり，運動習慣を身につけ，生活習慣病を予防したり，社会性を育てることができる．食事に関しては，必要に応じてバランスよくとることや水分の摂取を心がけることが大切である．

③ 栄養教育の目的（アセスメント）

　子どもが望ましい食習慣の形成をするためには，実際に自分で料理をつくるという体験が大切である．親子料理教室など食事について学ぶ機会を提供し，主食・主菜・副菜を組み合わせ，栄養バランスを考慮した食事をつくる力を伸ばすことが重要である．

　また，学校から保護者に向けて食育に関する情報発信を行い，保護者向けプログラムなどの食育の啓発も必要である．子どもの実態把握に努め，ニーズをくみ取り，健全な食生活を営むことができる食習慣の形成に向けた，食に関する教育的アプローチを実践する食育推進体制の構築が求められている．

④ 指針など

◦学校教育と学校給食

　学校給食は，学校給食法に基づき教育の一環として，小・中学校の学習指導要領において「特別活動」のなかの「学級活動」として位置づけられている．

　学校給食は，必要な栄養量の給与のみならず，正しい食生活のあり方や望ましい食習慣を身につけ，好ましい人間関係を育成し，地域の伝統的な食文化を理解するための生きた教材である．学校における食育は，学校給食を中心に，各教科と連携して行われている．

　2021年（令3）の学校給食実施状況調査では，学校給食の完全給食実施率は，小学校で98.7％，中学校で89.1％である．

学校給食の目標

学校給食法
p. 192 参照

　学校給食法の一部改定が行われ，2009年（平21）より施行された同法第1条には，学校給食法の目的として，「学校給食が児童及び生徒の心身の健全な発達に資するものであり，かつ，児童及び生徒の食に関する正しい理解と適切な判断力を養ううえで重要な役割を果たすものであることにかんがみ，学校給食及び学校給食を活用した食に関する指導の実施に関し必要な事項を定め，もって学校給食の普及充実及び学校における食育の推進を図ること」とある．さらに，同法第2条には，学校給食の目標として7つの事項が掲げられており，第10条には，栄養教諭が学校給食を活用した食に関する指導の充実をはかり，食育の推進の中心的な役割を担い，学校給食に創意工夫を行うように明確化されている．

学校給食の栄養管理

　学校給食の栄養管理については，2018年（平30）に示された「学校給食実施基準」に基づき実施することが求められている．その概要は次のとお

表3-11　児童または生徒1人1回当たりの学校給食摂取基準

区　分	基準値			
	児童(6〜7歳)の場合	児童(8〜9歳)の場合	児童(10〜11歳)の場合	生徒(12〜14歳)の場合
エネルギー　　　(kcal)	530	650	780	830
たんぱく質　　　(%)	学校給食による摂取エネルギー全体の13〜20%			
脂質　　　　　　(%)	学校給食による摂取エネルギー全体の20〜30%			
ナトリウム（食塩相当量)(g)	1.5未満	2未満	2未満	2.5未満
カルシウム　　(mg)	290	350	360	450
マグネシウム　(mg)	40	50	70	120
鉄　　　　　　(mg)	2	3	4	4.5
ビタミンA　（μgRAE)	160	200	240	300
ビタミンB₁　　(mg)	0.3	0.4	0.5	0.5
ビタミンB₂　　(mg)	0.4	0.4	0.5	0.6
ビタミンC　　(mg)	20	25	25	35
食物繊維　　　(g)	4以上	4.5以上	5以上	7以上

注1. 表に掲げるもののほか，亜鉛についても示した摂取について配慮すること
　　亜鉛：児童（6〜7歳）2 mg，児童（8〜9歳）2 mg，児童（10〜11歳）2 mg，生徒（12〜14歳）3 mg
（文部科学省，2020)

りである．

　① 在学するすべての児童生徒に対して実施される
　② 年間を通じ，原則として毎週5回，授業日の昼食時に実施される
　③ 児童生徒の個々の健康および生活活動などの実態，ならびに地域の実情等に配慮すべきものとする
　④ 学校給食に供する食物の栄養内容の基準は，児童または生徒1人1回当たりの学校給食摂取基準とする

　学校給食の実施にあたっては，表3-11に示した「学校給食摂取基準」を目安にし，児童または生徒の個々の健康および生活活動などの実態，ならびに地域の実情を十分配慮し，弾力的に適用するものとする．

　栄養素の摂取量については，たんぱく質は，学校給食による摂取エネルギー全体の13〜20%を基準値とし，カルシウムは，家庭の食事で不足しやすいことから，食事摂取基準の目標量の50%が基準値とされている．

　さらに，伝統的な食生活の根幹である米飯に関する望ましい食習慣の形成や，地域の食文化を通じた郷土への関心を深めることなどの教育的意義をもつ米飯給食の推進に配慮することが通知された．2021年（令3）の調査では，米飯給食は週平均3.5回実施されている．

　地場産物の活用推進の観点から，第4次食育推進基本計画においても「給食における地場産物を活用した取り組みなどを増やすこと」が目標とされ，栄養教諭による地場産物にかかる食に関する指導の平均取組回数は，月12回以上が目標値となっている．

第4次食育推進基本計画
p. 185参照

栄養教育の場とその方法

❖学校教育・学校給食における栄養教育

食に関する指導の推進

　学校における食育は「食に関する指導」とされ，2019 年（平 31）に文部科学省が作成した「食に関する指導の手引―第二次改訂版―」に従って指導を行っている．そのなかでは，3 つの食に関する指導の目標と，6 つの食育の視点が掲げられ，学校教育活動全体を通して学校における食育の推進をはかり，食にかかわる資質・能力を育成することを目指すものである（**表 3-12**）．

　また，学校での食に関する指導を大きく分けると次の 3 つになる．

① 教科などにおける食に関する指導

　　学習指導への参画，学級担任・教科担任と連携して教材の作成，地域や学校をつなぐコーディネーターとしての役割

② 給食の時間における食に関する指導

　　準備から片付けの実践活動を通し，望ましい食習慣と食に関する実践力を習得させる．地域の文化や伝統を理解し関心を深めさせる

③ 個別的な相談指導

　　食物アレルギー，肥満，痩身，偏食，スポーツをする児童生徒への個別指導

①の家庭科，生活科，保健体育科，理科，社会科などの各教科の学習内容は，"食生活"と関連しているものも多く，各学習指導要領に基づき，栄養教諭も専門性を生かして栄養教育を行う．

　②の給食の時間における食に関する指導の内容は，「給食指導」と「食に

表 3-12　食に関する指導の目標と，食育の視点

食に関する指導の目標
1. 知識・技能：食事の重要性や栄養バランス，食文化などについての理解をはかり，健康で健全な食生活に関する知識や技能を身につけるようにする
2. 思考力・判断力・表現力等：食生活や食の選択について，正しい知識・情報に基づき，自ら管理したり判断したりできる能力を養う
3. 学びに向かう力・人間性等：主体的に，自他の健康な食生活を実現しようとし，食や食文化，食料の生産等に関わる人々に対して感謝する心を育み，食事のマナーや食事を通じた人間関係形成能力を養う

食育の視点
1. 食事の重要性：食事の重要性，食事の喜び，楽しさを理解する
2. 心身の健康：心身の成長や健康の保持増進の上で望ましい栄養や食事のとり方を理解し，自ら管理していく能力を身につける
3. 食品を選択する能力：正しい知識・情報に基づいて，食品の品質及び安全性等について自ら判断できる能力を身につける
4. 感謝の心：食べ物を大事にし，食物の生産等に関わる人々へ感謝する心をもつ
5. 社会性：食事のマナーや食事を通じた人間関係形成能力を身につける
6. 食文化：各地域の産物，食文化や食に関わる歴史等を理解し，尊重する心をもつ

（文部科学省：食に関する指導の手引―第二次改訂版―，2019）

関する指導」に分けられている.

　給食指導は，給食の準備から片付けまでの一連の指導のなかで，正しい手洗い，配膳方法，食器の並べ方，箸のもち方と使い方，食事環境の整備，食事のマナーなどを体得させる．そして，食に関する指導は，献立を通して，食品の種類，産地，生産，流通や消費，また，栄養的特徴や栄養バランスのとれた食事のとり方などを理解させる．地場産物を利用することにより，自分の住んでいる地域への愛着や郷土食・行事食への関心を深めることができる．さらに，教科などで学習したことを確認したり，献立を教材として用いた指導を行う．

栄養教諭と学校栄養職員

　実際に食に関する指導を担うのは，2005 年（平 17）より配置された栄養教諭である．栄養教諭は，栄養に関する専門性をもった教員として，学校給食管理のほかに食に関する指導を行う．2022 年（令 4）度の栄養教諭は，6,843 人が配置されている.

　学校栄養職員は，学校給食の管理を中心に栄養管理，衛生管理，給食指導を行い，児童生徒の健康教育を進める役割を担っている.

　栄養教諭，学校栄養職員ともに，栄養や健康の専門家として児童生徒の生涯にわたる心身の健康づくりを担当し，内容豊かな給食を提供するだけでなく，給食指導や健康教育の面でも積極的に参画することが求められている.

学校教育における食に関する指導の展開

　食に関する指導の多くは，児童生徒の健康や生活などの実態の把握を行い，その結果に基づいて栄養教諭が参画し，学校として食に関する指導の全体計画が練られる（**表 3-13**）．さらにそれをふまえて，「各学年の食に関する指導の目標」（**表 3-14**），「学年別食に関する指導の年間指導計画」，「目標別学習活動」などが練られて実践される．学級活動学習指導案の例を**図 3-3** に示した.

　1 年間にわたる取り組みについて，指導効果を年度途中に確認し，改善を加えながら進めていくには，PDCA サイクルに沿って推進していく必要がある.

❖家庭および地域社会における栄養教育

　国は，「早寝早起き朝ごはん」運動などで食育の推進を行っているが，子どもに健全な生活習慣を身につけさせる役目は基本的には家庭にある．しかし，家庭の教育力の低下が指摘されている昨今，子どもを取り巻く地域社会，学校，家庭が連携して，子どもたちへの食育を実践していかなければならない.

　学校と家庭，地域との連携を深めるための取り組みとして，"給食だよ

PDCA サイクル
p. 59 参照

「早寝早起き朝ごはん」運動
「子どもたちの望ましい基本的生活習慣」づくりを目指して，地域，学校，家庭が一体となって，「早寝早起き」と「朝ごはん」を推進していく運動

表 3-13　食に関する指導の全体計画（小学校・例）

【児童の実態】	学校教育目標	【第3次食育推進基本計画】
・朝ごはんを毎日食べる児童　○%		・朝食を欠食する子　0%
・好き嫌いがある児童　○%		・栄養バランスに配慮した食生活を実践する国民 70%
・肥満傾向の児童　○%		【都道府県（市町村）食育推進計画】
・給食残食率　○%		・主食・主菜・副菜をそろえて食べるようにする人 90%
【保護者・地域の実態】・		【教育委員会指導指針】
・朝ごはんを毎日食べる　○%		・主体的に行動できる子どもの育成
・野菜摂取量 □□g（○○○）調査		

食育の視点
◇食事の重要性
◇心身の健康
◇食品を選択する能力
◇感謝の心
◇社会性
◇食文化

食に関する指導の目標
（知識・技能）
　○○○を理解し，○○○を身につけている
（思考力・判断力・表現力等）
　●●●について考え，●●●ができる
（学びに向かう力・人間性等）
　□□□を実現したり，□□□しようとしたりする態度を身につけている

幼稚園・保育所・ 幼保連携型認定こども園	各学年の食に関する指導の目標			中学校
	1，2年	3，4年	5，6年	
幼稚園・保育所・幼保連携型認定こども園のねらいや連携に関する方針等を記述する	○○がわかる ●●できる □□ができる	○○○がわかり，○ ○○しようとする ●●●できる □□□ができる	○○○○を理解し，○○○ ○できる．●●●●し，●● ●●できる．□□□□して， □□□□ができる	中学校の目標や連携に関する方針等を記述する

食育推進組織（○○委員会）
　委員長：校長（副委員長；副校長・教頭）
　委　員：栄養教諭，主幹教諭，教務主任，保健主事，養護教諭，学年主任，給食（食育）主任，体育主任，学級担任
　＊必要に応じて，保護者代表，学校医・学校歯科医・学校薬剤師の参加

食に関する指導
┌教科等における食に関する指導‥‥‥‥‥‥‥‥‥関連する教科等において食に関する指導の視点を位置づけて指導
│　　　　　　　　　　　　　　　　　　　　　　　社会，理科，生活，家庭，体育，道徳，総合的な学習の時間，特別活動 等
├給食の時間における食に関する指導‥‥‥‥‥┌食に関する指導：献立を通して学習，教科等で学習したことを確認
│　　　　　　　　　　　　　　　　　　　　　　└給食指導：準備から片付けまでの一連の指導のなかで習得
└個別的な相談指導‥‥‥‥‥‥‥‥‥‥‥‥‥‥‥肥満・やせ傾向，食物アレルギー・疾患，偏食，スポーツ，‥‥‥‥

地場産物の活用
　物資選定委員会：年○回，構成委員（○○，○○），活動内容（年間生産調整及び流通の確認，農場訪問（体験）計画）地場産物等の校内放送や指導カードを使用した給食時の指導の充実，教科等の学習や体験活動と関連を図る，‥‥‥‥

家庭・地域との連携
　積極的な情報発信，関係者評価の実施，地域ネットワーク（人材バンク）等の活用
　学校だより，食育（給食）だより，保健だより，学校給食試食会，家庭教育学級，学校保健委員会，講演会，料理教室 自治体広報誌，ホームページ，公民館活動，食生活推進委員・生産者団体・地域食育推進委員会，学校運営協議会，地域学校協働本部，‥‥‥‥

食育推進の評価
　活動指標：食に関する指導，学校給食の管理，連携・調整
　成果指標：児童の実態，保護者・地域の実態

（文部科学省：食に関する指導の手引―第二次改訂版―，2019）

表 3-14　学年段階別に整理した資質・能力（例）

学年		①食事の重要性	②心身の健康	③食品を選択する能力	④感謝の心	⑤社会性	⑥食文化
小学校	低学年	・食べ物に興味・関心をもち，楽しく食事ができる	・好き嫌いせずに食べることの大切さを考えることができる ・正しい手洗いや，よい姿勢でよく噛んで食べることができる	・衛生面に気をつけて食事の準備や後片付けができる ・いろいろな食べ物や料理の名前がわかる	・動物や植物を食べて生きていることがわかる ・食事のあいさつの大切さがわかる	・正しいはしの使い方や食器の並べ方がわかる ・協力して食事の準備や後片付けができる	・自分の住んでいる身近な土地でとれた食べ物や，季節や行事にちなんだ料理があることがわかる
	中学年	・日常の食事に興味・関心をもち，楽しく食事をすることが心身の健康に大切なことがわかる	・健康に過ごすことを意識して，さまざまな食べ物を好き嫌いせずに3食規則正しく食べようとすることができる	・食品の安全・衛生の大切さがわかる ・衛生的に食事の準備や後片付けができる	・食事が多くの人々の苦労や努力に支えられていることや自然の恩恵の上に成り立っていることが理解できる ・資源の有効利用について考える	・協力したりマナーを考えたりすることが相手を思いやり楽しい食事につながることを理解し，実践することができる	・日常の食事が地域の農林水産物と関連していることが理解できる ・地域の伝統や気候風土と深く結びつき，先人によって培われてきた多様な食文化があることがわかる
	高学年	・日常の食事に興味・関心をもち，朝食を含め3食規則正しく食事をとることの大切さがわかる	・栄養のバランスのとれた食事の大切さが理解できる ・食品をバランスよく組み合わせて簡単な献立をたてることができる	・食品の安全に関心をもち，衛生面に気をつけて，簡単な調理をすることができる ・からだに必要な栄養素の種類と働きがわかる	・食事にかかわる多くの人々や自然の恵みに感謝し，残さず食べようとすることができる ・残さず食べたり，無駄なく調理したりしようとすることができる	・マナーを考え，会話を楽しみながら気持ちよく会食をすることができる	・食料の生産，流通，消費について理解できる ・日本の伝統的な食文化や食にかかわる歴史などに興味・関心をもつことができる
中学校		・日常の食事に興味・関心をもち，食環境と自分の食生活とのかかわりを理解できる	・みずからの健康を保持増進しようとし，みずから献立をたて調理することができる ・自分の食生活を見つめ直し，望ましい食事のしかたや生活習慣を理解できる	・食品に含まれている栄養素や働きがわかり，品質を見分け，適切な選択ができる	・生産者や自然の恵みに感謝し，食品を無駄なく使って調理することができる ・環境や資源に配慮した食生活を実践しようとすることができる	・食事を通してよりよい人間関係を構築できるよう工夫することができる	・諸外国や日本の風土，食文化を理解し，自分の食生活は他の地域や諸外国とも深く結びついていることがわかる

（文部科学省：食に関する指導の手引―第二次改訂版―．2019）

り”発行のほかに，お年寄りなどを招いた招待給食，給食試食会，親子料理教室，あるいは生活習慣病予防や食育をテーマにした講演会の企画・実施などがある．さらには地域における農業体験活動や，企業，民間団体との協力，連携も大切である．

　食育活動を行う場の設定，学内での指導組織づくり，地域において食を支援する人材確保などのマンパワーの整備，さまざまな団体との連携やネットワークの構築により，環境を整備し，子どもたちが健全な生活を送ることができる社会をつくることも食育を推進するうえで重要である．

❖ 高等学校・大学における食育の展開

　高校生になると学校給食が実施されなくなり，食生活も個別性が強くなりやすい．また，大学生になると親元を離れ一人暮らしをする者も多く，食生活にも大きな変化が起こりやすい．またこの世代は，若い世代（20代〜30

第 4 学年 1 組　学級活動学習指導案

日　時　令和〇年〇月〇日（△曜日）〇限目
場　所　〇〇小学校 4 年 1 組教室
授業者　〇〇　〇〇

1　題　材　日本型の食事を知ろう

2　目　標　日本型の食事の特徴を理解する　　　　　　　　　　　　　　　　　【知識および技能】
　　　　　　食の問題に気づき自分の食事が日本型の食事に当てはめられるか考える　　【思考力，判断力，表現力】
　　　　　　日本型の食事を意識し，健康によい食生活を実践しようとする意欲をもつ　【学びに向かう力，人間性など】

3　食育の視点
「食事の重要性」「心身の健康」「食文化」

4　指導過程

過　程	学習活動	教師の働きかけ	資料・評価（◎）
（導入）10 分	日本人がなぜ，米を主食にしてきたかを考える	おにぎりの化石の写真を見せ，古くから日本人が米を食べてきたことを知り，なぜ日本人の主食となってきたかを考える	おにぎりの化石の写真（杉谷チャノバタケ遺跡）
		日本型の食事を知ろう	
（展開）8 分	日本型の食事の形態を知る	主食・主菜・副菜がそろった食事のかたちを日本型の食事といい，栄養バランスのよい食事形態であることを知らせる	ワークシート ◎日本型の食事の特徴を理解することができたか ◎食の問題に気づき自分の食事が日本型の食事に当てはめられるか考えることができたか
7 分	主食・主菜・副菜を組み合わせる	ワークシートで主食・主菜・副菜を選んで組み合わせ，隣の児童と見せ合い，確認する	
8 分	長寿の国である日本の食事が乱れてきていることを知り，家庭での食事や給食にあてはめてみる	約 40 年前の食事に比べ，日本人の米の消費量が減り，油や肉の消費が増えていることを知らせ，家での食事にも当てはまることや，給食でも組み合わせが考えられていることに気づかせる	
7 分	日本人が昔から食べてきた健康によい食材を知る	「まごわやさしい」の頭文字ではじまる食材は何かを考えさせ，日本の伝統的な健康によい食材を知らせる	
		主食・主菜・副菜を揃えて，おかずに「まごわやさしい」が入った日本型の食事を食べて健康に過ごしましょう	
（まとめ）5 分	本時の学習を振り返る	授業を振り返り，ワークシートにわかったこと，これから気をつけたいことを記入させ，発表させる	ワークシート ◎日本型の食事を意識し健康によい食生活を実践しようとする意欲をもつことができたか

【板書計画】

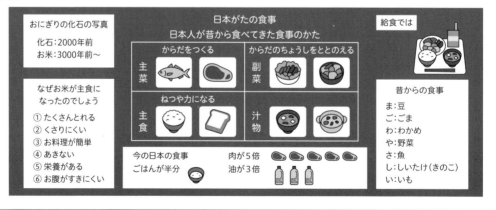

図 3-3　学級活動学習指導案

歳代）とも近く，この世代とともに「人生 100 年時代」に向けて，生活習慣病の予防や健康寿命の延伸のために，若いころからの食生活が重要であることを自覚し，健全な食生活を習慣化する必要性が一層高い時期といえる．

第 4 次食育推進基本計画においても若い世代が朝食欠食を減らすことや，主食・主菜・副菜を組み合わせた食事をとることが推進され，各地でこの課題に沿った食育の取り組みが行われている．

第 4 次食育推進基本計画
p. 185 参照

139

C

学童期・思春期の栄養教育

事　例　　若い世代の朝食摂取と食事バランスの充実に対する栄養教育（集団指導）

プログラム名：自治体と連携した栄養士養成課程の学生による高校生への食育指導

● **プログラムの説明（簡単な説明や実施するにあたる背景など）**

> 自治体と連携し希望があった高校へ出向き，栄養士養成課程の学生が，朝食の摂取と食事バランスについての授業を行う（1クラス30人）

Plan（計画）

① **アセスメント（栄養状態，食物摂取状況，食行動など）**

● **自覚症状，食生活などの主観的情報**

> 授業を行うクラスの生徒30人に事前アンケートを行った
> 科目担当の先生に，学生の食事の状況や生活リズムについて尋ねた．通学に時間のかかる学生や，勉強などで夜更かしをするなど，生活リズムの乱れから朝食を欠食する生徒もみられ，栄養バランスの認識が十分でない生徒もいるとのことであった

● **身体所見・臨床検査結果などの客観的情報**

> 肥満傾向の学生はいないが，女子で痩身志向の生徒がいる

② **課題の抽出**

課題1	生活リズムの乱れからの朝食の欠食がある
課題2	食事バランスの認識不足がある
課題3	女子で痩身志向がある

③ **目標設定**　　　　　　　　　　（判定）A：目標達成，B：改善傾向，C：現状維持，D：悪化

目標の種類	目　標 評価指標	現状値[*1]	目標値	評価方法	評価基準	判定
結果目標	朝食の欠食をしない 食事バランスの意識をもつ 朝食の摂取と食事バランスについて理解を深め，実践しようと思えたか	80%（24人） 80%（24人）	90%（27人） 90%（27人）	アンケート[*2]	〜69% 70〜79% 80〜89% 90%〜	D C B A
行動目標	早寝早起き 行動変容を起こそうと思えたか	80%（24人）	90%（27人）		〜69% 70〜79% 80〜89% 90%〜	D C B A
学習目標	食事と健康への理解 授業への参加度	75%（23人）	80%（24人）		〜19% 20〜39% 40〜79% 80%〜	D C B A
環境目標	食育レシピ集やクリアファイルの配布 手軽に活用できるレシピ集を配布	—	作成・配布	受講者・希望者に配布	配布なし 配布あり	D A
実施目標	学生による食育授業の実施 自治体との連携が問題なくできたか	—	実施できた	実施実績 アンケート	実施できなかった 実施できた	D A

[*1] 現状値は事前アンケートの結果
[*2] アンケートは実施直後に行い，朝食の欠食をしないこと，早寝早起きに対する意欲を尋ねる

④計画立案

プログラム名：自治体と連携した栄養士養成課程の学生による高校生への食育指導

Why	栄養教育の目的	若い世代の朝食欠食を減らし，健康的な食事バランスを理解し，実践する態度を養う
Whom	対象	○○高校1年生（1クラス30人）
What	実施内容	同世代の栄養士養成課程の学生が高校生に，体験をもとに食育指導を実施する
When	時期・期間・頻度	夏休み明けの9月中の1時限
Where	実施場所，設備	高校の教室
Who	実施者，スタッフ	栄養士養成課程の学生，自治体職員
How	① 募集方法 ② 学習形態・教材	① 自治体職員が実施したい高校を募集 ② 授業形態はアクティブラーニングを活用し，スライド・ワークシートを用いた講義形式の授業
How much	予算	自治体が食育クリアファイルの作成と交通費などの予算を確保

⑤ 実施準備・年間計画

月	内　容	備　考
2月	今年度の総括と次年度への申し送り確認	
4月	ワーキンググループや参加協力者の顔合わせと概要把握	
5月	具体的な実施計画と役割分担確認	アセスメントに基づいた授業内容の調整
6月	実施高校への要望調査とクラス30人に事前アンケート	
9月	食育授業の事前打ち合わせとアセスメント 食育授業の実施と直後のアンケート	
11月	実施の2か月後に追跡アンケート	

Do（実施）

① 指導の実施

回　数	学習形態	内　容	実施者・スタッフ	経過評価の方法
1	教育的アプローチの実施 （高校生への食育授業） 授業形態はアクティブラーニングを活用 スライド・ワークシートを用いた講義形式	スライド ・アンケートデータ ・朝食の重要性 ・栄養バランスについて ・レシピ動画 ワーク（ワークシートを使用） ・自分の朝食の振り返りと改善，グループワーク（理想の朝食） ・今からできること	・授業者 　栄養士養成課程の学生 ・高校への連絡など 　自治体職員	アンケート

②モニタリング

項　目	方　法	頻　度	実施者	備　考
食育授業の効果など	アンケート	1回	自治体職員	

141

C

学童期・思春期の栄養教育

Check（評価）

① 形成的評価：企画評価と経過評価を要約した評価

● 企画評価

	自治体職員による食育授業実施校の募集と，ニーズ・アセスメントおよび授業者側との連絡調整，実施日時の調整などを行い，企画どおり実施できた

● 経過評価

	食育授業実施校のクラス生徒30人全員が参加し，自治体職員の協力も得て，アンケートの回収・集計もスムーズに行えた

② 総括的評価：影響評価と結果評価を要約した評価

● 影響評価

（判定）A：目標達成，B：改善傾向，C：現状維持，D：悪化

目標の種類	目標 評価指標	現状値	目標値	評価方法	実績値	判定
行動目標	早寝早起き 行動変容を起こそうと思えたか	80%（24人）	90%（27人）	アンケート	88%（26人）	B
学習目標	食事と健康への理解 授業への参加度	75%（23人）	80%（24人）		80%（24人）	A
環境目標	食育レシピ集やクリアファイルの配布 手軽に活用できるレシピ集を作成・配布	—	作成・配布	受講者・希望者に配布	配布できた	A

● 結果評価

（判定）A：目標達成，B：改善傾向，C：現状維持，D：悪化

目標の種類	目標 評価指標	現状値	目標値	評価方法	実績値	判定
結果目標	朝食の欠食をしない 食事バランスの意識をもつ 朝食の摂取と食事バランスについて理解を深め，実践しようと思えたか	80%（24人） 80%（24人）	90%（27人） 90%（27人）	アンケート	98%（29人） 90%（27人）	A A

③ 総合評価

	行動目標の「早寝早起き」についての意欲に関して，授業直後のアンケート結果では，88%だったが，2か月後の追跡アンケートでは79%に下がった 学習への参加については，出席者全員が授業に熱心に取り組んでいた 朝食の簡単献立レシピと食育クリアファイルの配布については，出席者全員に渡し，活用できるようにした

Act（見直し・改善）

① 計画の見直し・改善

	毎年見直しと改善をはかり，内容のブラッシュアップをしてきたが，コロナ禍が落ち着き，実施希望の学校数が増加したため，授業をする学生側の負担が大きくなった．オンライン形式の授業の検討も必要である

② フィードバック

	2月の会議でアンケート結果が共有された 高校側へは授業のワークシートの返却と，アンケート結果が共有された

● 本プログラムの工夫点・注意点・ポイント（行動科学理論やモデル・各種行動変容技法の利用について）

	授業中ワークシートに記入させることで，能動的に授業に参加し，自己評価ができた（セルフモニタリング） 自治体との連携により，継続して栄養教育の授業を組むことができた

成人期の栄養教育

① 特　徴

∴ 成人期の特徴

　成人期とは，20歳前後〜64歳ころまでの長い時期をいい，身体や精神が成熟かつ安定する生産年齢期，社会を支える生涯で最も充実した時期，加齢とともに衰退していく時期に大別できる．

　青年期は，自立（親からの独立），自己形成，生活の基盤を確立する時期である．就労・結婚・出産など，環境の変化とともに多忙になり，生活が不規則になる時期である．栄養状態が深刻な症状として現れることが少ないため，若い身体力を過信した行動もみられるなど，生活改善や健康意識がほかのステージに比較して低いという特徴がある．食生活では，朝食の欠食率が性別に関係なく高く，さらに外食や中食を利用する人が多い．男性の場合は，不規則な食事，偏った食事内容や運動不足が，女性の場合は，やせ願望やダイエット志向による食事量の不足がみられる．

　壮年期は，社会で中心的な活躍が期待され，家庭においては育児・子育てなど，それぞれの環境変化のなかで大きな責任を担う時期でもある．過労，生活リズムの乱れや運動不足が目立ち，不規則な食事や偏った食事内容に加え，深酒，喫煙習慣なども増える．また，個人差はあるものの身体組織の老化や代謝機能の減退，更年期障害の諸症状などが出現する．

　中年期は，管理職としての責任や人間関係に伴う精神的ストレス，退職や子どもの自立による喪失感や空虚感，さらにうつ病などに進展し，悩む人も少なくない．また，体力の衰え，生活習慣病の発症，がんの罹患など傷病のリスクが高まる時期である．女性では，加齢とともに肥満の増加傾向がうかがわれる．

② 栄養と健康の問題点

　成人期におけるおもな傷病には，高血圧疾患，歯科関連疾患，脂質異常症，2型糖尿病，悪性新生物，心疾患，気分（感情）障害などがある（図3-4）．また，生活習慣病の発症過程には，おおむね肥満，やせ，メタボリックシンドロームの状態がみられる．

成人期の区分
成人期の区分はさまざまであるが，ここでは，以下のように区分して解説した
青年期（20〜29歳）
壮年期（30〜49歳）
中年期（50〜64歳）

143

D　成人期の栄養教育

更年期障害
閉経の前後5年間の計10年間を「更年期」という．この時期に，女性ホルモンの1つであるエストロゲンの分泌量が急激に減ってくることにより現れる多種多様な症状を「更年期症状」，そのうち，日常生活に支障があるものを「更年期障害」という
症状例としては，食欲不振，ホットフラッシュ（のぼせなど），しびれ，頭痛，情緒不安定などさまざまで，その症状や軽重には個人差がみられる

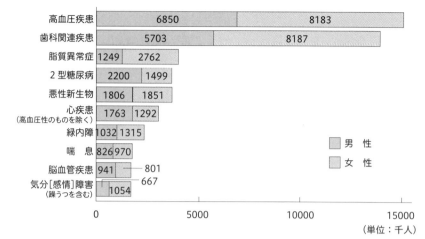

図 3-4　おもな傷病の総患者数
（厚生労働省：令和２年患者調査結果データより作図, 2022）

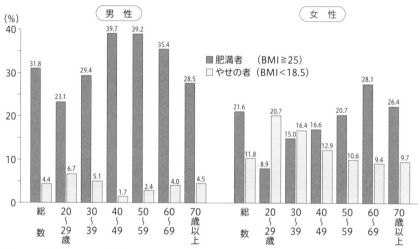

図 3-5　肥満とやせの状況
（厚生労働省：令和元年国民健康・栄養調査より作図, 2020）

❖肥満とやせ

　肥満は, 身体を構成する成分のうち, 脂肪組織が過剰に蓄積した状態で, 一方, やせは, 摂取エネルギーが消費エネルギーより少なくなり, 体脂肪が減少した状態である.

　2019 年（令元）の国民健康・栄養調査報告によると, 20 歳以上の肥満の割合は男性が 31.8 ％, 女性は 21.6 ％である. 男性では 40 歳代が 39.7 ％で最も多く, 次いで 50 歳代が 39.2 ％である. 女性では中年期から高齢期に肥満者の割合が高く, 60 歳代が 28.1 ％と最も高い. 近年は 20 歳代, 30 歳代の女性にやせの割合が高い（**図 3-5**）.

　肥満は, 食べ過ぎや運動不足など, エネルギー出納の不均衡により標準体重を大幅に超える状態で, 対象者において, 適切な食行動や運動が困難

な状況であること，肥満状態の維持や進行が生活習慣病の発症と密接に関連していることの知識や理解が十分でないことなどが問題点としてあげられる．

やせの場合は，やせ願望やダイエット志向による誤った食行動，ストレスによる食欲不振，各栄養素の摂取不足などが心身の健康状態と生活に影響を及ぼすという知識や理解が十分ではないことなどが問題点としてあげられる．

❖ メタボリックシンドローム（内臓脂肪症候群）

内臓脂肪蓄積が推測される腹囲周囲径に加え，低 HDL（高比重リポたんぱく質）コレステロール血症や，高 TG（トリグリセリド）血症などの脂質異常，高血圧，高血糖状態のうち，2つの異常が重複した場合をメタボリックシンドロームという（**表 3-15**）．その時点では自覚症状がないが，放置することにより動脈硬化を引き起こし，心臓疾患や脳血管疾患など重篤な疾病を発症させてしまう．健康診査結果に示された異常値の軽視や，要保健指導通知を受けても，多忙のため時間を設けることを回避するなど，指導を受ける機会を逃してしまうという問題点があげられる．

メタボリックシンドロームの疑いの判定　　国民健康・栄養調査の血液検査では，空腹時採血が困難であるため，メタボリックシンドロームの診断基準の項目である空腹時血糖値および中性脂肪値（TG 値）により判定することは不可能である．したがって，2019 年（令元）の調査における判定基準は下記のとおりとされた．

① メタボリックシンドロームが強く疑われる者：腹囲が男性 85 cm 以上，女性 90 cm 以上で，**表 3-16** のうち 2つ以上の項目に該当する者（"項目に該当する" とは，**表 3-16** の「基準」を満たしている場合，かつ/または「服薬」がある場合とする）

表 3-15　メタボリックシンドロームの診断基準

【必須項目】内臓脂肪（腹腔内脂肪）蓄積
　ウエスト周囲径：男性 ≧ 85 cm，女性 ≧ 90 cm（内臓脂肪面積男女とも ≧ 100 cm² に相当）
【選択項目】上記に加え，以下の 3 項目のうち 2 項目以上該当
　① 高トリグリセライド血症：≧ 150 mg/dL（かつ/または）
　　 低 HDL コレステロール血症：< 40 mg/dL
　② 収縮期血圧：≧ 130 mmHg（かつ/または）拡張期血圧：≧ 85 mmHg
　③ 空腹時高血糖：≧ 110 mg/dL

注 1. CT スキャンなどで内臓脂肪量測定を行うことが望ましい
注 2. ウエスト径は立位，軽呼気時，臍レベルで測定する
　　　脂肪蓄積が著明で臍が下方に偏位している場合は肋骨下縁と前上腸骨棘の中点の高さで測定する
注 3. メタボリックシンドロームと診断された場合，糖負荷試験が薦められるが診断には必須ではない
注 4. 高トリグリセライド血症，低 HDL コレステロール血症，高血圧，糖尿病に対する薬物治療を受けている場合は，それぞれの項目に含める
注 5. 糖尿病，高コレステロール血症の存在はメタボリックシンドロームの診断から除外されない
（日本動脈硬化学会，日本糖尿病学会，日本高血圧学会，日本肥満学会，日本循環器学会，日本腎臓学会，日本血栓止血学会，日本内科学会，2005）

メタボリックシンドロームの概念図

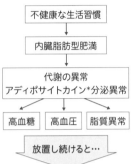

不健康な生活習慣

↓

内臓脂肪型肥満

↓

代謝の異常
アディポサイトカイン*分泌異常

↓

高血糖　高血圧　脂質異常

↓

放置し続けると…

↓

脳卒中，心疾患（心筋梗塞など），糖尿病合併症（人工透析・失明）などへと進展

*アディポサイトカイン：脂肪細胞から分泌されるホルモンなどの生理活性物質．内臓脂肪が蓄積されると，糖尿病や高血圧の発症につながる物質を大量に分泌したり，糖尿病や動脈硬化を防ぐ物質（アディポネクチン）の分泌を低下させるなどの異常が起こる

内臓脂肪蓄積
門脈系に存在する脂肪で，おもに腸間膜脂肪と大網脂肪組織からなる．皮下脂肪に比べて量的には少ないが，代謝活性が高く，内臓脂肪が増加すると種々の代謝疾患を引き起こす（最新医学大辞典 第 3 版，医歯薬出版，2005）

表 3-16　メタボリックシンドロームの疑いの判定

項　目	血中脂質	血　圧	血　糖
基　準	・HDL コレステロール値： 　40 mg/dL 未満	・収縮期血圧値： 　130 mmHg 以上 ・拡張期血圧値： 　85 mmHg 以上	・ヘモグロビン A1c 　(NGSP) 値：6.0％以上
服　薬	・コレステロールを下げる薬服用 ・中性脂肪（トリグリセライド） 　を下げる薬服用	・血圧を下げる薬服用	・血糖を下げる薬服用 ・インスリン注射使用

（厚生労働省：令和元年国民健康・栄養調査, 2020）

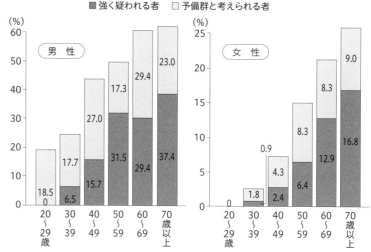

図 3-6　メタボリックシンドローム（内臓脂肪症候群）の状況
（厚生労働省：令和元年国民健康・栄養調査より作図, 2020）

　② メタボリックシンドロームの予備群と考えられる者：腹囲が男性
　　85 cm 以上，女性 90 cm 以上で，**表 3-16** のうち 1 つに該当する者
　2019 年（令元）の国民健康・栄養調査報告によると，メタボリックシン
ドローム（内臓脂肪症候群）が強く疑われる者の割合は 17.8％，予備軍と
考えられる者は 14.1％である．50 歳代の男性では，強く疑われる者が予備
軍を超えている．男性に比べて女性は低率ではあるが，60 歳代で同傾向が
みられる（**図 3-6**）．

❖生活習慣病

　生活習慣病は，これまでの生活習慣が原因で発症した疾患の総称であり，
肥満症，糖尿病，脂質異常症，高血圧症，高尿酸血症，悪性新生物，動脈
硬化症，心臓疾患，脳血管疾患などをいう．急性期における患者は自覚症
状があることや，医師からの診断結果を知ることで，栄養教育の理解度と
自身の関心と改善意欲は高い．しかし，慢性期になるとコンプライアンスの
低下もみられ，疾患の指標となる検査値のコントロールも悪くなることが多

コンプライアンス
医療現場では，患者が定められ
た治療方針や指示を守って服薬
をしたり，治療に積極的で前向
きなことを意味する

く，栄養教育はむずかしくなる．

③ 栄養教育の目的（アセスメント）

⁖ 目　的

　成人期は，あらゆる生活習慣病発症のリスクにさらされるステージである．栄養や健康状態にかかわる，個人や環境要因を含む問題の早期発見と，その対応・対処が重要である．

　生活習慣病の発症予防と治療，再発防止には，身体活動，睡眠・休養とともに食事が大きくかかわる．食生活習慣が将来の健康や QOL に影響を及ぼすことから，学習者自身が，これらの理解と知識の定着，行動のきっかけとなり得る栄養や食事への関心や意欲の向上，望ましい行動の実践，食生活・食行動の自己分析ができるまでのスキル習得，さらにこれらの行動維持ができるよう，管理栄養士・栄養士はサポートを行っていく．

⁖ アセスメント

　対象者の実態を知るため，以下の項目の栄養アセスメントを行い，問題点や課題点を明確にすることが重要である．

- ・栄養状態，健康状態：身体計測値，臨床検査値，臨床診査
- ・栄養摂取状況：食事調査
- ・食行動，食スキル：食事調査
- ・生活習慣状況：運動・身体活動，睡眠・休養ほか生活習慣調査
- ・健康や疾病に関する知識：知識や認識調査
- ・ヘルスリテラシー：正しい情報の入手，理解，判断，活用能力調査
- ・家族，就業，経済，居住地域，生活環境，人間関係，教育歴など
- ・病歴，家族歴，生活歴，食習慣歴などの成人期に至るまでの各経歴

④ 指針など

　壮年期から中年期に向けた，おもに働く者に対する制度や指針を**表 3-17**に示した．

⑤ 成人期の栄養教育

　青年期の栄養教育では，健康意識を向上させるために，自身の望ましくない生活習慣に気づかせる．朝食欠食や，やせ願望，誤ったダイエット行動などが課題となる．生活習慣病などに関する情報と予防策を具体的に提示して知識を身につけさせ，食生活で改善すべき点について考えるきっか

生活習慣病異常値の出現順
生活習慣病は，腹囲→BMI→高尿酸→高中性脂肪→高 LDL コレステロール→高 GPT→高血圧→HbA1c→血糖→低 HDL コレステロールの順に数値の異常が出現する

ヘルスリテラシー
p. 26 参照

表 3-17　働く者に対する指針・制度と目的

	名　称	年	目　的
内閣府	仕事と生活の調和（ワーク・ライフ・バランス）憲章	2007（平 19）	働くすべての人びとが，"仕事"と育児や介護，趣味や学習，休養，地域活動といった"仕事以外の生活"との調和をとり，その両方を充実させる働き方・生き方ができる社会の実現を目指す
厚生労働省	トータルヘルスプロモーション（THP）	1988（昭 63）	働く人の「心とからだの健康づくり」を目的に進められている健康保持増進措置のことで，企業が保健指導・栄養指導・運動指導・メンタルケアなどを実施し，「すべての社員が若いときから継続して身体と心の健康を作れるように支援する」取り組み
	特定健康診査・特定保健指導制度	2008（平 20）	特定健康診査は，医療保険に加入する 40〜74 歳までの成人とその家族を対象に実施される．腹囲の計測など，「メタボリックシンドローム（内臓脂肪症候群）」の該当者や，その予備群を発見することを目的とする 特定保健指導は，特定健診の結果から，生活習慣病の発症リスクが高く，生活習慣の改善による効果が多く期待できると判定された人に対して行われる健康支援のことで，リスクの程度に対して「動機づけ支援」や「積極的支援」が実施される
	スマート・ライフ・プロジェクト（SLP）	2011（平 23）	食事，運動，健診（検診），禁煙の 4 つの柱で，すべての国民の健康づくりをサポートするプロジェクトのことで，プロジェクトに参画する企業・団体・自治体と協力・連携しながら「健やかな国ニッポン」を目指す
	データヘルス計画	2015（平 27）	「国民の健康増進と日本経済の活力向上」，「健康寿命の延伸」，「医療費の適正化」をはかるための保健事業のことで，レセプト（医療情報）や健診結果などのデータに基づき，PDCA サイクルを用いて，より効果的かつ効率的な保険事業を行うことを目的とする

けづくりに重点をおく.

　壮年期の栄養教育では，現在の健康状態と食生活・食行動との関係を知らせ，自覚症状が現れる前の行動変容が今後の QOL の低下を防止することを理解させる．学習者の健康診断の結果から要因と考えられる食行動を具体的に提示し，改善に向けた支援に重点をおく.

　中年期の栄養教育では，長年にわたる生活習慣の改善や慢性疾患の指導はむずかしい．手遅れにならないように，健康状態と食行動の関連を理解させるために，丁寧な傾聴と受容によって問題点を明確にしたうえで学習者とともに方策を考えていく.

栄養教育のポイント

欠食の改善

　1 日 3 回の食事，とくに朝食を摂取することの重要性を伝える．食欲がない場合には，かゆや口当たりのよい果物，量的に軽いメニューを紹介する．また，時間がない場合には，具体的な調理時間を示したレシピの提示や，短時間で食べられるように工夫したメニュー，または前夜に作りおきできるメニューなどを紹介する.

外食メニュー選択スキル

　外食は一般に，野菜，とくに緑黄色野菜の不足，脂質・エネルギーの過剰摂取，濃い味つけ，摂取食品や栄養素，食味などの偏りがみられるので，外食する際の選択・摂取のポイントを指導する.

①　定食メニューを選ぶ

② 野菜の多い料理を選ぶ

③ めん類の汁は全部飲まない

④ 牛乳，野菜ジュース，果物，豆腐などを一緒にとる

⑤ 毎日同じものではなく，1週間のうちで変化をもたせる

⑥ 不足しがちなビタミン・ミネラルを，家庭内の食事で補う

⑦ 食事バランスガイドにそって，主食，副菜，主菜，牛乳・乳製品，果物の順に繰り返し摂取するようにする

メタボリックシンドロームの食事改善

長年の生活習慣が要因になっているため，食事で改善するためには次のことを基本とする．

① 生活リズムを整える

② 1日3食をきちんと摂取する

③ 外食の選択スキルと知識を定着させる

④ 医師の処方薬が有効な場合以外は，食事で調整できることを伝える

壮年期以降の留意点

① 食に関する正しい情報を提供し，誤った健康志向行動を是正する

② 1日3食の食事とともに，ふだん口にしている食べ物すべてについて確認する

③ 健康食品やサプリメントは，過剰摂取になる恐れもあるので，その危険性についても指導する

④ 調理することや素材の特徴を生かした料理を食べることで，咀しゃく・嚥下機能の低下防止にもつながることを伝える

⑤ 老化防止に有効な食品やメニューを示す

⑥ 食べ物の経口摂取の重要性について認知させる

⑦ 更年期障害の症状には，サプリメントや健康食品に頼るのではなく，症状に有効な栄養素を食事で摂取できることを伝える

⑥ 栄養教育の場とその方法（職場・地域，病院など）

成人期を対象とする栄養教育の場は，おおむね「保健領域」と「医療領域」に大別される．前者の目的は，健康の保持・増進，疾病発症予防であり，後者の目的は，疾病の治療，悪化阻止，再発防止である．

❖地域・職場（保健領域）における栄養教育

保健領域での栄養教育の場は，市町村保健センターや職場などであり，行政栄養士や特定給食施設に配置されている栄養士，あるいは産業栄養指導担当者などが担う．

市町村保健センターでは，管轄地域の住民を対象に，各種の法律に則っ

て各ライフステージや支援目的に従い栄養教育が実施され，職場では，事業所の従業員食堂や，食堂以外の食サービスの場が活用される．

　対象は，健康人・半健康人・半病人であるが，自覚症状がない場合が多いため，健康診査結果の情報が栄養教育に有効活用される．

　ここでの栄養教育では，①就労による経済的自立，②健康で豊かな生活のための時間の確保，③多様な働き方・生き方の選択などを考慮して，十分なアセスメントを行う必要がある．

栄養教育の事例

経済的に自立できない層　　食事を重視しない，安価に購入できる食品の利用，菓子類の過剰摂取など，高カロリー低栄養の食事が考えられる．高カロリー低栄養の食習慣は栄養・健康状態を悪化させ，医療機関にかかる頻度が高くなり，経済の圧迫につながることなどを知らせる．学習者が失業している場合や，栄養教育の場に出向こうとしない人も想定し，地域のサポートチームなどと協力して実施する．聞き取り調査に加え，自宅訪問や食材の買い出し時に同行するなど，学習者の食行動を十分に観察・分析し，そのうえで，市販惣菜や食材の選び方，手軽にできるメニューや調理法の紹介など経済面に見合った情報を提供する．

心身の疲労，家族のだんらんをもてない層　　不規則な食事時間・食事間隔，短時間での摂食，偏食，間食のとり方や内容に問題があることなどが考えられる．学習者は時間不足を理由に，指導を受ける機会がもてないことや，食行動の改善がうまくできないなどと訴えることが多い．電話，ファクシミリ，インターネットやメールなどの身近なツールを利用し，できるだけ学習者の都合を優先する．提供する情報としては，体内リズムと食事時刻の関係や年齢と身体機能・代謝の関係，規則正しい食生活の重要性など，また，これらにふさわしい食行動や食事内容，さらに，社内食堂や健康づくりを推進実施する飲食店の紹介など多岐にわたる．

仕事と子育てを両立している層　　仕事が忙しく，望ましくない食習慣の形成（食事時間，食事内容，食事マナーなど）や，家庭での子どもに対する食育が手薄になることがある．仕事と子育ての両立を一生懸命にこなしている学習者ほど，肉体的にも精神的にも疲労している場合が多い．学習者自身の健康保持はもとより，育児における"食"の重要性を知らせることが必要である．提供する情報としては，料理メニューや調理の工夫などの紹介，親子の健康にかかわる食事の知識，信頼度の高いインターネット上のサイトなどがあげられる．

❖ 病院（医療領域）における栄養教育

　医療領域での栄養教育の場は，病院，診療所，助産所などがあり，直営あるいは委託給食会社に勤務する管理栄養士や栄養士を中心に，医師や看

共食のむずかしさ
家族と一緒に食事をすることが重要だと思う人は，約9割となっている一方，家族が一緒に食事をする時間をつくることが難しいと思う（「とてもそう思う」または「そう思う」）と回答した人の割合は，20〜50歳代では3割強を占めている
その理由としては，すべての年代で「自分または家族の仕事が忙しいから」が最も多く，20〜30歳代では約9割，40歳以上では約8割となっている
（農林水産省：食育に関する意識調査，2017）

護師なども行う．対象は，通院あるいは入院患者であり，問診カルテなどの情報に基づくアセスメントが必要である．

　受診に至るまでの食習慣や行動，病態が示す検査値の変動を観察しながら，医師の指示のもとで各種疾患のガイドラインに則った治療の一環としての栄養教育となる．専門的に示される数値などの情報は，学習者にとって理解しにくい．このため，学習者の食習慣や行動，病態の理解度を十分に把握したうえで問題点を明確化し，食事をどのようにとればよいかなど，改善に向けた具体的な方法を示しながら指導・支援を行う．

　薬剤が処方されている場合は，学習者が自身の疾患と食事の関係を認識し，処方されている薬剤と食品との飲み合わせについても注意できるようにサポートする．

　入院患者の場合は，入院前の食事や食生活，身体活動や運動を含めた詳細な聞き取りが必須である．入院中の食事内容に基づく栄養指導，さらに退院時には退院後の食事や食生活に関する注意や留意点などの指導が行われる．

薬剤と食品
薬と薬，薬と飲み物や食べ物との組み合わせによっては，効果が弱まったり，強まったり，副作用が強く出たりすることがある．たとえば，ワルファリンと納豆，降圧薬とグレープフルーツ，薬剤とアルコールなどがある

事　例　　成人に対する栄養教育（個別指導）

プログラム名：メタボリックシンドロームからの脱出に挑戦！

● プログラムの説明（簡単な説明や実施するにあたる背景など）

	成人期のなかごろ（壮年期）にある 43 歳の男性，会社員営業職の A さんは，健康診査の結果，生活習慣病発症の恐れがあるため，積極的支援による保健指導が必要であることが判明した 詳細なアセスメントを実施したうえで，食生活や身体活動などについて具体的な行動目標を設定し，セルフモニタリングの励行と定期的なチェックを行い，問題となっているメタボリックシンドローム（内臓脂肪症候群）に特定される検査項目の値を是正することを目指すプログラムとした

Plan（計画）

① アセスメント（栄養状態，食物摂取状況，食行動など）
● 自覚症状，食生活などの主観的情報

	仕事：営業職で外勤が多く，移動手段はおもに自動車を利用．通勤は電車 家族：奥様と子ども 2 人の 4 人家族 食生活：とくに食事が不規則である．食事をとる時刻，炭水化物に偏る外食の利用，ストレス解消を理由とした飲酒など．家庭では食事が準備されているが，遅い時間帯の帰宅の際には，空腹を満たすため，駅のフードサービス店などでビール 1 本とラーメンやカレーライス，丼ものなどを食べ，帰宅後にビール 1 本を飲んでから準備されている食事をとる 年々増加する体重，なかなか回復しない疲労感など最近の体調について気にしている

● 身体所見・臨床検査結果などの客観的情報

	腹囲 93 cm，体重 82.5 kg，BMI 27 kg/m²，中性脂肪 200 mg/dL，収縮期血圧 135 mmHg，HbA1c 5.7%

② 課題の抽出

課題1	体重増加や体調不良と検査結果の関連について理解していない
課題2	望ましい食行動，適切な食事量などの知識が乏しい
課題3	炭水化物に偏った間食の摂取
課題4	適切とはいえないストレス対処・解消の方法，飲酒
課題5	運動不足
課題6	メタボリックシンドローム積極的支援対象に該当

③ 目標設定
（判定）A：目標達成，B：改善傾向大，C：改善傾向小，D：現状維持，E：悪化

目標の種類	目標 評価指標	現状値	目標値	評価方法	評価基準	判定
結果目標	メタボ状態の改善 体重減量による各検査値の適正化 （根拠有）	82.5 kg	79 kg	身体計測	増加 変化なし 2.5～1.5 kg 減 3.0～2.5 kg 減 3.5～3.0 kg 減	E D C B A
行動目標	適切な食事と運動 ①食事時刻	朝：適 昼：不適 夕：不適	7 時 12 時 20～21 時	記録を確認し，①～④の実施割合にて評価	実施せず 1～2 割実施 3～5 割実施 6～7 割実施 8～10 割実施	E D C B A
	②間食内容を変更	炭水化物摂取	ガムをかむ			
	③アルコール量を減らす	500 mL × 2 本	350 mL × 2 本			
	④適度な運動	なし	電車利用 （歩数増）			

（つづく）

学習目標	生活習慣病の理解 ①食行動・食事と各種検査値 ②運動・身体活動と各種検査値 ③各種検査値と生活習慣病	理解なし	理解・知識定着	小テスト実施	未実施 平均60点未満 平均60〜80点 平均80〜90点 平均90〜100点	E D C B A
環境目標	家族協力要請 声がけ確認・連絡 （メール・電話）	週1回程	昼夕	記録確認 （出勤日5日間）	変化なし 週1日 週2日 週3〜4日 週5日	E D C B A
実施目標	行動変容と改善 満足度	—	—	アンケート	不満 満足	D A

④計画立案

プログラム名：メタボリックシンドロームからの脱出に挑戦！

Why	栄養教育の目的	生活習慣病発症防止およびメタボ改善
Whom	対象	メタボリックシンドローム積極的支援対象の43歳男性
What	実施内容	メタボリックシンドローム改善のための食事・運動指導
When	時期・期間・頻度	12月〜翌年7月・計10回
Where	実施場所，設備	診療所相談室
Who	実施者，スタッフ	管理栄養士，保健師，健康運動指導士
How	① 募集方法 ② 学習形態・教材	① 健診結果により通知 ② 学習形態：面接（対面・インターネット），またはメールや電話など 　教材：フードモデル，リーフレット，教育・学習用動画など
How much	予算	25,000円程度

D　成人期の栄養教育

⑤ 実施準備・年間計画

月	内　容	備　考
11月下旬	事前準備 ①学習者の事前情報の把握，健診結果の確認，その他 ②初回面接時における問診事項作成 ③実施日時・場所などの確認・連絡	他スタッフとの打ち合わせと確認 問診事項：生活に関する食事（食行動），運動（身体活動），睡眠（休養）をはじめ，体重歴，家族，仕事など
12月上旬	初回面接（対面）：アセスメント ・面接中の表情，姿勢や態度などを観察する ・保健指導に対する気持ちを聞き出す ・今後の学習方法についての説明と選択肢提示で自由度を印象づける ・問診事項に関する詳細を確認するための，食事と身体活動調査実施に関する説明をする ・実施期間と提出期日を案内する ・学習者本人の目指す姿と意思確認 ・次回面接の日程・内容について予告説明を行う	食事と身体活動調査実施（3日間） 食事記録：端末カメラ活用による写真記録 運動記録：端末アプリ活用で歩数・消費カロリーの記録 ＊他スタッフとともに，初回面接で得られた情報から，学習者の問題行動と課題について協議し整理する
12月中旬	面接（Web）：目標設定 ・提出された食事・身体活動記録データの内容確認⇒分析結果の提示⇒感想や気づきなどを引き出す ・アドバイスのうえで課題をともに考える ・行動目標を決める ・アプリ活用で消費カロリーの確認習慣と体重測定をすすめる ・次回指導学習に関する方法の説明	他スタッフとともに学習者の気づき，問題点や課題のとらえ方について協議したうえで，学習内容（指導）のポイント整理する

1月	面接（Web）：学習指導（２週目：食生活面，３週目：身体活動面） ・行動変容のための教育指導 ・教育動画 ・知識確認小テスト ・質疑応答	指導時間：45分間 （うち教育動画時間：20分） 小テスト：５分程度 質疑応答：５分程度
2月 ～ 6月 （月1回）	面接（Web or 対面 or 電話 or メール）：経過観察および支援 ・検査結果と実践行動の想起 ・行動実践の確認と，つまづき，困難などについての傾聴 ・つまずきに対する傾聴 ・受容とアドバイス，達成に対する賞賛など	身体計測・採血 小テスト：５分程度 （口頭質問 or 添付ファイル）
7月	面接（対面）：評価と事後指導 ・行動実践と体重および検査値の変化との照合，賞賛，問題点，課題などの提示 ・成果とともに望ましい行動維持に関する事後指導	他スタッフからのアドバイス含む

Do（実施）

① 指導の実施

回　数	学習形態	内　容	実施者・スタッフ	経過評価の方法
4	面接（対面）	・アセスメント ・課題提示 ・学習者の関心，意欲，態度などの確認 ・目標設定と行動変容可能範囲および意思決定の確認 ・プログラム説明 ・経過観察および支援	管理栄養士 保健師 健康運動指導士	学習者の反応（関心意欲・態度・認知などの程度）を各担当分野チェックリスト項目に記録する
4	面接（Web）	・教育指導動画配信 ・知識確認テスト実施 ・検査結果提示 ・経過観察および支援	管理栄養士 保健師 健康運動指導士	これまでの行動記録提示状況とその内容の点数化 簡易小テストの得点
1	面接（メール）	・分析結果の報告通知 ・経過観察および支援		返信の有無 簡易小テストの得点
1	面接（電話）	・成果確認 ・経過観察および支援		

② モニタリング

項　目	方　法	頻　度	実施者	備　考
行動目標の各項目	一覧記録表への記録	8回	管理栄養士	
体重測定	記録と記録提示の遵守			

① 形成的評価：企画評価と経過評価を要約した評価

● 企画評価

	おおむね月1回の面接指導は企画どおり実施できた 対面，Web，メール，電話などの面接方法と時期は，学習者の心理負担や都合に影響することなく実施できた

● 経過評価

	企画上，指導期間中の面接回数は，学習者における負担感が懸念されていたが，最終回まで継続できた 食事・身体活動記録のほか，学習後の小テスト実施，スマートフォンやタブレットなどのアプリを活用したことで，スムーズに進行することができた

② 総括的評価：影響評価と結果評価を要約した評価

● 影響評価 （判定）A：目標達成，B：改善傾向大，C：改善傾向小，D：現状維持，E：悪化

目標の種類	目標 評価指標	現状値	目標値	評価方法	実績値	判定
行動目標	適切な食事と運動 ①食事時刻	朝：適 昼：不適 夕：不適	7時 12時 20〜21時	記録確認	全体の8〜10割	A
	②間食内容を変更	炭水化物摂取	ガムをかむ			
	③アルコール量を減らす	500 mL × 2本	350 mL × 2本			
	④適度な運動	なし	電車利用 （歩数増）			
学習目標	生活習慣病の理解 ①食行動・食事と各種検査値 ②運動・身体活動と各種検査値 ③各種検査値と生活習慣病	理解なし	理解・知識定着	小テスト実施	平均90〜100点	A
環境目標	家族協力要請 声がけ確認・連絡 （メール・電話）	週1回程	昼夕	記録確認	週3〜4日	B

● 結果評価 （判定）A：目標達成，B：改善傾向大，C：改善傾向小，D：現状維持，E：悪化

目標の種類	目標 評価指標	現状値	目標値	評価方法	実績値	判定
結果目標	メタボ状態の改善 体重減量による各検査値の適正化 （根拠有）	82.5 kg	79 kg	身体計測	79.5 kg	A

③ 総合評価

	家族のメールや電話による食行動に関する声がけ・問いかけの機会などの環境を設定し，その頻度を評価観点とした．課題としては，本人と家族間での徹底した取り決めが必要である 指導前体重からの3％以上の減量は，収縮期血圧・中性脂肪・HbA1cなどの，メタボリックシンドロームの判定に用いる各検査値を低下させることから，指導前にメタボリックシンドロームと判定されていた学習者は，プログラムの途中で実施した身体計測および血液検査の結果，体重と各種検査値が改善され，メタボ群から除外されるまでに至り，本プログラムの目標が達成できた

① **計画の見直し・改善**

	学習方法の適正について検討が必要である
	学習と行動の連動に関する検証が必要である
	家族の協力という環境設定において，その方法の決定に際しては第三者を交え，双方の行動の意思決定を確認できる機会が必要である

② **フィードバック**

	報告書を作成し，今後の類似する対象の指導に反映させる
	同職種（管理栄養士）や他職種（医師，保健師や健康運動指導士）と情報を共有し，学習者の望ましい行動変容につなげられるよう検討を重ねる

● **本プログラムの工夫点・注意点・ポイント（行動科学理論やモデル・各種行動変容技法の利用について）**

	初回面談における学習者の把握（トランスセオレティカルモデル）
	学習者自身が，行動変容による減量について家族や指導関係スタッフと約束した（目標宣言）
	自己評価ができるための各種行動について記録することを課した（セルフモニタリング）
	帰宅前の高カロリー食摂取を抑え，ガムをかむ行動に置き換えた（行動置換）
	適切な食事の確認について家族からのメールや電話による支援（道具的サポート）
	学習により生活習慣病発症のデメリットと行動変容によるメリットを認知した（意思決定バランス）

高齢期の栄養教育

① 特　徴

❖ 高齢者社会の現状

わが国の 65 歳以上の人口は，1950 年（昭 25）では総人口の 5 ％に満た
なかったが，その後増加し，2023 年（令 5）には 29.1 ％に達した．高齢社
会白書によると，総人口が減少するなかで 65 歳以上の者が増加することに
より高齢化がすすみ，2065 年には 38.4 ％，国民の約 2.6 人に 1 人が 65 歳以
上の者となる社会が到来すると推計されている．

また，2022 年（令 4）の国民生活基礎調査によると，65 歳以上の者のい
る世帯は全世帯の 50.6 ％を占め，その世帯構造は，夫婦のみの世帯，単独
世帯を合わせて 6 割を超えている．

❖ 高齢期の特徴

加齢による老化や疾患などは個人差が大きく，実年齢ではとらえにくい
という特徴がある．

身体面では，加齢とともにさまざまな身体機能や生理機能の低下がみら
れる．味覚，嗅覚など感覚器の機能低下は，食欲の減退などの要因とな
り，口腔機能の低下は，摂食嚥下障害や誤嚥性肺炎の原因となる．身体機
能低下による日常生活動作（ADL）の低下などもみられる．また，疾患を
複数抱えている高齢者も多い．

精神面・社会面では，退職や親しい人との死別など人生の変化や生活環
境の変化が大きく，経済的な要因も加わり不安や孤独感が増大しやすい時
期である．保守的な傾向も強まり，新しい環境に適応するのに時間がかか
る．このような状況を理解し，QOL の維持・向上に向けた無理のない栄養
教育を通して高齢者を支援することが重要である．

② 栄養と健康の問題点

低栄養　　高齢者は身体機能の低下，摂食機能の低下や慢性疾患，サル
コペニア，社会・経済的要因などから食欲不振になり，習慣的な食事の摂
取量の低下を招き，たんぱく質・エネルギーの栄養不足を引き起こし低栄
養状態（PEM）になりやすい．閉じこもり，うつ，認知症も低栄養を引き

高齢者の定義
世界保健機関（WHO）では，
高齢者を 65 歳以上と定義して
いるが，わが国では，一般的に
65 歳以上をさし，前期高齢者
（65〜74 歳）と後期高齢者
（75 歳以上）に区分している

ADL
Activities of Daily Living
食事・着脱衣・移動・排泄な
ど，人間の基本的な日常生活動
作．障害者や高齢者の生活自立
度の評価に用いられる

サルコペニア
筋肉量の減少．フレイルの要因
の 1 つ

PEM
Protein Energy Malnutrition
アセスメントは p. 159，表 3-18
参照

起こす要因と考えられている．また，低栄養状態がフレイルにつながり，さらに低栄養状態を促進させるといわれている．低栄養状態はADLの低下，要介護状態に移行しやすく，QOLの低下につながる．そのため，早期発見，介入・支援することで要介護状態を予防することが重要となる．

咀しゃく・嚥下力の低下　脳卒中や認知症，筋の萎縮，歯の欠損，唾液の減少，味覚の変化などから噛む力や飲み込む力が弱くなる．低栄養，誤嚥性肺炎，脱水にならないように支援する．

褥瘡　自分の体重による圧迫で血液の循環が悪化し，圧迫された部位（皮膚や皮下組織）が壊死を起こすことで，一般に床ずれといわれる．体位の変換などのケアが必要である．栄養面では，エネルギー，たんぱく質，水分を摂取して低栄養状態を予防し，組織の修復にかかわる栄養素（亜鉛，ビタミンA，ビタミンC，鉄など）を摂取する．

その他　食欲不振，脱水，便秘，骨粗しょう症，生活習慣病などの慢性疾患をもつ高齢者が多い．食事ではあっさりしたものを好むようになり，肉類・油脂類の摂取が少なく，また，味覚の変化から濃い味つけを好むようになるなど，栄養素の過不足が起こりやすい．いずれも個人差が大きく，原因は多岐にわたるため，対象者の状況を評価し，早めに支援することが要介護状態の予防になる．

③ 栄養教育の目的（アセスメント）

✥ 目　的

　高齢者の食事は，栄養補給だけでなく，食事を楽しむことで生活が豊かになり，生きがいに通じる．共食は会話が広がり，社会参加につながる．食事をとること，楽しむことを栄養教育で伝え，高齢者の低栄養状態の発症・重症化を予防し，ADL・QOLの維持・向上に寄与することを目的とする．

　高齢者の人生や生活を真摯に受け止める態度で接し，個々の栄養問題を的確にとらえ，食習慣を尊重する．栄養士側からのみの栄養教育にならないよう，高齢者が自己決定し行動が変わるまで無理のない栄養教育を続ける．食事を通して健康の維持・向上，食べる楽しみを保持したまま豊かな人生が送れるよう援助することが大事である．

✥ アセスメント

　簡便なスクリーニングを実施し，栄養アセスメントで個人の健康状態に適した栄養の確保ができているかなど，課題を明確にする．

栄養スクリーニング　栄養状態の評価方法として，主観的包括的評価（SGA）や簡易栄養評価（MNA）が用いられる．栄養改善サービスで用いられる低栄養リスクのスクリーニングの指標を**表3-18**に示した．

SGA
Subjective Global Assessment
病歴と身体所見から評価

MNA
Mini Nutritional Assessment
問診と身体計測で栄養評価

表3-18　低栄養状態のリスク判断（通所・居宅の例）

リスク分類	低リスク	中リスク	高リスク
BMI	18.5～29.9	18.5 未満	
体重減少率	変化なし （減少 3%未満）	1 か月に 3～5%未満 3 か月に 3～7.5%未満 6 か月に 3～10%未満	1 か月に 5%以上 3 か月に 7.5%以上 6 か月に 10%以上
血清アルブミン値	3.6 g/dL 以上	3.0～3.5 g/dL	3.0 g/dL 未満
食事摂取量	76～100%	75%以下	
栄養補給法		経腸栄養法 静脈栄養法	
褥　瘡			褥　瘡

注1．低栄養状態のリスク判断としては，全ての項目が低リスクに該当する場合には，「低リスク」と判断する．高リスクにひとつでも該当する項目があれば「高リスク」と判断する．それ以外の場合は「中リスク」と判断する．
注2．BMI，食事摂取量，栄養補給法については，その程度や個々人の状態等により，低栄養状態のリスクは異なることが考えられるため，対象者個々の程度や状態等に応じて判断し，「高リスク」と判断される場合もある．
（厚生労働省：栄養改善マニュアル（改訂版），2009）

　　臨床診査　　問診を通して，食事歴，食事に対する態度や考えのほか，食環境なども評価する．

　　身体計測　　身長，体重，BMI などを測定する．体重は栄養状態を反映するうえ，測定も比較的簡便である．体重計がない場合は移動式体重計を携帯する．高齢者施設には車いすごと体重測定できる計測機器があるので活用する．

　　臨床検査　　栄養状態を評価する項目として，血清総たんぱく質（TP），血清アルブミン（Alb）がある．そのほか疾病ごとに検査項目がある．

　　食事調査　　1 日の食事回数や，食事の量，食欲などを聞き取る．実際の摂取量と栄養士の把握量の誤差を少なくするようにする．本人からの聞き取りが無理な場合は，食事づくりを担当している家族や介護者から聞き取ることも必要である．

④ 介護と栄養教育

∴介護保険制度と栄養教育

　　介護保険制度が 2000 年（平 12）に施行された．その後の改正により予防重視型システムへと転換し，新たな介護予防サービスとして口腔機能の向上，運動器の機能向上，栄養改善が導入された．現在，2025 年（令 7）にむけて地域の包括的な支援・サービス提供体制（地域包括ケアシステム）の構築を目指して，各自治体では，介護予防・日常生活支援総合事業（以下「総合事業」という）を開始している．介護サービスは，介護の程度によって総合事業，予防給付，介護給付サービスが利用できる（**図 3-7**）．

地域包括ケアシステム
2025 年（令 7）にむけて，高齢者の尊厳の保持と自立生活の支援の目的のもと，住み慣れた地域や住居で，自分らしい暮らしを最期まで続けることができるよう支援する，地域の包括的な支援・サービス提供体制

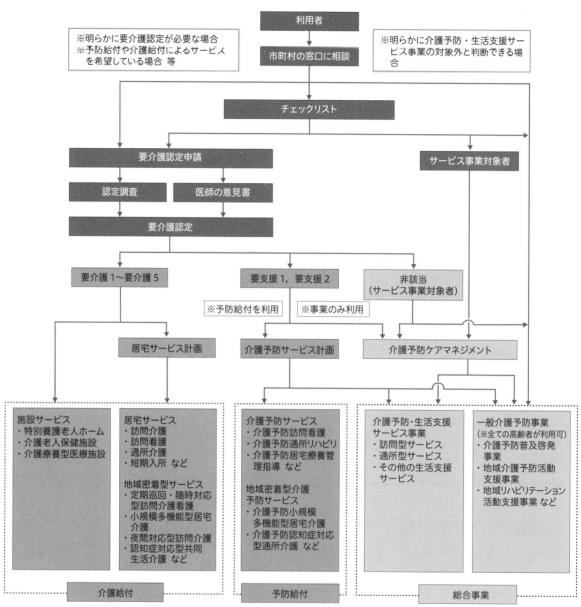

図 3-7　**介護予防・日常生活支援総合事業のサービス利用の流れ**
(厚生労働省：介護予防・日常生活支援総合事業のガイドラインより作図)

総合事業における栄養教育

　一般介護予防事業は，地域の高齢者がみずから活動に参加し，介護予防に向けた取り組みが主体的に実施されるような地域社会の構築を目指して，支援を行うことを目的としている．ポピュレーションアプローチとして全高齢者を対象としている．健康の維持・向上と疾病予防，生活機能の維持・向上に重点をおいた支援をする．また，「栄養改善教室」に参加した高齢者が，地域の支援者として活動できるように援助することも大事である．

ポピュレーションアプローチ
集団全体に同一の環境整備を実施し，全体のリスクを低下させる取り組みのこと
健康リスクを抱えた人をスクリーニングし，該当者のリスクを低下させる取り組みをハイリスクアプローチという

予防給付における栄養教育

予防給付の栄養改善サービスは，利用者の低栄養状態の改善を目的とする（訪問型・通所型）．対象は，要支援1・2と判定された者のうち，低栄養のリスクのある者を対象としている．食べることへの支援を通じて，高齢者が自己実現をはかれるよう，食事の内容，食材の調達，食事準備，通所介護サービスの利用時の食事など，広範囲に食行動を支援する．

介護給付における栄養教育

要介護状態の重度化防止を目的とし，要介護1～5の者のうち，低栄養状態にある者，あるいはその恐れのある者を対象としている．居宅サービス，施設サービスなどがある．

⑤ 栄養教育の場とその方法

栄養教育の大まかな流れは，栄養ケアマネジメントである．多職種と連携しながら事前アセスメントで課題を抽出し，栄養ケア計画を作成する．利用者・家族への説明後，計画に沿って栄養相談を行う．事後アセスメントを行い，関連職種に報告する．

保健センターなどにおける栄養教育

栄養ケアマネジメントに沿って栄養相談（個別・集団）が行われる．管理栄養士が主体となって保健師や介護職員と連携して実施する．運動・栄養・口腔は密接な関係にあることから，それぞれの専門職員と協力して複合プログラムを実施することもある．また，調理実習を行う場合には，食生活改善推進員や在宅栄養士の協力も必要である．実施場所は，市町村保健センター，健康増進センター，市町村の公共施設，老人福祉センターなどである．

地域支援事業（介護予防事業）は，通所型，訪問型があり，一般高齢者を対象とした事業と，特定高齢者を対象とした栄養相談がある（**表3-19**）．

病院における栄養教育

高齢者は，複数の疾病を抱えている者が多く，老化による身体機能や生理機能の低下なども認められる．医療機関での栄養教育は，疾病治療の一環として行われるため，医師の指示（栄養指導指示箋，栄養食事指導依頼票など）のもと，栄養ケアプロセスに沿って食事療法や食事支援（個別・集団）を行う．

医療では，予防・早期発見が重要であり，多職種連携，チームによる介入で，傷病の改善・治癒を目指している．例として褥瘡対策チーム（医師，看護師，薬剤師，理学療法士，管理栄養士など）の管理栄養士は，栄

161

E 高齢期の栄養教育

特定高齢者
要介護認定の非該当者，関係機関からの情報提供，特定健診などの実施により把握された者のうち，生活機能評価で判定

表 3-19　集団的な栄養教育の実施方法（例）

留意点	その説明
実施担当者	管理栄養士等のほか，医師，歯科医師，薬剤師，保健師，看護師，言語聴覚士，理学療法士，作業療法士，歯科衛生士，介護福祉士，介護支援専門員など
実施場所	各事業所，市町村保健センター，健康増進センター，老人福祉センター，公民館，自治会館，事業所，登録を行った一般住宅や施設など 食堂や簡便な調理設備や調理器具などの設備のある集会室や教室などをあらかじめ把握しておく
内容	「食べることの意義」，「栄養改善のための自己マネジメントの方法」，「栄養改善のための食べ方，食事づくりと食材の購入方法，調理済み食品の再料理方法」，「配食サービス，食事づくりの会や食事会などを提供しているボランティア組織の紹介」，「摂食・嚥下機能を含めた口腔機能の向上」「閉じこもり予防・支援」，「うつ予防・支援」，「認知症予防・支援」，「薬剤と栄養」，「社会参加のためのボランティア団体の紹介」など
教材	スライド，ビデオ，DVD などの視聴覚教材（高齢者向きのものを選ぶ）を活用し，その効果をあげるように工夫する 都道府県，保健所，市町村は，教材の効率的利用の観点から，視聴覚教材，栄養教育用教材などの集中管理及び相互利用の調整等を行い市町村への便宜を図ることが求められる 実施場所には，必要に応じて介護予防と本事業に関するパンフレットやポスター一式などを設置する

（厚生労働省：栄養改善マニュアル（改訂版），2009）

養状態を評価し，栄養補給法を計画立案する．患者に食事形態の提言，テクスチャーの提言などを実施する．摂食嚥下支援チーム（医師，看護師，薬剤師，言語聴覚士，管理栄養士など）の管理栄養士は食事形態の工夫などの対応を行う．

　個別栄養相談では，入院時は，医師の指示に基づき，腎臓食などの特別食が必要な患者，がん患者，摂食・嚥下機能が低下した患者，低栄養状態にある患者などに対して食事計画案を交付して栄養の指導を行う（入院栄養食事指導料）．食事療法の意義・目的，食事について患者・家族に説明する．指導場所は，個人情報が守られるような栄養相談室が望ましい．ベッドサイドで指導する場合は，周りに配慮する．通院時は，社会生活を営みながら食事療法が継続できるよう支援する（外来栄養食事指導料）．

　在宅では，在宅患者訪問栄養食事指導がある．主治医からの依頼により，通院の困難な患者が自宅でも安心して療養生活が送れるように食事から支援を行う．患者の生活環境，食習慣を生かした栄養食事指導箋（食事ケア計画）を患者・家族に交付して具体的な指導を実施する．治療食の負担が大きい場合は，経済状態を考慮しながら配食サービスや特別用途食品の情報提供を行う．

高齢者福祉施設における栄養教育

　入所者の栄養状態の維持・改善をはかり，自立した日常生活を営むことができるように個々に応じた栄養管理を行う．栄養ケアマネジメントを基本とし，多職種協働で総合的に取り組む．栄養ケア計画は摂食・嚥下機

在宅患者訪問栄養食事指導
医療保険では在宅患者訪問栄養食事指導，介護保険では居宅療養管理指導がある

高齢者福祉施設
高齢者の入所施設は，要介護者を対象とする介護保険施設として，介護老人福祉施設（特別養護老人ホーム），介護老人保健施設（老健），介護医療院などがある．その他の施設には養護老人ホーム，経費老人ホームや民間の有料老人ホームなどがあり，対象者は元気な人から要支援・要介護の人までさまざまである

能，食形態にも配慮したものとし，入所者・家族の同意を得て実施する．

　入所者にとって食事は，楽しみであり，生きる喜びと感じている者も多い．また，食堂での会食は，人との触れ合いやコミュニケーションの場となる．伝統食，行事食，季節を生かした食事を提供することで，食事の楽しみを増やし，QOLの向上につなげていく．また，口から食べる楽しみを維持するため，ミールラウンド（食事観察）に取り組み，入所者の経管栄養から経口移行への支援や経口による継続的な食事の摂取を支援する（経口移行加算，経口維持加算）．

❖在宅介護における栄養教育

　一人暮らしの世帯や高齢者のみの世帯では，生活のなかで食事の負担は大きい．昼は菓子パンですませたり，1つの料理や食品を何日も続けて食べたり，欠食などによって，栄養の偏りが起きやすい．高齢者にとって，買い物に行くこと，食品を選択すること，荷物を持って帰ることはかなりの負担である．楽しい食事を第一に考え，本人や家族（介護者）に無理のない支援を心がける．

　通所では，一般の高齢者を対象にした栄養改善プログラムがある．低栄養状態の予防や改善を通じて食を楽しみ，自立した生活を送って，高い生活の質を目指す．例として，65歳以上の元気な高齢者を対象とした介護予防教室の開催，食べる楽しみと仲間づくりを兼ねた会食の場の設定，介護予防活動の情報提供などがある（表3-20）．

　ほかに，通所型の介護サービスでは，通所介護（デイサービス），通所リハビリテーション（デイケア）などがある．高齢者の状態やニーズに応じて利用できる．予防給付における栄養改善サービスは，食べることの意義や楽しさを伝え，食べることへの意欲を高め，その大切さを理解してもらうことを重視する（図3-8）．

　通所が困難な場合，居宅に管理栄養士が訪問する居宅療養管理指導がある．栄養教育の場は本人の生活場所になるので，生活行動，生活環境，家族構成や経済状況などに配慮し，自己決定を優先し，行動変容につなげる．

　低栄養の改善には，必要な栄養が摂取できるよう食品の選択，簡単な調理，食材の購入の支援などを実施するが，本人や家族（介護者）に負担が大きい場合，配食サービスや食材配達サービスなどの情報提供を具体的に行う．要介護者は，介護が生活全般となるので，栄養，口腔，運動との総合的な支援も必要である．また，訪問介護しているヘルパーと情報交換し，食事に関して共通の理解をもつように連携する．

ミールラウンド
医師，看護師，歯科医師，管理栄養士，介護士などの多職種の専門家が連携で行う食支援のことで，「多職種による食事の観察評価」ともいう
たとえば，食事場面を多職種で観察し，食事の摂取状況・咀しゃく能力・口腔機能・嚥下機能・姿勢などに関して評価する．課題が発見された場合は，専門的立場からの意見交換を行い，適切な食事の支援方法などを決定する

地域高齢者等の健康支援を推進する配食事業の栄養管理に関するガイドライン
厚生労働省　2017年（平29）

表 3-20　集団栄養教育プログラムのテーマと内容

形態	テーマ	内容
講義	いきいき食生活	介護予防のための食生活とは，食生活チェックからはじめよう，食生活改善マイプランづくり
グループワーク	市販食品の便利な利用法	缶詰や冷凍食品などを利用した料理を紹介
	地域資源の紹介	地域の配食サービス，宅配サービス等の紹介
	私の食事健康法	食生活や食事について気をつけていることや工夫の意見交換
	私の好きな料理の紹介	自分のお気に入り料理自慢，わが家の自慢の行事食
	食事会等の紹介	地区社協等で開催されるインフォーマルな会合での食事会の紹介
	低価格な料理の紹介	300 円でできるエネルギー，たんぱく質が豊富に含まれる料理の紹介
	短時間でできる料理の紹介	20 分でできる主菜（メインディッシュ）の紹介
	食べ物を題材に考えよう	好きな食べ物，旬の食べ物の話し合い，食べ物写真・俳句づくり，食べ物絵手紙
実習	簡単おかず	調理未経験者を対象に，簡単にたんぱく質が多くとれるおかずを調理する
	簡単おやつ	電子レンジですぐできる簡単でエネルギー，たんぱく質が豊富に含まれるおやつを調理する　電子レンジですぐできる簡単な 1 品，約 80 kcal のおやつを調理する
	調理するのがおっくうな日の簡単調理	買った総菜にひと手間（1 つの鍋）だけでできるエネルギー，たんぱく質が豊富に含まれる食事の紹介　冷蔵庫にある常備品でできる料理の紹介
	口腔・嚥下にやさしい食事	口腔・嚥下に問題がある場合の食事づくり（口腔機能向上プログラムと連携）
	簡単レシピづくり	介護予防のための簡単料理レシピの作成方法及び紹介
	賢い食品の選び方，上手な買い物のしかた	買い物実習，バーチャルバイキング，買い物リストの作成
	配達・配食サービス	配達・配食サービスの選び方，申し込みについての実習
	おいしい食事は安全・安心から	手洗いチェッカーによる衛生チェック，食品の保存・保管方法の実習
	やる気をおこすために	やる気や行動変容意欲の向上のための講話・演習と組み合わせる（笑いヨガ，モチベーションの向上など）
	配食でバランスチェック	配食を普通の食器に移し替えて，試食をするとともに，適正量を確認する
	調理や買い物をする体力をつける	運動器機能向上プログラムと連携し，調理や買い物ができる体力づくりのための簡単な運動を紹介する
情報の提供	食事内容	手軽な間食，半処理済野菜の情報提供，食品表示等
	食事の準備状況	買い物マップ，簡単にできる献立やレシピ，配達・配食サービス
	口腔・嚥下	摂食・嚥下機能に配慮したレシピ，口腔体操の方法
	継続支援に向けて	自主活動グループ，支援者講座へのお誘い，市区町村等が実施する高齢者向け健康づくり事業の紹介
	便利グッズのいろいろ	瓶の蓋をあける，袋を開封するなどやりにくい作業を助ける方法
	身近な道具の活用法	膝や腰が痛い，体力が衰えた時に料理をするための身近な道具の活用方法と簡単な運動の紹介
	特別な配慮の必要性	食事療法，栄養成分表示・アレルギー表示などの見方，医療機関紹介

（厚生労働省：介護予防マニュアル 第 4 版，2022）

事例：退院後体重減少が把握されたケース

地域包括支援センター課題分析：要支援 1，女性，75 歳，夫（79 歳，在宅加療中）と同居，介護予防訪問介護，介護予防通所介護各週 1 回利用．2 ヶ月前気管支喘息・肺炎によって 2 週間入院．本人より，退院後の体重減少，食欲低下，買い物の気力のないことの訴えがあり，退院後の体重減少及び食欲低下のため栄養改善サービスの提供が必要と認め，本サービスを導入．

事前アセスメント結果：現体重 42.5 kg，入院前 45 kg，3 ヶ月間に 2.5 kg 減少．現在の BMI 18.2．退院後の夫の介護負担により食欲低下，体重減少．予防通所介護事業所での主食・主菜摂取 8 割程度．日常の食欲は「大いにある状態を 1，全くない状態を 5 とした時」に「5（全くない）」，買い物や食事作りの意欲も同様に「5（全くない）」．事業所での食事内容の変更，日常簡便に購入できる食品選定について栄養相談．

「栄養改善」サービス計画の内容：① 通所サービス利用時は主食量を増加．事業所における昼食にプリンを 1 品追加．② 家では肉・魚等を毎食 1 品取り入れるよう買い物内容の提案．③ 間食に 3 回/週は洋菓子（ケーキ，アイス等）の購入を促し，エネルギー摂取量の増大について栄養相談．

事後アセスメント結果：体重は 3 ヶ月間に 1.5 kg 増大．通所時主食・主菜は全量摂取．現在の食欲は「2（ややある）」，買い物や食事作りの意欲は「2（ややある）」．本人は，「足がふらつく回数が減り，気力がでてきた」と言う．しかし，入院前体重に回復しないことから，さらに 3 ヶ月間本サービスを継続．

図 3-8　「栄養改善」サービスの事例
（厚生労働省：栄養改善マニュアル（改訂版），2009）

プログラム名：高齢者の低栄養予防教室　楽しく食べて人生100年！

● プログラムの説明（簡単な説明や実施するにあたる背景など）

一般介護事業として，地域の高齢者向けに介護予防普及啓発を行う

A市は，独居の高齢者が多いため，低栄養状態を予防し，地域のなかで充実した生活が営めるように仲間づくりや社会参加につなげる食生活支援を行うことになった

参加者（20人）には事前に特定健診の結果や食事調査を実施した

このプログラムは，食事の重要性を認識し，実践するための低栄養予防プログラムとした

Plan（計画）

① アセスメント（栄養状態，食物摂取状況，食行動など）

● 自覚症状，食生活などの主観的情報

独居の高齢者が多く，年々買い物や食事づくりをするのが面倒だと感じている高齢者が多い

運動は意識して体を動かしているが，食事や低栄養に関心が低い

孤食が多く，食事が不規則になりがちである

● 身体所見・臨床検査結果などの客観的情報

特定健康診査の結果，BMI 20 kg/m^2 以下が6人（30%）

栄養バランスのよい食事をとる者が8人（40%）．ほかは欠食や，昼は主食のみ（菓子パンなど）の者

（栄養バランスのよい食事とは，主食・主菜・副菜のそろった食事を1日2回以上とっている者）

② 課題の抽出

課題1	食事は関心がなく面倒，または問題ないと考えている
課題2	栄養バランスの知識が不足，低栄養予防の情報が少なく理解の度合いが低い
課題3	BMI 20 kg/m^2 以下の者が6人（30%）

③ 目標設定

（判定）A：目標達成，B：改善傾向，C：現状維持，D：悪化

目標の種類	目標 評価指標	現状値	目標値	評価方法	評価基準	判定
結果目標	低栄養予防の食行動の習慣化 BMI　20 kg/m^2 以上	70%（14人）	90%（18人）	身体計測 問診 （半年後実施）	～69% 70～79% 80～89% 90%～	D C B A
行動目標	栄養バランスのよい食事 主食・主菜・副菜のそろった食事 を1日2回以上	40%（8人）	60%（12人）	チェックシート	～39% 40～49% 50～59% 60%～	D C B A
学習目標	低栄養予防の理解 1日の食事の量と質を理解する	20%（4人）	80%（16人）	振り返りシート	～19% 20～39% 40～79% 80%～	D C B A
環境目標	レシピ集の配布 手軽に活用できるレシピ集を配布	—	作成・配布	受講者・ 希望者に配布	配布なし 配布あり	D A
実施目標	受講者の理解度向上 受講者の満足度	—	満足90%以上 （18人）	アンケート	90%未満 90%以上	D A

④計画立案

プログラム名：高齢者の低栄養予防教室　楽しく食べて人生100年！

Why	栄養教育の目的	低栄養予防を理解し，予防行動を実践する
Whom	対象	地域在住の65歳以上の高齢者（要支援・要介護に該当しない）20人
What	実施内容	低栄養と健康，低栄養予防の食事
When	時期・期間・頻度	9月～11月，全3回，90分/回
Where	実施場所，設備	A市○○保健センター，講義室，調理実習室
Who	実施者，スタッフ	管理栄養士，食生活改善推進員，保健センタースタッフ
How	① 募集方法	① 市町村の広報誌に掲載，HP，関連施設にポスター掲示
	② 学習形態・教材	② 講義，グループワーク，調理デモンストレーション，テキスト・レシピ集
How much	予算	20,000円（人件費，テキスト・調理デモの食材などの教材費）

⑤ 実施準備・年間計画

月	内　容	備　考
2月	次年度の年間計画の作成	
6月	企画会議，会場予約，関係者に協力要請，ポスター作成	
7月	運営会議，受講生募集，スタッフの依頼	市の広報への掲載依頼，関連団体にポスター配布
8月	運営会議，受講者の名簿作成， 受講票・事前アンケートなどの配送，テキスト準備	テキスト作成，印刷 事前アンケート回収後評価
9月	運営会議，物品準備，スタッフ打ち合わせ 前日会場設営，受付準備，物品搬入など	最終確認

Do（実施）

① 指導の実施

回　数	学習形態	内　容	実施者・スタッフ	経過評価の方法
1	講義 グループワーク	・プログラムの説明 ・低栄養について ・食事のポイント ・目標設定と発表	管理栄養士 保健センタースタッフ	参加率 参加者の反応
2	調理デモンストレーション	・デモ ・試食，感想	管理栄養士 食生活改善推進員	参加率 試食の感想 チェックシートの記入状況
3	グループワーク 講義 終了式	・ワークシートを用いて振り返り ・目標達成の発表 ・まとめと情報提供 ・教室終了後のグループ活動，開催予定の介護予防教室の案内など ・アンケート ・終了証書，レシピ集の配布	管理栄養士 保健センタースタッフ	参加率 チェックシートの記入状況 アンケート

個別栄養相談は適宜実施，全員に半年後身体計測，個別栄養相談を実施

②モニタリング

	項　目	方　法	頻　度	実施者	備　考
	主食・主菜・副菜のそろった食事を1日2回以上	チェックシートに記入	毎日	管理栄養士	次回開催日に提出
	体重測定	表に記入	毎日		

Check（評価）

① 形成的評価：企画評価と経過評価を要約した評価

● 企画評価

関係部署，老人福祉施設，町内会などに広く声をかけたことで，参加人数（20人）の目標は達成できた 月1回の開催だったので，準備に時間がかけられ，企画通り実施できた

● 経過評価

高齢者の体調不良による参加率の減少が危惧されたが，全員参加できた 記録を簡便なチェックシートにしたので，記入漏れが少なかった

② 総括的評価：影響評価と結果評価を要約した評価

● 影響評価　　　　　　　　　　　　　　　　　　　（判定）A：目標達成，B：改善傾向，C：現状維持，D：悪化

目標の種類	目　標 評価指標	現状値	目標値	評価方法	実績値	判定
行動目標	栄養バランスのよい食事 主食・主菜・副菜のそろった食事を1日2回以上	40%（8人）	60%（12人）	チェックシート	55%（11人）	B
学習目標	低栄養予防の理解 1日の食事の量と質を理解する	20%（4人）	80%（16人）	振り返りシート	85%（17人）	A
環境目標	レシピ集の配布 手軽に活用できるレシピ集を作成・配布	―	作成・配布	受講者・希望者に配布	配布できた	A

● 結果評価　　　　　　　　　　　　　　　　　　　（判定）A：目標達成，B：改善傾向，C：現状維持，D：悪化

目標の種類	目　標 評価指標	現状値	目標値	評価方法	実績値	判定
結果目標	低栄養予防の食行動の習慣化 BMI 20 kg/m² 以上	70%（14人）	90%（18人）	身体計測 食事の聞き取り	80%（16人）	B

③ 経済評価

総費用：20,000円，結果目標：結果80%（16/20人），行動目標：結果55%（11/20人）

		結果目標に対する評価	行動目標に対する評価
A	総費用（円）	20,000	20,000
B	学習者数（人）	20	20
C	達成者数（人）	16	11
A/B	学習者1人当たりの費用（円）	1,000	1,000
A/C	費用−効果費（円）	1,250	1,818

④ 総合評価

学習目標，環境目標は，Ａ判定で達成
行動目標は，１人未達成でＢ判定，実施目標の受講満足度は，19人が満足でＡ判定
結果目標は，２人未達成でＢ判定であるが，受講後半年の結果であり，引き続き経過観察とした
20人全体では受講期間を通してQOLの改善がみられた
栄養改善教室に参加することで地域の人々との交流が深まり，今後の社会参加につなげることができた

Act（見直し・改善）

① 計画の見直し・改善

１回目のBMIの評価は，特定健診の結果を使用したが，身体計測の実施を検討する
低栄養の食事予防というテーマで，講義を中心に行ったが，予防教室の回数を増やして，他の職種（健康運動指導士，歯科衛生士など）と連携して総合的な予防教室の実施を検討する

② フィードバック

報告書を作成，関連部署に報告し，次年度の基礎資料とする
データは科学的な方法でまとめ，学会などで発表する
栄養士や多職種の人と情報を共有し，低栄養の予防・改善につなげる

● 本プログラムの工夫点・注意点・ポイント（行動科学理論やモデル・各種行動変容技法の利用について）

高齢者が負担なく行動変容できるよう，自分の目標を発表した（目標宣言）
グループディスカッションを通して，自己の気づき，動機づけが強化された（グループダイナミクス）
自分の行動が評価ができるように，チェックシートの記入を課題とした（セルフモニタリング）
３回目は終了式の時間をとり，終了書を手渡しし，頑張りを評価した（オペラント）

F 障害者の栄養教育

① 特　徴

❖障害に関する定義

障害者基本法では，障害者を「身体障害，知的障害，精神障害（発達障害を含む），その他の心身の機能の障害（以下「障害」と総称する）がある者であって，障害および社会的障壁により継続的に日常生活または社会生活に相当な制限を受ける状態にあるものをいう」と定義している．社会的障壁とは，「障害がある者にとって日常生活または社会生活を営むうえで障壁となるような社会における事物・制度・慣行・観念その他一切のものいう」とされている．

これらのことから，わが国の障害者施策は，対象を身体障害，知的障害および精神障害がある者とし，社会的障壁の除去を目的に行われている．

身体障害

身体障害とは，身体機能の一部もしくは全身に先天的あるいは後天的な理由で障害がある場合をいう．身体障害者福祉法では障害部位によって，①視覚障害，②聴覚障害・平衡機能障害，③音声機能・言語機能障害（咀しゃく障害を含む），④肢体不自由，⑤心臓・腎臓・呼吸器・膀胱・大腸・小腸・免疫などの内部機能の5種類に大別され，これらの身体上の障害がある18歳以上の者で，都道府県知事から身体障害者手帳の交付を受けたものを「身体障害者」としている．

知的障害

知的障害とは，知的機能が明らかに低く，適応行動に制約を伴う状態であり，これらが発達期に生じる場合をいう．精神遅滞とも称される．知的障害には，染色体異常によるダウン症候群などの先天的な場合と，出生時ないし出生時後の早期に受けた脳障害による場合がある．

このことから児童福祉法では，児童を満18歳に満たない者としたうえで，障害児を「身体に障害のある児童または知的障害のある児童」と定義している．

精神障害

精神障害とは，何らかの原因により精神の正常な働きが障害され，さまざまな精神症状や行動の異常が出現し，本人が苦痛を覚える場合をいう．精神障害は，脳の構造的・機能的障害により起こる場合，精神的負荷によ

障害者・障がい者
「障害」が本人の意志でない生来もの，病気に起因するものであることから，その人を表すときに不快感を与えないよう，また人権尊重の観点から好ましくないという考え方から，ひらがな表記をする自治体が増えている．本書では，「障害」の表記で統一することとした

障害者基本法（障がいの定義）
2011年（平23）改正の第一章総則の第2条

169

F 障害者の栄養教育

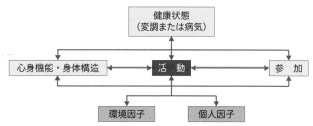

図 3-9　ICF（国際生活機能分類—国際障害分類）の構成要素間の相互作用

ICF
International Classification of Functioning, Disability and Health
生活機能，障害と健康の国際分類

る脳機能の阻害から起こる場合，神経伝達物質の異常によって起こる場合など原因もさまざまである．

「精神障害者」については，精神保健および精神障害者福祉に関する法律（精神保健福祉法）により，「統合失調症，精神作用物質による急性中毒またはその依存症，知的障害，精神病質その他の精神疾患を有する者をいう」と定義されている．

障害の国際的な分類

WHO（世界保健機関）により，2001 年（平 13）に改訂版「国際生活機能分類（ICF）」が採択された．これは障害を個人の問題とせず，環境との関係でとらえ，障害・健康に関する事項などを 1,424 項目に分類し，それらが複雑に絡み合って相互作用していると考えたモデルである．人の健康状態を形成する次元として「心身機能・身体構造」，「活動」，「参加」の 3 つの次元をおき，そこに「個人因子」と「環境因子」が影響を与える．また，それぞれの次元，要因は双方向に影響するとしている（図 3-9）．

障害者の現状

2022 年（令 4）度の障害児・者数を表 3-21 に示した．

障害者の現状をふまえ，2006 年（平 18）に「障害者および障害児がその有する能力および適正に応じ，自立した日常生活または社会生活を営むことができる」ようにすることを目的に「障害者自立支援法」が施行された．この法律では，障害者施策の一元化，障害者の就労支援の強化，障害者の応益負担などが実施され，保護から自立に向けた支援を行うことで，障害者が地域で安心して暮らせる社会を作りあげていくことがねらいとなっている．

さらに，2013 年（平 25）に障害者自立支援法は，障害者の日常生活および社会生活を総合的に支援するための法律「障害者総合支援法」となり施行され，地域社会における障害者との共生の実現が目的となっている（図 3-10）．

表 3-21　わが国における障害児・者数（2022 年（令 4 ）度）（単位：万人）

		総　数	在宅者	施設入所者
身体障害児・者	18 歳未満	7.2	6.8	0.4
	18 歳以上	419.5	412.5	7
知的障害児・者	18 歳未満	22.5	21.4	1.1
	18 歳以上	85.1	72.9	12.2

		総　数	外来患者	入院患者
精神障害者	20 歳未満	27.6	27.3	0.3
	20 歳以上	391.6	361.8	29.8

（厚生労働省：令和 5 年版障害者白書，2023）

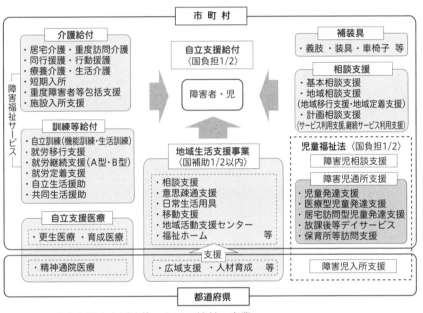

図 3-10　障害者総合支援法等における給付・事業
（厚生労働省：令和 5 年版障害者白書，2023）

❷ 栄養教育の特徴と留意事項

　障害者は全般的に，身体活動量や基礎代謝量の低下，薬剤による副作用，甲状腺機能低下や成長ホルモンなどの内分泌異常，満腹中枢の障害，ストレスなど多くのことが影響し，肥満傾向である場合が多い．障害者の生活習慣病は，日常の運動活動の低下により，摂取エネルギーと消費エネルギーのアンバランスから生じやすいと考えられており，健常者に比べ生活習慣病の合併症が多い．

　食生活の面では，食べることは障害者にとっても楽しみでもあることから，障害者への栄養教育では，障害の種類と特徴を理解したうえで栄養に関する問題点を明らかにし，個人に応じた食生活改善の取り組みが大切である．障害によっては，家族や介助者が食事を支援している場合も多いこ

とから，支援者への適切な栄養教育の実施も欠かせない．

❖身体障害者に対する栄養教育

視覚障害

　先天的または幼少時期に障害をきたすと，視覚経験が乏しいことから食生活に関する知識や食事に関する日常動作を習得することが困難になる．視覚障害者は，料理や食品の色や形を知ることはできないが，手で触れたり匂いを嗅いだりすることでその特徴を把握し，実際に口の中に入れて味わうことができる．日常的に適正な栄養量を摂取するためには，料理の温度，味つけ，使用する食器，配膳など，次に示すような配慮を行うことで，食欲増進につながる．

① 料理に手で触れることから，温度は熱すぎないようにする
② 食塩やしょうゆなど卓上に置く調味料は，一定量しか出ない調味料用具を用意するなど，視覚障害者でも自分で使えるようにする
③ 主食，主菜，副菜，汁物や箸，スプーン，フォークなどの食器は一定の位置に配置し，習慣的に喫食できるようにする．物の位置を時計の文字盤に見立てて方向を示すクロックポジションは，障害者自身に食事をしてもらう支援として利用しやすい
④ メニューの読み上げや料理について説明するなど，口に入れるものを理解してもらうようにする
⑤ 食事をする能力に伴って食材の選び方，提供方法を変える（魚の骨，果物の種や皮など）
⑥ 料理が可能な場合は，調理器具の収納場所や調味料の置き場所，冷蔵庫内の配置を決めておく

聴覚障害

　発見時期や訓練により残存聴力を発達させ，聴力の確保や言語の習得が可能となるが，その程度により食生活に関する知識や技術の習得に個人差がみられる．筆談や手話などを用いて食事の自立を支援することが可能であるので，コミュニケーションがとれる環境の整備を考慮する．

肢体不自由

　障害部位と程度によって自立の度合いが異なるが，残存機能を生かすために，自分で食べる訓練をする必要がある．その際，障害に応じた自助具の利用や個人に合わせた調理形態の配慮が重要である．
　全身に障害がある筋ジストロフィー症や脳性まひ，身体の一部に障害のある脳血管障害，重度の肢体不自由，精神・知的障害を重複してもつ場合，嚥下障害などの摂食機能障害を有する障害者が多い．その場合，誤嚥や誤嚥を原因とする誤嚥性肺炎がQOLの低下を招くことから，食事形態の工夫や食事介助について支援者への教育が必要である．

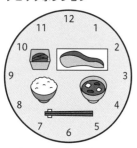

クロックポジション

8時の方向にごはんがあります

筋ジストロフィー症
骨格筋の変性・壊死を主病変とし，進行性の筋力低下をみる遺伝性疾患の総称．種類は多く，遺伝形式や症状・所見から分類される

摂食・嚥下機能障害者のための食品について
「日本摂食嚥下リハビリテーション学会嚥下調整食分類2021」（日本摂食嚥下リハビリテーション学会）
「スマイルケア（新しい介護食品）の選び方」（農林水産省）
を参考にする

知的障害者に対する栄養教育

　知的障害の程度により摂食機能に障害がある場合，咀しゃくや嚥下が正常にできない場合があり，使用する食品や食形態の工夫が必要となる．摂食機能の発達を促すために摂食訓練を行うことが大切であり，食事内容，食事量，使用する食事用具について支援していく．また，発達の遅延により低身長，低体重を呈する場合があることから，個別に，適正なエネルギー量の算出と摂取を心がける．

　知的障害の場合，摂食中枢の働きが障害を受けていることもあり，過食や，拒食，偏食などの食行動が現れやすい．これらを原因とする栄養問題を未然に予防するために，栄養が偏らないことに留意し，適切な教育を行うことが重要である．

精神障害者に対する栄養教育

　精神障害の症状・程度により社会生活や日常生活が営めるのか，現在の症状は安定しているのか，回復途上にあるのか，作業能力はどの程度なのかなど，学習者の状態を把握したうえで栄養教育を行う．症状に伴い，特有の食行動がみられることが多く，過食や少食，決まった食事のパターンの堅持や食事に対する興味の低下が現れる．

　精神障害者に対しては，安定した精神状態で食事に向き合ってもらえるよう，食事環境を整えることが大切であり，明るい食事の場の提供や楽しい話題づくりにも配慮することを心がける．

③ 障害者の共生と栄養教育

ノーマライゼーションと栄養教育

　ノーマライゼーションとは，「障害者を特別視するのではなく，一般社会のなかで普通の生活を送ることができるような条件を整えるべきであり，ともに生きる社会こそノーマルな社会であるという考え方」である．この理念は知的障害者の領域からはじまったが，一般的には障害者を含む社会的支援が必要なすべての人たちに，普通の市民の通常の生活状態を提供することを目的に掲げられている．

　わが国においては，障害者施策として1993年（平5）に「障害者対策に関する新長期計画」が策定された．さらに2003年（平15）度を初年度とする「新障害者基本計画」のもとに，「重点施策実施5か年計画」（2007年度まで），「重点施策実施5か年計画（後期5か年計画）」（2012年度まで）が実施された．このなかで，重点的に実施する施策の1つとして，「活動し参加する力の向上のための施策」があり，「障害の原因となる疾病の予防および治療・医学的リハビリテーション」があげられている（**図 3-11**）．さ

ノーマライゼーション
normalization
1950年（昭25〜34）代，デンマークの「知的障害者の親の会」が，知的障害者の施設のなかで多くの人権侵害が行われている状況を改善しようとする運動からはじまった

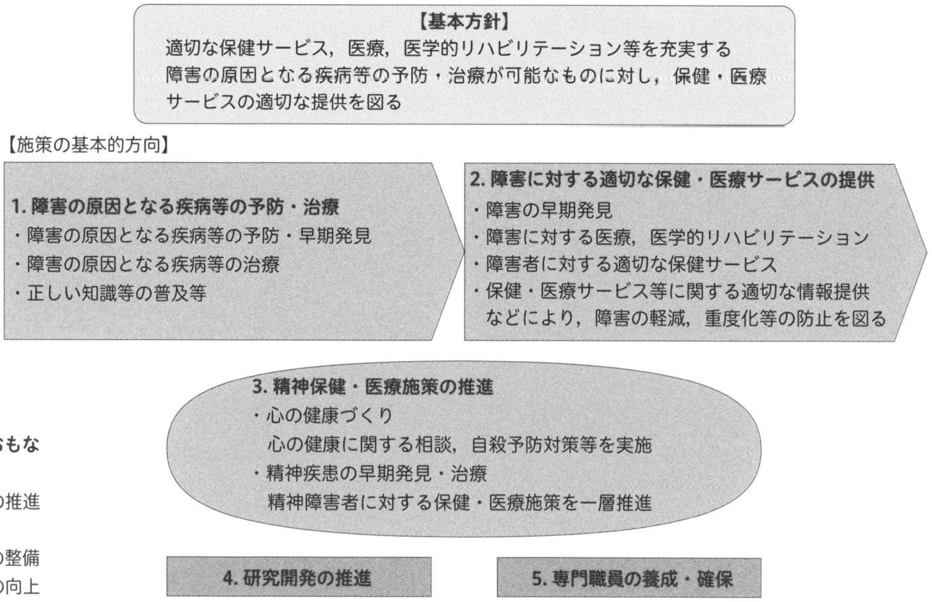

【基本方針】
適切な保健サービス，医療，医学的リハビリテーション等を充実する
障害の原因となる疾病等の予防・治療が可能なものに対し，保健・医療
サービスの適切な提供を図る

【施策の基本的方向】

1. 障害の原因となる疾病等の予防・治療
・障害の原因となる疾病等の予防・早期発見
・障害の原因となる疾病等の治療
・正しい知識等の普及等

2. 障害に対する適切な保健・医療サービスの提供
・障害の早期発見
・障害に対する医療，医学的リハビリテーション
・障害者に対する適切な保健サービス
・保健・医療サービス等に関する適切な情報提供
　などにより，障害の軽減，重度化等の防止を図る

3. 精神保健・医療施策の推進
・心の健康づくり
　心の健康に関する相談，自殺予防対策等を実施
・精神疾患の早期発見・治療
　精神障害者に対する保健・医療施策を一層推進

4. 研究開発の推進

5. 専門職員の養成・確保

図 3-11　新障害者基本計画の概要（保健・医療分野）
（厚生労働省，2003）

第5次障害者基本計画のおもな内容
1. 差別の解消，権利擁護の推進及び虐待の防止
2. 安全・安心な生活環境の整備
3. 情報アクセシビリティの向上及び意思疎通支援の充実
4. 防災，防犯等の推進
5. 行政等における配慮の充実
6. 保健・医療の推進
7. 自立した生活の支援・意思決定支援の推進
8. 教育の振興
9. 雇用・就業，経済的自立の支援
10. 文化芸術活動・スポーツ等の振興
11. 国際社会での協力・連携の推進

自閉症
発達障害の1つで，言語を用いての意志の伝達がむずかしい視覚的な認識，記憶力には問題はないが，視覚や聴覚などの感覚器官から入ってくる情報を理解しにくい．同一性を保ち，決まったパターンの繰り返しが強く，自分の好むことには集中力がある．食事も決まったものしか食べないなど，偏食傾向が強くみられる

発達障害
【自閉症スペクトラム（ASD）】
コミュニケーションの障害，対人関係や社会性の障害，こだわりや興味の偏りがある
【注意欠如・多動症（ADHD）】
集中できない，じっとしていられない，衝動的な行動をとる
【学習障害（LD）】
「読む」，「書く」，「計算する」などの能力の習得が知的発達に比べて極端にむずかしい

らに，これらの計画をふまえて，「第5次障害者基本計画2023〜2027年（令5〜9）度」では，安心・安全な生活環境の整備，保健・医療の推進などが掲げられている．

ノーマライゼーションの理念のもとに，障害者の特性に応じた栄養管理を行うことが，生活機能を高め，QOLを向上させることにつながる．なかでも生活自立のために最も必要となるのは「食」に関することである．食生活の自立のために，栄養の知識，食事のマナー，食事の準備・あと片付けの体験を繰り返すことで身につけ，食事に興味をもってもらうことが大切である．「食」におけるノーマライゼーションの理念を実現するには，管理栄養士・栄養士と医師，看護師，介護福祉士らが互いの知識や技術を共有し，障害者の生活の自立のために協働することが求められている．

障害児と栄養教育

ノーマライゼーションの理念は障害児に対する教育の分野でも広がっている．学校教育の現場では，身体的な障害をもつ児童のみならず，学習障害や多動性障害，自閉症などの発達障害をもつ児童に対する教育に，インクルージョンの概念が取り入れられている．インクルージョンとは，障害をもつ子どもばかりでなく，あらゆる子どもの特別な教育的ニーズを包含できるような学校をつくりあげるとともに，そうした学校を含む社会のあり方を提起した考え方である．

④ 栄養教育の場とその方法

　障害者の栄養教育のポイントは，できることとできないことを見きわめ，食生活の自立を援助し，介護者や養育者との信頼関係の構築を大切にすることである．障害者の栄養教育の場が社会参加の有用な場と機会となる企画を設定しておく（**表3-22**）．

障害児の栄養教育の場

　障害児は出生後NICU（新生児集中治療室）に一定期間入院することが多い．退院後，療育センターで訓練や摂食指導を受けた後，給食を含めた集団生活を送るため，通園施設や保育園・幼稚園に在籍する．就学時は特別支援学校・特別支援学級・普通学級へと本人と家族の希望で進路を決める．今後は障害児も健常児とともに学べる社会が望ましい．

　障害児は，特別支援学校や特別支援学級において，望ましい食習慣を身につけるなどの特別支援教育を受けている．発達障害児は増加傾向にあり，生涯にわたって食生活の課題や自立の問題がある．

　2009年（平21）に文部科学省が作成した「食に関する指導の手引き―第二次改訂版―」では，栄養バランスの大切さと，子ども自身が日常の食生活を見直す力を育むことを重点としている．**表3-23**に特別支援学校における食育の観点や食に関する指導目標および学習内容を示した．特別支援学級に在籍する児童は，将来の自立に向けてみずから食を管理するための知識や技能を習得する必要があり，繰り返し学習することで定着させることをねらいとしている．

介護保険施設などの障害者

　介護保険施設の入所者は常時介護を要する身体状態であるため，栄養教育時では，ゆっくりとした口調で話し，目線は入所者の高さに合わせる．食習慣を聞き取り，家族や介護者との双方の理解と適切なアドバイスが重要である．

特別支援学校
障害のある幼児児童生徒に対して，幼稚園，小学校，中学校または高等学校に準ずる教育を施すとともに，障害による学習上または生活上の困難を克服し，自立をはかるために必要な知識技能を授けること目的とする学校のこと
対象は，視覚障害者，聴覚障害者，知的障害者，肢体不自由者または病弱者（身体虚弱者を含む）など

特別支援学級
小学校，中学校などにおいて障害のある児童生徒に対し，障害による学習上または生活上の困難を克服するために設置される学級のこと
対象は，知的障害者，肢体不自由者，病弱者及び身体虚弱者，弱視者，難聴者，言語障害者，自閉症者，情緒障害者など

表3-22　障害者の栄養教育の企画

Who（誰が）	栄養教育者，家族，介護者，支援者
Whom（誰に）	学習者，学習者の家族や支援者
What（何を）	食生活，日常生活，社会生活でのしづらさの程度を考える 仲間同士の情報交換
When（いつ）	学習者の障害の状態を考慮して時間を設定する
Where（どこで）	学習者が集まりやすいバリアフリー化の施設，地域のスポーツセンターなど
Why（なぜ）	学習者，家族や支援者が健康的なコミュニティを確保する
How（どのように）	学習者が望む教材を使用し，参加型の栄養教育を実施，グループワークなど
How much（予算）	NPO法人，社会福祉協議会，ボランティア団体などと連携して決める

表 3-23　特別支援学校における食に関する指導の具体的な指導内容表（例）

食育の視点	段階ごとの具体的な指導内容		
	1 段階	2 段階	3 段階
食事の重要性に関すること	・食べることに関心をもつ ・自分で食べようとする	・1 日 3 回の食事をとり生活リズムを整える ・落ち着いて食べる	・毎日の食事に関心をもつ ・楽しく食事をする
心身の健康に関すること	・教師と一緒に手洗いをする ・よくかんで食べる ・好き嫌いをしないで食べる	・一人で食事の前に手を洗う ・主食と副食をとり合わせて食べる	・手洗いや歯磨きの習慣を身に付ける ・健康な身体を作るために，好き嫌いをしないで食べる
食品を選択する能力に関すること	・食品や献立の名前を知る	・簡単な献立の名前を言う ・料理に入っている食品の名前が分かる	・食べたい献立の名前を言う ・献立に合わせて必要な材料を選ぶ
感謝の心に関すること	・食事の前後に挨拶のしぐさをする ・動植物に興味をもつ	・食事の前後に挨拶をする ・動植物の成長に興味をもつ	・調理員さんに感謝の気持ちを表す ・感謝の気持ちをもって残さずに食べる
社会性に関すること	・先生と一緒に食器を並べたり，片付けたりする ・スプーン・フォークを使って食べる ・ストローやコップで飲む ・先生と一緒に集団の中で落ち着いて食べる	・自分の食器を並べたり，片付けたりする ・はし等を使ってこぼさないように食べる ・ストローやコップで上手に飲む ・最後まで席について食べる	・友達と協力して準備や後片付けができる ・はしで上手に食べる ・食器を持って食べる ・マナーを守って食事をする ・先生や友達と会話を楽しみながら食べる
食文化に関すること	・季節食や行事食，伝統的な食事の味を体験する ・外国の食べ物の味を体験する	・季節や行事にちなんだ料理があることを知る ・諸外国にはいろいろな食べ物があることを知る	・地域の産物や料理に興味をもって食べる ・諸外国の産物や料理に興味をもって食べる

※食文化に関することは，中学部の教科の社会や職業・家庭の内容を基にしている
（文部科学省：食に関する指導の手引き—第二次改訂版—，2019）

表 3-24　嚥下障害者への栄養教育プログラム（例）

アセスメント（実態把握）	・嚥下障害の状況によって食事内容が無理なく摂取されているか確認 ・健康状態の評価　・体重の評価 ・1 日の食事回数（主食，主菜，副菜，牛乳・乳製品，果汁，豆乳などの摂取回数），水分の摂取量を把握 ・摂食可能な調理形態を確認 ・介護者の有無，支援の状態を確認
長期目標（結果目標）	・QOL の向上，生きがいをもち，元気に生活する　・自力で摂食できる力をつける　・低栄養を防ぐ
中期目標（行動目標）	・障害の程度に応じた調理形態の食事とする ・主食，主菜，副菜のそろった食事をとる　・偏食，過食を避ける
短期目標（学習目標）	・自助具を活用する　・自分の 1 食の適量がわかる ・自分の食生活に関する課題がわかる
中期目標（環境目標）	・学習者の食生活に関する課題を家族，介護者も理解する ・学習者に残された機能を十分に使い，自力で摂取できる意欲を行動につなげる
教育方法（実施目標）	・学習者に対する栄養教育　・介護者に対する栄養教育
実　行	・介護者と共同で目標設定をする ・咀しゃく・嚥下がしやすい献立を作成する　・水分補給の方法，食事介助の方法を学習する ・介護者と連携をとり，適切な調理形態や食事の組み合わせを考える ・最後は学習者や介護者と振り返り，実行段階の評価を行う
評　価	・適正体重，BMI（結果評価）　・健康状態の客観的指標　・適正な食事摂取（影響評価） ・自分で摂取する意義と満足感をくみ取ってもらえたか ・障害の程度に応じた食事の工夫をしていたか（経過評価）

事例：脳梗塞発症後の栄養食事指導

①アセスメント
　医療カルテや医師，看護師，本人，家族，支援者より，障害，日常生活状況，食物摂取状況などを把握する

②目標設定とプログラム作成

症例：80 歳男性，身長 165 cm，体重 60 kg，高血圧症（血圧 145/85 mmHg）のため受診している
2 年前脳梗塞を発症，右半身に障害が残っている．咀しゃく・嚥下がしにくく，手足が思うように動かしにくい．一人暮らしのため自分で食事を準備しなければならない．現在の食事摂取状況は，朝食は牛乳と菓子パン，昼・夕食はレトルト食品の軟らかいもので単調な食事である．調理は好きであったが，倒れてからはしていない．栄養食事指導を希望している

③目標設定例
長期目標：栄養バランスを考えた咀しゃく・嚥下がしやすい食事を準備する．自由の利く左手を使い薄味の調理ができる．生活の支援が得られる環境をつくる
中期目標：市販の咀しゃく・嚥下しやすい食品を購入する．とろみ剤を使い，飲み物にとろみをつける．以前調理していたことを思い出し少しずつ安全な調理にチャレンジする
短期目標：市販の咀しゃく・嚥下しやすい食品を知る
学習目標：栄養素の種類と栄養バランスについて知る．薄味を知る
行動目標：実施できそうなことを 1〜2 つ選んで達成していく（市販の咀しゃく・嚥下しやすい食品を購入する．人についてもらい調理を行う．薄味にする．飲み物にとろみ剤を使うなど）
環境目標：支援者を得て調理の練習をする
結果目標：市販の咀しゃく・嚥下しやすい食品の利用と，栄養バランスを考えた薄味の簡単な調理により食生活が豊かに楽しくなる

④プログラムの実施例
　昔，調理していた食事内容を聞いたり，フードモデル・実際の食品を用い，市販の咀しゃく・嚥下しやすい食品の調理法，とろみのつけ方，栄養バランスなどが理解できるように指導する．また，調味料の使い方，薄味を一緒に考え，実技指導をする

⑤プログラムの評価例
　アセスメントの項目や目標項目についてモニタリングを行い，改善，達成状況などを評価する
企画評価：継続指導の期間・間隔は適切であったか（指導者側の評価）
経過評価：摂取状況を確認しながら進めることができたか（指導者側の評価）
　　　　　指導時間内に対象者が満足できる指導ができたか（指導者側の評価）
影響評価：市販の咀しゃく・嚥下がしやすい食品を購入できるようになったか
　　　　　簡単な調理とやとろみの調整はできるようになったか
　　　　　食事がむせることはなかったか
結果評価：咀しゃく・嚥下しやすい食事を準備できるようになったか
　　　　　栄養のバランス，薄味を意識するようになったか

⑥報告とフィードバック
　評価結果はカンファレンスで報告したり，医療カルテに記載する．目標に到達しなかった場合は，プログラムを修正し再度実施する

図 3-12　栄養教育プログラムの事例

　表 3-24 に嚥下障害への栄養教育プログラムの流れと具体例，**図 3-12** に脳梗塞発症後に嚥下障害のある高齢男性への栄養教育の事例を示した．

栄養と環境に配慮した栄養教育

海洋プラスチックごみ問題
ポイ捨てや放置されたプラスチックごみが，河川などを通じて海へと流出し，海洋プラスチックごみとして海岸や海底にたまったり，水中を浮遊する5mm未満の微細なプラスチックは「マイクロプラスチック」とよばれる
海洋プラスチックごみは，生態系への影響による生物多様性や環境保全機能の損失，漁獲量の低下などのさまざまな影響が問題視されており，魚の体内にプラスチックが蓄積されていたなど，食の安全の面でも大きな懸念事項となっている

IPCC
Intergovernmental Panel on Climate Change

温室効果ガス
二酸化炭素（CO_2），メタン（CH_4），一酸化二窒素（N_2O）など，地球温暖化の原因である可能性がきわめて高いと考えられているもの

食料システム
土地関係特別報告書においては，「食料の生産，加工，流通，調理及び消費に関連するすべての要素（環境，人々，投入資源，プロセス，インフラ，組織など）及び活動，並びに世界レベルにおける社会経済的及び環境面の成果を含む，これらの活動の成果」と定義されている

農業由来
農地内の作物と家畜の活動

土地利用変化由来
農業に関連した土地利用および土地利用変化動態

❖ 私たちを取り巻く地球環境問題

　近年，日本各地のみならず世界各国で異常気象に伴う自然災害が頻発し，農林漁業への被害も深刻なものとなっている．また，海洋プラスチックごみ汚染，生物多様性の損失など，私たちの健全な食生活を脅かしかねない問題に直面している．

　地球環境問題には私たちの生活が深く関係しており，気候変動に関する政府間パネル（IPCC）が2021年（令3）に発表した報告書では，人間の活動が地球を温暖化させてきたことは疑う余地がないと評価している．

　2019年（令元）の「気候変動と土地：気候変動，砂漠化，土地の劣化，持続可能な土地管理，食料安全保障及び陸域生態系における温室効果ガスフラックスに関するIPCC特別報告書」によれば，温室効果ガスの総排出量は，世界の食料システムにおける食料の生産・製造の前後に行われる活動に関連する排出量が含まれた場合，人為起源の正味の21〜37%を占めると推定されている．その内訳は，農業由来10〜14%，土地利用変化由来5〜14%，農地外5〜10%となっている．

　現在の状況について，IPCCの第6次評価報告書第2作業部会報告書では，気温上昇や降水の時空間分布の変化などによる作物の品質や収量の低下が多くの品目で生じていること，するめいかやさんまなどの回遊性魚介類の分布域の変化と，それに伴う加工業や流通業への影響が生じていることなどが報告されている．また，世界では気候変動により主要穀物の平均収量が減少していることなどが報告されており，干ばつなどの異常気象による収穫量の減少が穀物価格の高騰の一因になった事例もある．

　将来予測される影響としては，水稲，果菜類，秋まき小麦，暖地生産の大豆，茶などの収量の減少，ぶどうの着色度の低下，家畜の成長の低下，日本周辺海域におけるまいわし，ぶり，さんまの分布域の変化などがあげられている．また，世界全体では，米，小麦，大豆，とうもろこしの収量を減少させることが，多数の文献を調査した研究で確認されている．

　一方，土地関係特別報告書では，植物性の食品や，温室効果ガス排出量の少ないシステムで生産された動物性の食品を組み合わせた，バランスのとれた食生活などを実践することにより，温室効果ガスを2050年（令32）までに追加対策なし（BAU）の場合の予測と比較して，世界全体で70〜80億トン/年緩和できる可能性があると推定している．

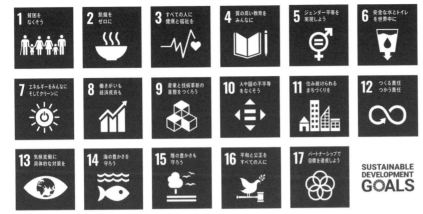

図 3-13　持続可能な開発目標（SDGs）
（https://www.un.org/sustainabledevelopment/この出版物の内容は，国連によって承認されているものではなく，国連またはその当局者または加盟国の見解を反映していません）

　世界の食料需給は，人口の増加や新興国の経済成長などにより食料需要の増加が見込まれるなか，地球温暖化などの気候変動の進行による農作物の生産可能地域の変化や，異常気象による大規模な不作などが食料供給に影響を及ぼす可能性があり，中長期的には逼迫が懸念されている.

持続可能な開発目標（SDGs）と今後の食環境づくりに向けた国際動向

　持続可能な開発目標（SDGs）は，2015 年（平 27）9 月の国連サミットで採択された 2030 年（令 12）までの国際目標であり，「誰一人取り残さない」を理念に，持続可能で多様性と包摂性のある社会の実現に向けて，17 の目標が掲げられている（**図 3-13**）. これまでの持続可能な開発の概念では，経済，社会，環境は 3 つの柱ととらえられていたが，これからは 3 側面の統合が重要と考えられるようになった. あらゆる形態の栄養不良への取り組みは，栄養や健康の課題を対象とする，目標 2「飢餓をゼロに」，目標 3「すべての人に健康と福祉を」をはじめ，すべての目標の達成に寄与し得る.

　これまでも各国の政府や国際機関，産業界，市民社会などによりさまざまな栄養改善の取り組みが行われてきた. 2012 年（平 24）の世界保健総会にて，2025 年（令 7）までに達成すべき目標（世界栄養目標 2025）が策定され，この目標は SDGs にも採用されるなど，栄養改善に対する国際的気運は高まっている. しかし，どの国にも何らかの栄養課題が存在し，多くの国が「栄養不良の二重負荷」（**図 3-14**）に直面している. 飢餓，低栄養，過栄養および栄養不良の二重負荷の解決に向けては，全ライフコースにおいて，社会環境を含めたさまざまなアプローチを組み合わせた包括的な対策が必要である.

農地外
農業，林業およびその他の土地利用（AFOLU）セクターに含まれない活動起源であり，おもにエネルギー（例：穀物の乾燥），輸送（例：国際貿易）および産業（例：無機肥料の合成）といった食料システムの一部に由来し，農業生産活動（例：温室での暖房），生産・製造前（例：農地投入物の製造）および生産・製造後（例：農業食品加工）の活動を含む

回遊性魚介類
まぐろ，かつお，にしん，さんまなど餌や産卵場所を求めて広く移動する魚のこと

野菜の分類
根菜類（茎や根を食用に供する）：だいこん，にんじん，ごぼう，じゃがいもなど
葉茎菜類（葉および茎を食用に供する）：はくさい，キャベツ，ねぎ，たまねぎなど
果菜類（果実と種子を食用に供する）：きゅうり，かぼちゃ，トマト，なすなど

秋まき小麦
9 月中旬に種をまき，10 月上旬に芽が出る. この新芽は雪の下で冬を越し，翌年の 7 月下旬〜8 月上旬に収穫される. おもにうどんなどに使われるが，近年はパン用の品種も登場している

BAU 予測
Business As Usual
すでに施行，立法化あるいは採択されている以上の追加対策がなされていない場合の排出予測のことをさす

70〜80 億トン/年
温室効果ガスの排出量を二酸化炭素の排出量に換算した数値

栄養不良（栄養障害）の二重負荷
低栄養と過栄養が個人内・世帯内・集団内で同時にみられたり，一生涯のなかで低栄養と過栄養の時期がそれぞれ存在したりするなど，低栄養と過栄養が存在する状態のことであり，持続可能な社会の発展を阻害する地球規模の課題となっている

低栄養	過栄養
・やせ，発育阻害 ・貧血 ・微量栄養素欠乏　等	・過体重，肥満 ・食事関連の非感染性疾患 （2型糖尿病，循環器疾患等）　等

栄養不良の二重負荷
低栄養と過栄養が併存する状態

図 3-14　栄養不良の二重負荷

（厚生労働省：誰一人取り残さない日本栄養政策〜持続可能な社会の実現のために〜，2021）

表 3-25　持続可能で健康的な食事の実行のためのアクション

1. 持続可能で健康的な食事の供給を可能とする環境づくり（インセンティブ，法的枠組み，持続可能で健康的な食事に寄与する食品の製造・流通・表示・マーケティング・消費の促進等）
2. 一貫した政策の展開（地方・国内・国際レベルでの関連政策の連携等）
3. 代表的なベースラインの設定（健康面と環境面双方の効果判定のためのベースラインの設定・活用）
4. いかなる状況下でも入手・調達可能な食品の確認
5. 現行の食料システムの分析（持続可能で健康的な食事の実現のための生産から消費までの現行の食料システムの分析）
6. 各種トレードオフの最適化（持続可能で健康的な食事の実現に向けて生じる各種トレードオフの調整）
7. 手頃な価格での購入の保障（貧困格差への対策）
8. 各国の食品ベースの食事ガイドラインの策定（社会，文化，経済，生態学，環境等を考慮した食事ガイドラインの策定）
9. 行動変容に向けた能力開発の推進（消費者のエンパワーメント，栄養教育の推進）

FAO and WHO「Sustainable healthy diets - Guiding principles」（2019）

（http://www.fao.org/3/ca6640en/ca6640en.pdf#search=%27FAO+WHO+sustainable+healty+diets+guiding+princioles%27, 2021-1-12 アクセス）

（厚生労働省：自然に健康になれる持続可能な食環境づくりの推進に向けた検討会報告書，2021）

　国連食糧農業機関（FAO）と世界保健機関（WHO）は，SDGs の達成に資するものとして 2019 年（令元）に「持続可能で健康的な食事の実現に向けた指針」を協働して策定した．持続可能で健康的な食事の実現のためには，健康面と環境面での対策が重要であり，食料などの生産から廃棄までの一連の食料システムについて取り組みを強化していくためのアクションなどを提言している（**表 3-25**）．

❖持続可能な食料システム（フードシステム）の構築

第 4 次食育推進基本計画
p. 185 参照

　第 4 次食育推進基本計画では，3 つの柱の 1 つの重点事項に「持続可能な食を支える食育の推進」を掲げている．健全な食生活の基盤として持続可能な環境が不可欠であり，「食と環境の調和：環境の環（わ）」，「農林水産業や農山漁村を支える多様な主体とのつながりの深化：人の輪（わ）」，「日本の伝統的な和食文化の保護・伝承：和食文化の和（わ）」の 3 つの「わ」を支える食育を推進している．

カーボンニュートラル
「温室効果ガスの排出を全体としてゼロにする」こと
「排出を全体としてゼロ」とは，二酸化炭素をはじめとする温室効果ガスの「排出量」から，植林，森林管理などによる「吸収量」を差し引いて，合計を実質的にゼロにすることを意味する

　農林水産省は，食料・農林水産業の生産力向上と持続性の両立をイノベーションで実現させるための新たな方策として，「みどりの食料システム戦略」を 2021 年（令 3）に策定し，調達，生産，加工・流通，消費の各段階の取り組みとカーボンニュートラルなどの環境負荷軽減のイノベーションを推進していくこととしている．

食生活が，自然の恩恵のうえに成り立つことを認識し，食料の生産から消費などに至る食の循環が環境へ与える影響に配慮して，食における，SDGsの目標12「つくる責任つかう責任」を果たすことができるよう行動変容を促すことが求められている．食に関する人間の活動による環境負荷が自然の回復力の範囲内に収まり，食と環境が調和し，持続可能なものとなるよう，エシカル消費の推進，多様化する消費者の価値観に対応したフードテック，食に関する最先端技術への理解醸成など，環境と調和のとれた食料生産とその消費に配慮することは，持続可能な食料システム（フードシステム）の構築につながる．

厚生労働省は，2022年（令4）に「健康的で持続可能な食環境戦略イニシアチブ」を立ち上げ，「食塩の過剰摂取」，「若年女性のやせ」，「経済格差に伴う栄養格差」などの栄養課題の解決に向けた参画事業者の行動目標の設定および遂行について，事業者の「環境・社会・企業統治（ESG）」評価向上の視点もふまえた支援を行いながら食環境づくりを推進している．

食品ロス

まだ食べられるのに，捨てられてしまう食べ物のことを「食品ロス」という．日本では，食料および飼料などの生産資材の多くを海外からの輸入に頼っている一方で，大量の食品廃棄物を発生させ，多くのコストと環境への負荷を生じさせている．

2021年（令3）度の推計では，年間523万トン（家庭系：約244万トン，事業系：約279万トン）の食品ロスが発生している．政府は2030年（令12）度の家庭系食品ロス，事業系食品ロスをそれぞれ2000年（平12）度と比べて半減させることを目標（家庭系：216万トン，事業系：273万トン）としている．食品ロスは，2012年（平24）度〜2021年（令3）度の9年間で120万トン減っているが，「半減」の目標を達成するためには一人ひとりが食品ロス削減の意識をもって取り組んでいくことが大切である．

消費者庁では，「消費者の意識に関する調査―食品ロスの認知度と取組状況等に関する調査―」を毎年実施している．2023年（令5）度の調査で，「食品ロスを減らすための取り組みについて」の回答結果は，「残さずに食べる」をあげた人が61.6％と最も多く，次いで，「"賞味期限"を過ぎてもすぐに捨てるのではなく自分で食べられるか判断する」，「冷凍保存を活用する」，「料理をつくりすぎない」であった．一方で，「取り組んでいることはない」は13.9％であった．

また，買い物をする際，購入してすぐに食べる場合などは，商品棚の手前にある商品，販売期限の迫った商品を選ぶ「てまえどり」の普及・認知も進んでいる．

食品ロスの背景には，食品の生産者から消費までの一連の流れである

エシカル消費
地域の活性化や雇用なども含む，人や社会，環境に配慮した消費行動のこと．具体的には障害者支援につながる農林水産物・食品，フェアトレードや寄付つきの食品，有機食品やエコラベルのついた水産物などの環境に配慮した農林水産物・食品，被災地産品を購入することや地産地消を実践するといった消費活動を行うこと

フードテック
「Food」と「Technology」を組み合わせた造語
最新のテクノロジーを駆使して，まったく新しい形で食品を開発したり，調理法を発見したりする技術およびその技術を活用したビジネスモデルのこと

「健康的で持続可能な食環境戦略イニシアチブ」
この食環境づくりは，厚生労働省主体に，産学官等が連携して進める
「食環境づくり」とは，人々がより健康的な食生活を送れるよう，人々の食品（食材，料理，食事）へのアクセスと情報へのアクセスの両方を，相互に関連させて整備していくことをいう

ESG
環境（Environment），社会（Social），ガバナンス（Governance）

「てまえどり」啓発ポスター

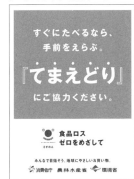

食品ロスポータルサイト
https://www.env.go.jp/recycle/foodloss/index.html

「フードサプライチェーン」が深くかかわっており，その各段階（製造→配送→販売など→消費）で食品ロスが発生するため，フードサプライチェーン全体での取り組みも必要となる．

　環境省では，食品ロスに関する正確でわかりやすい情報を得られるよう，消費者・自治体・事業者に向けて「食品ロスポータルサイト」を作成・更新している．

❖環境に負荷をかけない健康な食事

　2018 年（平 30）に英国の医学雑誌「ランセット」は，EAT-ランセット委員会を発足し，翌年 1 月に「Food in the Anthropocene：the EAT-Lancet Commission on Healthy Diets from Sustainable Food Systems（人新世の食料：持続可能な料システムによる健康な食事に関する EAT-ランセット委員会）」を発表した．

　世界で 8 億 2 千万人以上が飢えている一方，成人 20 億人以上が肥満や食事に関連する生活習慣病で苦しんでいる．また，現在約 80 億人の世界の人口は急速に増え続けており，2050 年（令 32）には 97 億人に達すると予測されている．世界の人々に健康的な食事を提供し，かつ，地球の環境持続性も確保するためには，持続可能なフードシステムによる健康的な食事への転換が必要であるとしている．

　提案された食品群別摂取量（**表 3-26**）では，野菜，果物，ナッツ，豆類の摂取を増やし，畜肉（牛，豚，羊肉など）と砂糖の摂取を削減させることをすすめている．動物性食品，とくに牛，豚などの畜肉生産は，ほかの食品群に比べて温室効果ガスの発生，土地の利用などで環境負荷が高く，穀物を飼料にしている場合，さらにその影響が大きくなる．牛・羊・豚肉の摂取量を 1 日 14 g に抑えるなどとしたこの提言は賛否両論を呼んだ．参考に，日本人が実際に摂取している食品群別摂取量を**表 3-27** に示す．また，EAT 委員会は，日本食は環境負荷が少なく，プラネタリーダイエット（The Planetary Health Diet：地球にとって健康な食事）に近いとの報告*をしている．

*EAT Diets for a Better Future
Rebooting and Reimagining Healthy and Sustainable Food Systems in the G20

　日本では，公益社団法人日本栄養士会会長　中村丁次氏が著書のなかで，「これからは，“その国や地域で育まれた伝統的食文化や食習慣を大切にしながらも，医学，栄養学，環境・社会学等の科学的根拠に基づいた栄養改善により，誰もが快適でより良い生活ができる，持続可能な栄養・食事を目指す”べき時代になりつつある」と述べている．

　栄養課題である減塩対策を進めることと，地球規模の環境問題である CO_2 の排出量について考えていくことが大切だとし，「栄養価の高いもの」に加え，これからは「環境負荷が軽い食品」の選択が必要で，そのバランスをとることが管理栄養士・栄養士の役目であるとしている．

表 3-26　EAT-Lancet 委員会が推奨する食事パターン

（推奨エネルギー摂取量は 2,500 kcal／日）

分　類	食品群	g/日（範囲）	kcal／日
積極的な摂取が推奨される食品	全粒穀類*1	232	811
	豆類（大豆・その他の豆類）	75（0-100）	284
	魚介類	28（0-100）	40
	種実類（落花生・種実）	50（0-75）	291
	野菜類*2	300（200-600）	78
	果物類	200（100-300）	126
	植物油（不飽和脂肪）*3	40（20-80）	354
選択可能な食品	乳類	250（0-500）	153
	鶏肉*4	29（0-58）	62
	卵	13（0-25）	19
	いも類	50（0-100）	39
摂取を制限する食品	牛・羊・豚肉*5	14（0-28）	30
	動物油脂（飽和脂肪）	0（0-5）	36
	パーム油	6.8（0-6.8）	60
	砂糖・甘味料類	31（0-31）	120

*1 穀物からのエネルギー摂取量は全体の 0～60％とする．なお，トウモロコシも含む
*2 野菜は，濃い緑の野菜，赤・橙色の野菜，その他の野菜を 100 g/日ずつ
*3 植物油脂は，オリーブ油，大豆油，菜種油，ひまわり油，ピーナッツ油を 20％ずつ
*4 鶏肉は卵，魚介類，豆類および種実類と置き換え可能
*5 牛・羊・豚肉では，牛・羊肉で 7（0-14）g，豚肉が 7（0-14）g/日で，3 種類の中で置き換え可能

（林　芙美：フードシステム研究第 27 巻 3 号，p. 95，2020）

表 3-27　日本人の食品群別摂取量

（20 歳以上，平均値）1 人 1 日当たり

食品群	摂取量（g）
穀類（調理後重量）	410.5
イモ類	50.0
野菜類	280.5
果物類	100.2
乳類	110.7
畜肉（牛・豚肉など）	68.6
鳥肉	30.8
卵類	41.4
魚介類	68.5
豆類	64.6
種実類	2.7
砂糖・甘味料類	6.5

（エネルギー　1,915 kcal）
（厚生労働省：令和元年国民健康・栄養調査報告，2020）

G　栄養と環境に配慮した栄養教育

　気候変動，世界規模の災害，戦争など，持続可能な世界は，地球に住む人々の努力なくしては成り立たないことに目を向け，地産地消，残食の減少，てまえどりなど，身近なことから実践し，栄養教育のなかで伝えていくことが，食環境を守り，持続可能な栄養・食事につながる大切な一歩である．

付　表

付表　第4次食育推進基本計画【抜粋】
① 第4次食育推進基本計画（令和3～7年度）の概要

食育基本法	○食は命の源，食育は生きる上での基本であり，知育・徳育・体育の基礎となるべきものと位置付け ○「食」に関する知識と「食」を選択する力を習得し，健全な食生活を実践できる人間を育てる食育を推進 ○食育推進会議（会長：農林水産大臣）において食育推進基本計画を策定（平成18・23・28年） ○地方公共団体には，国の計画を基本として都道府県・市町村の食育推進計画を作成する努力義務
食をめぐる現状・課題	・生活習慣病の予防 ・高齢化，健康寿命の延伸 ・成人男性の肥満，若い女性のやせ，高齢者の低栄養 ・世帯構造や暮らしの変化 ・農林漁業者や農山漁村人口の高齢化，減少 ・総合食料自給率（カロリーベース）38%（令和2年度） ・地球規模の気候変動の影響の顕在化 ・食品ロス（推計）612万トン（平成29年度） ・地域の伝統的な食文化が失われていくことへの危惧 ・新型コロナによる「新たな日常」への対応 ・社会のデジタル化 ・持続可能な開発目標（SDGs）へのコミットメント
基本的な方針（重点事項）	① 生涯を通じた心身の健康を支える食育の推進（国民の健康の視点）◀──┐ ② 持続可能な食を支える食育の推進（社会・環境・文化の視点）◀──┘連携 ③ 「新たな日常」やデジタル化に対応した食育の推進（横断的な視点） 　※これらをSDGsの観点から相互に連携して総合的に推進
食育推進の目標	・栄養バランスに配慮した食生活の実践 ・産地や生産者への意識 ・学校給食での地場産物を活用した取組等の増加 ・環境に配慮した農林水産物・食品の選択　等
推進する内容	① 家庭における食育の推進 　・乳幼児期からの基本的な生活習慣の形成 　・在宅時間を活用した食育の推進 ② 学校，保育所等における食育の推進 　・栄養教諭の一層の配置促進 　・学校給食の地場産物利用促進へ連携・協働 ③ 地域における食育の推進 　・健康寿命の延伸につながる食育の推進 　・地域における共食の推進 　・日本型食生活の実践の推進 　・貧困等の状況にある子供に対する食育の推進 ④ 食育推進運動の展開 　・食育活動表彰，全国食育推進ネットワークの活用，デジタル化への対応 ⑤ 生産者と消費者との交流促進，環境と調和のとれた農林漁業の活性化等 　・農林漁業体験や地産地消の推進 　・持続可能な食につながる環境に配慮した消費の推進 　・食品ロス削減を目指した国民運動の展開 ⑥ 食文化の継承のための活動への支援等 　・中核的な人材の育成や郷土料理のデータベース化や国内外への情報発信など，地域の多様な食文化の継承につながる食育の推進 　・学校給食等においても，郷土料理の歴史やゆかり，食材などを学ぶ取組を推進 ⑦ 食品の安全性，栄養その他の食生活に関する調査，研究，情報の提供及び国際交流の推進 　・食品の安全性や栄養等に関する情報提供 　・食品表示の理解促進
施策の推進に必要な事項	① 多様な関係者の連携・協働の強化 ② 地方公共団体による推進計画の作成等とこれに基づく施策の促進　等

② 第4次食育推進基本計画における食育の推進に当たっての目標　　　　　　　　　　　　　　※は令和元年度の数値

目　標 具体的な目標	現状値 （令和2年度）	目標値 （令和7年度）
1 食育に関心を持っている国民を増やす		
① 食育に関心を持っている国民の割合	83.2%	90%以上
2 朝食又は夕食を家族と一緒に食べる「共食」の回数を増やす		
② 朝食又は夕食を家族と一緒に食べる「共食」の回数	週9.6回	週11回以上
3 地域等で共食したいと思う人が共食する割合を増やす		
③ 地域等で共食したいと思う人が共食する割合	70.7%	75%以上
4 朝食を欠食する国民を減らす		
④ 朝食を欠食する子供の割合	4.6%※	0%
⑤ 朝食を欠食する若い世代の割合	21.5%	15%以下
5 学校給食における地場産物を活用した取組等を増やす		
⑥ 栄養教諭による地場産物に係る食に関する指導の平均取組回数	月9.1回※	月12回以上
⑦ 学校給食における地場産物を使用する割合（金額ベース）を現状値 　（令和元年度）から維持・向上した都道府県の割合	―	90%以上
⑧ 学校給食における国産食材を使用する割合（金額ベース）を現状値 　（令和元年度）から維持・向上した都道府県の割合	―	90%以上
6 栄養バランスに配慮した食生活を実践する国民を増やす		
⑨ 主食・主菜・副菜を組み合わせた食事を1日2回以上ほぼ毎日食べている国民 　の割合	36.4%	50%以上
⑩ 主食・主菜・副菜を組み合わせた食事を1日2回以上ほぼ毎日食べている若い 　世代の割合	27.4%	40%以上
⑪ 1日当たりの食塩摂取量の平均値	10.1g※	8g以下
⑫ 1日当たりの野菜摂取量の平均値	280.5g※	350g以上
⑬ 1日当たりの果物摂取量100g未満の者の割合	61.6%※	30%以下
7 生活習慣病の予防や改善のために，ふだんから適正体重の維持や減塩等に気をつけ た食生活を実践する国民を増やす		
⑭ 生活習慣病の予防や改善のために，ふだんから適正体重の維持や減塩等に気を 　つけた食生活を実践する国民の割合	64.3%	75%以上
8 ゆっくりよく噛んで食べる国民を増やす		
⑮ ゆっくりよく噛んで食べる国民の割合	47.3%	55%以上
9 食育の推進に関わるボランティアの数を増やす		
⑯ 食育の推進に関わるボランティア団体等において活動している国民の数	36.2万人※	37万人以上
10 農林漁業体験を経験した国民を増やす		
⑰ 農林漁業体験を経験した国民（世帯）の割合	65.7%	70%以上
11 産地や生産者を意識して農林水産物・食品を選ぶ国民を増やす		
⑱ 産地や生産者を意識して農林水産物・食品を選ぶ国民の割合	73.5%	80%以上
12 環境に配慮した農林水産物・食品を選ぶ国民を増やす		
⑲ 環境に配慮した農林水産物・食品を選ぶ国民の割合	67.1%	75%以上
13 食品ロス削減のために何らかの行動をしている国民を増やす		
⑳ 食品ロス削減のために何らかの行動をしている国民の割合	76.5%※	80%以上
14 地域や家庭で受け継がれてきた伝統的な料理や作法等を継承し，伝えている国民を 増やす		
㉑ 地域や家庭で受け継がれてきた伝統的な料理や作法等を継承し，伝えている国 　民の割合	50.4%	55%以上
㉒ 郷土料理や伝統料理を月1回以上食べている国民の割合	44.6%	50%以上
15 食品の安全性について基礎的な知識を持ち，自ら判断する国民を増やす		
㉓ 食品の安全性について基礎的な知識を持ち，自ら判断する国民の割合	75.2%	80%以上
16 推進計画を作成・実施している市町村を増やす		
㉔ 推進計画を作成・実施している市町村の割合	87.5%※	100%

注）学校給食における使用食材の割合（金額ベース，令和元年度）の全国平均は，地場産物52.7%，国産食材87%となっている.

関係法規

栄養士法（抄）$\left(\begin{array}{l}\text{昭和 22 年 12 月 29 日法律第 245 号}\\\text{最終改正令和 4 年 6 月 17 日法律第 68 号}\end{array}\right)$

（栄養士及び管理栄養士の定義）

第1条　この法律で栄養士とは，都道府県知事の免許を受けて，栄養士の名称を用いて栄養の指導に従事することを業とする者をいう．

2　この法律で管理栄養士とは，厚生労働大臣の免許を受けて，管理栄養士の名称を用いて，傷病者に対する療養のため必要な栄養の指導，個人の身体の状況，栄養状態等に応じた高度の専門的知識及び技術を要する健康の保持増進のための栄養の指導並びに特定多数人に対して継続的に食事を供給する施設における利用者の身体の状況，栄養状態，利用の状況等に応じた特別の配慮を必要とする給食管理及びこれらの施設に対する栄養改善上必要な指導等を行うことを業とする者をいう．

（免許）

第2条　栄養士の免許は，厚生労働大臣の指定した栄養士の養成施設（以下「養成施設」という．）において2年以上栄養士として必要な知識及び技能を修得した者に対して，都道府県知事が与える．

2　養成施設に入所することができる者は，学校教育法（昭和22年法律第26号）第90条に規定する者とする．

3　管理栄養士の免許は，管理栄養士国家試験に合格した者に対して，厚生労働大臣が与える．

（免許の欠格事項）

第3条　次の各号のいずれかに該当する者には，栄養士又は管理栄養士の免許を与えないことがある．

一　罰金以上の刑に処せられた者

二　前号に該当する者を除くほか，第1条に規定する業務に関し犯罪又は不正の行為があった者

（名簿）

第3条の2　都道府県に栄養士名簿を備え，栄養士の免許に関する事項を登録する．

2　厚生労働省に管理栄養士名簿を備え，管理栄養士の免許に関する事項を登録する．

（登録及び免許証の交付）

第4条　栄養士の免許は，都道府県知事が栄養士名簿に登録することによって行う．

2　都道府県知事は，栄養士の免許を与えたときは，栄養士免許証を交付する．

3　管理栄養士の免許は，厚生労働大臣が管理栄養士名簿に登録することによって行う．

4　厚生労働大臣は，管理栄養士の免許を与えたときは，管理栄養士免許証を交付する．

（免許の取消し等）

第5条　栄養士が第3条各号のいずれかに該当するに至ったときは，都道府県知事は，当該栄養士に対する免許を取り消し，又は1年以内の期間を定めて栄養士の名称の使用の停止を命ずることができる．

2　管理栄養士が第3条各号のいずれかに該当するに至ったときは，厚生労働大臣は，当該管理栄養士に対する免許を取り消し，又は1年以内の期間を定めて管理栄養士の名称の使用の停止を命ずることができる．

3　都道府県知事は，第1項の規定により栄養士の免許を取り消し，又は栄養士の名称の使用の停止を命じたときは，速やかに，その旨を厚生労働大臣に通知しなければならない．

4　厚生労働大臣は，第2項の規定により管理栄養士の免許を取り消し，又は管理栄養士の名称の使用の停止を命じたときは，速やかに，その旨を当該処分を受けた者が受けている栄養士の免許を与えた都道府県知事に通知しなければならない．

（管理栄養士国家試験）

第5条の2　厚生労働大臣は，毎年少なくとも1回，管理栄養士として必要な知識及び技能について，管理栄養士国家試験を行う．

（受験資格）

第5条の3　管理栄養士国家試験は，栄養士であって次の各号のいずれかに該当するものでなければ，受けることができない．

一　修業年限が2年である養成施設を卒業して栄養士の免許を受けた後厚生労働省令で定める施設において3年以上栄養の指導に従事した者

二　修業年限が3年である養成施設を卒業して栄養士の免許を受けた後厚生労働省令で定める施設において2年以上栄養の指導に従事した者

三　修業年限が4年である養成施設を卒業して栄養士の免許を受けた後厚生労働省令で定める施設において1年以上栄養の指導に従事した者

四　修業年限が4年である養成施設であって，学校（学校教育法第1条の学校並びに同条の学校の設置者が設置している同法第124条の専修学校及び同法第134条の各種学校をいう．以下この号において同じ．）であるものにあっては文部科学大臣及び厚生労働大臣が，学校以外のものにあっては厚生労働大臣が，政令で定める基準により指定したもの（以下「管理栄養士養成施設」という．）を卒業した者

（不正行為）

第5条の4（略）

（主治医の指導）

第5条の5　管理栄養士は，傷病者に対する療養のため必要な栄養の指導を行うに当たっては，主治の医師の指導を受けなければならない．

（名称の使用制限）

第6条　栄養士でなければ，栄養士又はこれに類似する名称を用いて第1条第1項に規定する業務を行ってはならない．

2　管理栄養士でなければ，管理栄養士又はこれに類似する名称を用いて第1条第2項に規定する業務を行ってはならない．

第6条の2〜4（略）

（政令への委任）

第7条　この法律に定めるもののほか，栄養士の免許及び免許証，養成施設，管理栄養士の免許及び免許証，管理栄養士養成施設，管理栄養士国家試験並びに管理栄養士国家試験委員に関し必要な事項は，政令でこれを定める．

第7条の2（略）

（罰則）

第8条　次の各号のいずれかに該当する者は，30万円以下の罰金に処する．

一　第5条第1項の規定により栄養士の名称の使用の停止を命ぜられた者で，当該停止を命ぜられた期間中に，栄養士の名称を使用して第1条第1項に規定する業務を行ったもの

二　第5条第2項の規定により管理栄養士の名称の使用の停止を命ぜられた者で，当該停止を命ぜられた期間中に，管理栄養士の名称を使用して第1条第2項に規定する業務を行ったもの

三　第6条第1項の規定に違反して，栄養士又はこれに類似する名称を用いて第1条第1項に規定する業務を行った者

四　第6条第2項の規定に違反して，管理栄養士又はこれに類似する名称を用いて第1条第2項に規定する業務を行った者

健康増進法（抄）（平成14年8月2日　法律第103号　最終改正令和4年6月22日　法律第77号）

第1章　総則

（目的）

第1条　この法律は，我が国における急速な高齢化の進展及び疾病構造の変化に伴い，国民の健康の増進の重要性が著しく増大していることにかんがみ，国民の健康の増進の総合的な推進に関し基本的な事項を定めるとともに，国民の栄養の改善その他の国民の健康の増進を図るための措置を講じ，もって国民保健の向上を図ることを目的とする．

（健康増進事業実施者の責務）

第4条　健康増進事業実施者は，健康教育，健康相談その他国民の健康の増進のために必要な事業（以下「健康増進事業」という．）を積極的に推進するよう努めなければならない．

（定義）

第6条　この法律において「健康増進事業実施者」とは，次に掲げる者をいう．

一　健康保険法（大正11年法律第70号）の規定により健康増進事業を行う全国健康保険協会，健康保険組合又は健康保険組合連合会

二　船員保険法（昭和14年法律第73号）の規定により健康増進事業を行う全国健康保険協会

三　国民健康保険法（昭和33年法律第192号）の規定により健康増進事業を行う市町村，国民健康保険組合又は国民健康保険団体連合会

四　国家公務員共済組合法（昭和33年法律第128号）の規定により健康増進事業を行う国家公務員共済組合又は国家公務員共済組合連合会

五　地方公務員等共済組合法（昭和37年法律第152号）の規定により健康増進事業を行う地方公務員共済組合又は全国市町村職員共済組合連合会

六　私立学校教職員共済法（昭和28年法律第245号）の規定により健康増進事業を行う日本私立学校振興・共済事業団

七　学校保健安全法（昭和33年法律第56号）の規定により健康増進事業を行う者

八　母子保健法（昭和40年法律第141号）の規定により健康増進事業を行う市町村

九　労働安全衛生法（昭和47年法律第57号）の規定により健康増進事業を行う事業者

十　高齢者の医療の確保に関する法律（昭和57年法律第80号）の規定により健康増進事業を行う全国健康保険協会，健康保険組合，市町村，国民健康保険組合，共済組合，日本私立学校振興・共済事業団又は後期高齢者医療広域連合

十一　介護保険法（平成9年法律第123号）の規定により健康増進事業を行う市町村

十二　この法律の規定により健康増進事業を行う市町村

十三　その他健康増進事業を行う者であって，政令で定めるもの

第2章　基本方針等

（健康診査の実施等に関する指針）

第9条　厚生労働大臣は，生涯にわたる国民の健康の増進に向けた自主的な努力を促進するため，健康診査の実施及びその結果の通知，健康手帳（自らの健康管理のために必要な事項を記載する手帳をいう．）の交付その他の措置に関し，健康増進事業実施者に対する健康診査の実施等に関する指針（以下「健康診査等指針」という．）を定めるものとする．

2　厚生労働大臣は，健康診査等指針を定め，又はこれを変更しようとするときは，あらかじめ，内閣総理大臣，総務大臣，財務大臣及び文部科学大臣に協議するものとする．

3　厚生労働大臣は，健康診査等指針を定め，又はこれを変更したときは，遅滞なく，これを公表するものとする．

第3章　国民健康・栄養調査等

（国民健康・栄養調査の実施）

第10条　厚生労働大臣は，国民の健康の増進の総合的な

推進を図るための基礎資料として，国民の身体の状況，栄養摂取量及び生活習慣の状況を明らかにするため，国民健康・栄養調査を行うものとする．

第4章　保健指導等

（市町村による生活習慣相談等の実施）

第17条　市町村は，住民の健康の増進を図るため，医師，歯科医師，薬剤師，保健師，助産師，看護師，准看護師，管理栄養士，栄養士，歯科衛生士その他の職員に，栄養の改善その他の生活習慣の改善に関する事項につき住民からの相談に応じさせ，及び必要な栄養指導その他の保健指導を行わせ，並びにこれらに付随する業務を行わせるものとする．

（都道府県による専門的な栄養指導その他の保健指導の実施）

第18条　都道府県，保健所を設置する市及び特別区は，次に掲げる業務を行うものとする．
一　住民の健康の増進を図るために必要な栄養指導その他の保健指導のうち，特に専門的な知識及び技術を必要とするものを行うこと．
二　特定かつ多数の者に対して継続的に食事を供給する施設に対し，栄養管理の実施について必要な指導及び助言を行うこと．
三　前二号の業務に付随する業務を行うこと．
2　都道府県は，前条第1項の規定により市町村が行う業務の実施に関し，市町村相互間の連絡調整を行い，及び市町村の求めに応じ，その設置する保健所による技術的事項についての協力その他当該市町村に対する必要な援助を行うものとする．

（栄養指導員）

第19条　都道府県知事は，前条第1項に規定する業務（同項第一号及び第三号に掲げる業務については，栄養指導に係るものに限る．）を行う者として，医師又は管理栄養士の資格を有する都道府県，保健所を設置する市又は特別区の職員のうちから，栄養指導員を命ずるものとする．

（市町村による健康増進事業の実施）

第19条の2　市町村は，第17条第1項に規定する業務に係る事業以外の健康増進事業であって厚生労働省令で定めるものの実施に努めるものとする．

（都道府県による健康増進事業に対する技術的援助等の実施）

第19条の3　都道府県は，前条の規定により市町村が行う事業の実施に関し，市町村相互間の連絡調整を行い，及び市町村の求めに応じ，その設置する保健所による技術的事項についての協力その他当該市町村に対する必要な援助を行うものとする．

（健康増進事業の実施に関する情報の提供の求め）

第19条の4　市町村は，当該市町村の住民であってかつて当該市町村以外の市町村（以下この項において「他の市町村」という．）に居住していたものに対し健康増進事業を行うために必要があると認めるときは，当該他の市町村に対し，厚生労働省令で定めるところにより，当該他の市町村が当該住民に対して行った健康増進事業に関する情報の提供を求めることができる．
2　市町村は，前項の規定による情報の提供の求めについては，電子情報処理組織を使用する方法その他の情報通信の技術を利用する方法であって厚生労働省令で定めるものにより行うよう努めなければならない．

（報告の徴収）

第19条の5　厚生労働大臣又は都道府県知事は，市町村に対し，必要があると認めるときは，第17条第1項に規定する業務及び第19条の2に規定する事業の実施の状況に関する報告を求めることができる．

第5章　特定給食施設等

（特定給食施設の届出）

第20条　特定給食施設（特定かつ多数の者に対して継続的に食事を供給する施設のうち栄養管理が必要なものとして厚生労働省令で定めるものをいう．）を設置した者は，その事業の開始の日から1月以内に，その施設の所在地の都道府県知事に，厚生労働省令で定める事項を届け出なければならない．
2　前項の規定による届出をした者は，同項の厚生労働省令で定める事項に変更を生じたときは，変更の日から1月以内に，その旨を当該都道府県知事に届け出なければならない．その事業を休止し，又は廃止したときも，同様とする．

（特定給食施設における栄養管理）

第21条　特定給食施設であって特別の栄養管理が必要なものとして厚生労働省令で定めるところにより都道府県知事が指定するものの設置者は，当該特定給食施設に管理栄養士を置かなければならない．
2　前項に規定する特定給食施設以外の特定給食施設の設置者は，厚生労働省令で定めるところにより，当該特定給食施設に栄養士又は管理栄養士を置くように努めなければならない．
3　特定給食施設の設置者は，前2項に定めるもののほか，厚生労働省令で定める基準に従って，適切な栄養管理を行わなければならない．

（指導及び助言）

第22条　都道府県知事は，特定給食施設の設置者に対し，前条第1項又は第3項の規定による栄養管理の実施を確保するため必要があると認めるときは，当該栄養管理の実施に関し必要な指導及び助言をすることができる．

健康増進法施行規則（抄）（平成15年4月30日　厚生労働省令第86号
最終改正令和4年3月30日　厚生労働省令第48号）

（特定給食施設）

第5条　法第20条第1項の厚生労働省令で定める施設は，継続的に1回100食以上又は1日250食以上の食事を供給する施設とする．

（特定給食施設の届出事項）

第6条　法第20条第1項の厚生労働省令で定める事項

は，次のとおりとする．

一　給食施設の名称及び所在地

二　給食施設の設置者の氏名及び住所（法人にあって
　　は，給食施設の設置者の名称，主たる事務所の所在地
　　及び代表者の氏名）

三　給食施設の種類

四　給食の開始日又は開始予定日

五　1日の予定給食数及び各食ごとの予定給食数

六　管理栄養士及び栄養士の員数

（特別の栄養管理が必要な給食施設の指定）

第7条　法第21条第1項の規定により都道府県知事が指
　　定する施設は，次のとおりとする．

一　医学的な管理を必要とする者に食事を供給する特定
　　給食施設であって，継続的に1回300食以上又は1日
　　750食以上の食事を供給するもの

二　前号に掲げる特定給食施設以外の管理栄養士による
　　特別な栄養管理を必要とする特定給食施設であって，
　　継続的に1回500食以上又は1日1,500食以上の食事
　　を供給するもの

（特定給食施設における栄養士等）

第8条　法第21条第2項の規定により栄養士又は管理栄
　　養士を置くように努めなければならない特定給食施設の
　　うち，1回300食又は1日750食以上の食事を供給する

ものの設置者は，当該施設に置かれる栄養士のうち少な
くとも1人は管理栄養士であるように努めなければならな
い．

（栄養管理の基準）

第9条　法第21条第3項の厚生労働省令で定める基準
　　は，次のとおりとする．

一　当該特定給食施設を利用して食事の供給を受ける者
　　（以下「利用者」という．）の身体の状況，栄養状態，
　　生活習慣等（以下「身体の状況等」という．）を定期
　　的に把握し，これらに基づき，適当な熱量及び栄養素
　　の量を満たす食事の提供及びその品質管理を行うとと
　　もに，これらの評価を行うよう努めること．

二　食事の献立は，身体の状況等のほか，利用者の日常
　　の食事の摂取量，嗜好等に配慮して作成するよう努め
　　ること．

三　献立表の掲示並びに熱量及びたんぱく質，脂質，食
　　塩等の主な栄養成分の表示等により，利用者に対し
　　て，栄養に関する情報の提供を行うこと．

四　献立表その他必要な帳簿等を適正に作成し，当該施
　　設に備え付けること．

五　衛生の管理については，食品衛生法（昭和22年法
　　律第223号）その他関係法令の定めるところによるこ
　　と．

食育基本法（抄）（平成17年6月17日　法律第63号　最終改正平成27年9月11日　法律第66号）

第1章　総則

（目的）

第1条　この法律は，近年における国民の食生活をめぐる
　　環境の変化に伴い，国民が生涯にわたって健全な心身を
　　培い，豊かな人間性をはぐくむための食育を推進するこ
　　とが緊要な課題となっていることにかんがみ，食育に関
　　し，基本理念を定め，及び国，地方公共団体等の責務を
　　明らかにするとともに，食育に関する施策の基本となる
　　事項を定めることにより，食育に関する施策を総合的か
　　つ計画的に推進し，もって現在及び将来にわたる健康で
　　文化的な国民の生活と豊かで活力ある社会の実現に寄与
　　することを目的とする．

（国民の心身の健康の増進と豊かな人間形成）

第2条　食育は，食に関する適切な判断力を養い，生涯に
　　わたって健全な食生活を実現することにより，国民の心
　　身の健康の増進と豊かな人間形成に資することを旨とし

て，行われなければならない．

（学校，保育所等における食育の推進）

第20条　国及び地方公共団体は，学校，保育所等におい
　　て魅力ある食育の推進に関する活動を効果的に促進する
　　ことにより子どもの健全な食生活の実現及び健全な心身
　　の成長が図られるよう，学校，保育所等における食育の
　　推進のための指針の作成に関する支援，食育の指導にふ
　　さわしい教職員の設置及び指導的立場にある者の食育の
　　推進において果たすべき役割についての意識の啓発その
　　他の食育に関する指導体制の整備，学校，保育所等又は
　　地域の特色を生かした学校給食等の実施，教育の一環と
　　して行われる農場等における実習，食品の調理，食品廃
　　棄物の再生利用等様々な体験活動を通じた子どもの食に
　　関する理解の促進，過度の痩身又は肥満の心身の健康に
　　及ぼす影響等についての知識の啓発その他必要な施策を
　　講ずるものとする．

地域保健法（抄）（昭和22年9月5日　法律第101号　最終改正令和5年6月7日　法律第47号）

第1章　総則

第1条　この法律は，地域保健対策の推進に関する基本指
　　針，保健所の設置その他地域保健対策の推進に関し基本
　　となる事項を定めることにより，母子保健法（昭和40
　　年法律第141号）その他の地域保健対策に関する法律に
　　よる対策が地域において総合的に推進されることを確保
　　し，もって地域住民の健康の保持及び増進に寄与するこ
　　とを目的とする．

第2条　地域住民の健康の保持及び増進を目的として国及
　　び地方公共団体が講ずる施策は，我が国における急速な
　　高齢化の進展，保健医療を取り巻く環境の変化等に即応
　　し，地域における公衆衛生の向上及び増進を図るととも
　　に，地域住民の多様化し，かつ，高度化する保健，衛
　　生，生活環境等に関する需要に適確に対応することがで
　　きるように，地域の特性及び社会福祉等の関連施策との
　　有機的な連携に配慮しつつ，総合的に推進されることを

基本理念とする.

第3条 市町村（特別区を含む.）は，当該市町村が行う地域保健対策が円滑に実施できるように，必要な施設の整備，人材の確保及び資質の向上等に努めなければならない.

2 都道府県は，当該都道府県が行う地域保健対策が円滑に実施できるように，必要な施設の整備，人材の確保及び資質の向上，調査及び研究等に努めるとともに，市町村に対し，前項の責務が十分に果たされるように，その求めに応じ，必要な技術的援助を与えることに努めなければならない.

3 国は，地域保健に関する情報の収集，整理及び活用並びに調査及び研究並びに地域保健対策に係る人材の養成及び資質の向上に努めるとともに，市町村及び都道府県に対し，前二項の責務が十分に果たされるように必要な技術的及び財政的援助を与えることに努めなければならない.

第3章 保健所

第6条 保健所は，次に掲げる事項につき，企画，調整，指導及びこれらに必要な事業を行う.

一 地域保健に関する思想の普及及び向上に関する事項

二 人口動態統計その他地域保健に係る統計に関する事項

三 栄養の改善及び食品衛生に関する事項

四 住宅，水道，下水道，廃棄物の処理，清掃その他の環境の衛生に関する事項

五 医事及び薬事に関する事項

六 保健師に関する事項

七 公共医療事業の向上及び増進に関する事項

八 母性及び乳幼児並びに老人の保健に関する事項

九 歯科保健に関する事項

十 精神保健に関する事項

十一 治療方法が確立していない疾病その他の特殊の疾病により長期に療養を必要とする者の保健に関する事項

十二 感染症その他の疾病の予防に関する事項

十三 衛生上の試験及び検査に関する事項

十四 その他地域住民の健康の保持及び増進に関する事項

第4章 市町村保健センター

第18条 市町村は，市町村保健センターを設置することができる.

2 市町村保健センターは，住民に対し，健康相談，保健指導及び健康診査その他地域保健に関し必要な事業を行うことを目的とする施設とする.

調理師法（抄） (昭和33年5月10日 法律第147号 / 最終改正令和4年6月17日 法律第68号)

（目的）

第1条 この法律は，調理師の資格等を定めて調理の業務に従事する者の資質を向上させることにより調理技術の合理的な発達を図り，もって国民の食生活の向上に資することを目的とする.

（定義）

第2条 この法律で「調理師」とは，調理師の名称を用いて調理の業務に従事することができる者として都道府県知事の免許を受けた者をいう.

教育職員免許法（抄） (昭和24年5月31日 法律第147号 / 最終改正令和4年6月17日 法律第68号)

第1章 総則

（定義）

第2条 この法律において「教育職員」とは，学校（学校教育法（昭和22年法律第26号）第1条に規定する幼稚園，小学校，中学校，義務教育学校，高等学校，中等教育学校及び特別支援学校（第3項において「第1条学校」という.）並びに就学前の子どもに関する教育，保育等の総合的な提供の推進に関する法律（平成18年法律第77号）第2条第7項に規定する幼保連携型認定こども園（以下「幼保連携型認定こども園」という.）をいう.）の主幹教諭（幼保連携型認定こども園の主幹養護教諭及び主幹栄養教諭を含む.），指導教諭，教諭，助教諭，養護教諭，養護助教諭，栄養教諭，主幹保育教諭，指導保育教諭，保育教諭，助保育教諭及び講師（以下「教員」という.）をいう.

（免許）

第3条 教育職員は，この法律により授与する各相当の免許状を有するものでなければならない.

第2章 免許状

（種類）

第4条 免許状は，普通免許状，特別免許状及び臨時免許状とする.

2 普通免許状は，学校（義務教育学校，中等教育学校及び幼保連携型認定子ども園を除く.）の種類ごとの教諭の免許状，養護教諭の免許状及び栄養教諭の免許状とし，それぞれ専修免許状，1種免許状及び2種免許状（高等学校教諭の免許状にあっては，専修免許状及び1種免許状）に区分する.

学校教育法（抄） (昭和22年3月31日 法律第26号 / 最終改正令和4年6月22日 法律第77号)

第4章 小学校

第37条 小学校には校長，教頭，教諭，養護教諭及び事務職員を置かなければならない.

2 小学校には，前項に規定するもののほか，副校長，主

幹教諭，指導教諭，栄養教諭その他必要な職員を置くことができる．

13 栄養教諭は，児童の栄養の指導及び管理をつかさどる．

第6章 高等学校

第60条 高等学校には，校長，教頭，教諭及び事務職員を置かなければならない．

2 高等学校には，前項に規定するもののほか，副校長，主幹教諭，指導教諭，養護教諭，栄養教諭，養護助教

諭，実習助手，技術職員その他必要な職員を置くことができる．

第7章 中等教育学校

第69条 中等教育学校には，校長，教頭，教諭，養護教諭及び事務職員を置かなければならない．

2 中等教育学校には，前項に規定するもののほか，副校長，主幹教諭，指導教諭，栄養教諭，実習助手，技術職員その他必要な職員を置くことができる．

学校給食法（抄）（昭和29年6月3日 法律第160号 最終改正平成27年6月24日 法律第46号）

第1章 総則

（この法律の目的）

第1条 この法律は，学校給食が児童及び生徒の心身の健全な発達に資するものであり，かつ，児童及び生徒の食に関する正しい理解と適切な判断力を養う上で重要な役割を果たすものであることにかんがみ，学校給食及び学校給食を活用した食に関する指導の実施に関し必要な事項を定め，もつて学校給食の普及充実及び学校における食育の推進を図ることを目的とする．

（学校給食の目標）

第2条 学校給食を実施するに当たっては，義務教育諸学校における教育の目的を実現するために，次に掲げる目標が達成されるよう努めなければならない．

一 適切な栄養の摂取による健康の保持増進を図ること．

二 日常生活における食事について正しい理解を深め，健全な食生活を営むことができる判断力を培い，及び望ましい食習慣を養うこと．

三 学校生活を豊かにし，明るい社交性及び協同の精神を養うこと．

四 食生活が自然の恩恵の上に成り立つものであることについての理解を深め，生命及び自然を尊重する精神並びに環境の保全に寄与する態度を養うこと．

五 食生活が食にかかわる人々の様々な活動に支えられていることについての理解を深め，勤労を重んずる態度を養うこと．

六 我が国や各地域の優れた伝統的な食文化についての理解を深めること．

七 食料の生産，流通及び消費について，正しい理解に導くこと．

（定義）

第3条 この法律で「学校給食」とは，前条各号に掲げる目標を達成するために，義務教育諸学校において，その児童又は生徒に対し実施される給食をいう．

2 この法律で「義務教育諸学校」とは，学校教育法（昭和22年法律第26号）に規定する小学校，中学校，義務教育学校中等教育学校の前期課程又は特別支援学校の小学部若しくは中学部をいう．

（学校給食栄養管理者）

第7条 義務教育諸学校又は共同調理場において学校給食の栄養に関する専門的事項をつかさどる職員（第10条

第3項において「学校給食栄養管理者」という．）は，教育職員免許法（昭和24年法律第147号）第4条第2項に規定する栄養教諭の免許状を有する者又は栄養士法（昭和22年法律第245号）第2条第1項の規定による栄養士の免許を有する者で学校給食の実施に必要な知識若しくは経験を有するものでなければならない．

（学校給食実施基準）

第8条 文部科学大臣は，児童又は生徒に必要な栄養量その他の学校給食の内容及び学校給食を適切に実施するために必要な事項（次条第1項に規定する事項を除く．）について維持されることが望ましい基準（次項において「学校給食実施基準」という．）を定めるものとする．

2 学校給食を実施する義務教育諸学校の設置者は，学校給食実施基準に照らして適切な学校給食の実施に努めるものとする．

第3章 学校給食を活用した食に関する指導

第10条 栄養教諭は，児童又は生徒が健全な食生活を自ら営むことができる知識及び態度を養うため，学校給食において摂取する食品と健康の保持増進との関連性についての指導，食に関して特別の配慮を必要とする児童又は生徒に対する個別的な指導その他の学校給食を活用した食に関する実践的な指導を行うものとする．この場合において，校長は，当該指導が効果的に行われるよう，学校給食と関連付けつつ当該義務教育諸学校における食に関する指導の全体的な計画を作成することその他の必要な措置を講ずるものとする．

2 栄養教諭が前項前段の指導を行うに当たっては，当該義務教育諸学校が所在する地域の産物を学校給食に活用することその他の創意工夫を地域の実情に応じて行い，当該地域の食文化，食に係る産業又は自然環境の恵沢に対する児童又は生徒の理解の増進を図るよう努めるものとする．

3 栄養教諭以外の学校給食栄養管理者は，栄養教諭に準じて，第1項前段の指導を行うよう努めるものとする．この場合においては，同項後段及び前項の規定を準用する．

第4章 雑則

（経費の負担）

第11条 学校給食の実施に必要な施設及び設備に要する経費並びに学校給食の運営に要する経費のうち政令で定めるものは，義務教育諸学校の設置者の負担とする．

2 前項に規定する経費以外の学校給食に要する経費（以下「学校給食費」という.）は，学校給食を受ける児童又は生徒の学校教育法第16条に規定する保護者の負担とする.

夜間課程を置く高等学校における学校給食に関する法律（抄）
（昭和31年6月20日　法律第157号
最終改正平成20年6月18日　法律第73号）

（目的）
第1条　この法律は，勤労青年教育の重要性にかんがみ，働きながら高等学校（中等教育学校の後期課程を含む.）の夜間課程において学ぶ青年の身体の健全な発達に資し，あわせて国民の食生活の改善に寄与するため，夜間学校給食の実施に関し必要な事項を定め，かつ，その普及充実を図ることを目的とする.

（定義）

第2条　この法律で「夜間学校給食」とは，夜間において授業を行う課程（以下「夜間課程」という.）を置く高等学校において，授業日の夕食時に，当該夜間課程において行う教育を受ける生徒に対し実施される給食をいう.

（設置者の任務）
第3条　夜間課程を置く高等学校の設置者は，当該高等学校において夜間学校給食が実施されるように努めなければならない.

特別支援学校の幼稚部及び高等部における学校給食に関する法律（抄）
（昭和32年5月20日　法律第118号
最終改正平成20年6月18日　法律第73号）

（目的）
第1条　この法律は，特別支援学校における教育の特殊性にかんがみ，特別支援学校の幼稚部及び高等部において学ぶ幼児及び生徒の心身の健全な発達に資し，あわせて国民の食生活の改善に寄与するため，学校給食の実施に関し必要な事項を定め，かつ，その普及充実を図ることを目的とする.

（定義）

第2条　この法律で「学校給食」とは，特別支援学校の幼稚部又は高等部において，その幼児又は生徒に対して実施される給食をいう.

（設置者の任務）
第3条　特別支援学校の設置者は，当該学校において学校給食が実施されるように努めなければならない.

母子保健法（抄）
（昭和40年8月18日　法律第141号
最終改正令和4年6月22日　法律第77号）

第1章　総則

（目的）
第1条　この法律は，母性並びに乳児及び幼児の健康の保持及び増進を図るため，母子保健に関する原理を明らかにするとともに，母性並びに乳児及び幼児に対する保健指導，健康診査，医療その他の措置を講じ，もつて国民保健の向上に寄与することを目的とする.

（知識の普及）
第9条　都道府県及び市町村は，母性又は乳児若しくは幼児の健康の保持及び増進のため，妊娠，出産又は育児に関し，個別的又は集団的に，必要な指導及び助言を行い，並びに地域住民の活動を支援すること等により，母子保健に関する知識の普及に努めなければならない.

（健康診査）
第12条　市町村は，次に掲げる者に対し，内閣府令の定めるところにより，健康診査を行わなければならない.

1　満1歳6か月を超え満2歳に達しない幼児
2　満3歳を超え満4歳に達しない幼児
2　前項の内閣府令は，健康増進法（平成14年法律第103号）第9条第1項に規定する健康診査等指針（第16条第4項において単に「健康診査等指針」という.）と調和が保たれたものでなければならない.
第13条　前条の健康診査のほか，市町村は，必要に応じ，妊産婦又は乳児若しくは幼児に対して，健康診査を行い，又は健康診査を受けることを勧奨しなければならない.
2　内閣総理大臣は，前項の規定による妊婦に対する健康診査についての望ましい基準を定めるものとする.

（栄養の摂取に関する援助）
第14条　市町村は，妊産婦又は乳児若しくは幼児に対して，栄養の摂取につき必要な援助をするように努めるものとする.

医療法（抄）
（昭和23年7月30日　法律第205号
最終改正令和5年6月7日　法律第47号）

第章　総則
第1条　この法律は，医療を受ける者による医療に関する適切な選択を支援するために必要な事項，医療の安全を確保するために必要な事項，病院，診療所及び助産所の開設及び管理に関し必要な事項並びにこれらの施設の整備並びに医療提供施設相互間の機能の分担及び業務の連携を推進するために必要な事項を定めること等により，医療を受ける者の利益の保護及び良質かつ適切な医療を効率的に提供する体制の確保を図り，もつて国民の健康の保持に寄与することを目的とする.

第4章　病院，診療所及び助産所
第2節　管理
第21条　病院は，厚生労働省令（第一号に掲げる従業者（医師及び歯科医師を除く.）及び第十二号に掲げる施設にあつては，都道府県の条例）の定めるところにより，次に掲げる人員及び施設を有し，かつ，記録を備えて置

かなければならない．
一　当該病院の有する病床の種類に応じ，厚生労働省令で定める員数の医師及び歯科医師のほか，都道府県の条例で定める員数の看護師その他の従業者
二　各科専門の診察室
三　手術室
四　処置室
五　臨床検査施設
六　エックス線装置
七　調剤所
八　給食施設
九　診療に関する諸記録
十　診療科名中に産婦人科又は産科を有する病院にあっては，分べん室及び新生児の入浴施設
十一　療養病床を有する病院にあっては，機能訓練室
十二　その他都道府県の条例で定める施設

医療法施行規則（抄）$\left(\begin{array}{l}\text{昭和23年11月5日　厚生省令第50号}\\\text{最終改正令和5年7月31日　厚生労働省令第100号}\end{array}\right)$

第3章　病院，診療所及び助産所の構造設備
第19条
2　法21条第3項の厚生労働省令で定める基準（病院の従業者及びその員数に係るものに限る．）であって，都道府県が条例を定めるに当たって従うべきものは，次のとおりとする．
　四　栄養士　病床数100以上の病院にあっては，1

第20条　法第21条第1項第2号から第6号まで，第8号，第9号及び第11号の規定による施設及び記録は，次の各号による．
　八　給食施設は入院患者のすべてに給食することのできる施設とし，調理室の床は耐水材料をもって洗浄及び排水又は清掃に便利な構造とし，食器の消毒設備を設けなければならない．

労働安全衛生法（抄）$\left(\begin{array}{l}\text{昭和47年6月8日　法律第57号}\\\text{最終改正令和4年6月17日　法律第68号}\end{array}\right)$

第7章　健康の保持増進のための措置
（健康診断）
第66条　事業者は，労働者に対し，厚生労働省令で定めるところにより，医師による健康診断を行なわなければならない．

（健康教育等）
第69条　事業者は，労働者に対する健康教育及び健康相談その他労働者の健康の保持増進を図るため必要な措置を継続的かつ計画的に講ずるように努めなければならない．

老人福祉法（抄）$\left(\begin{array}{l}\text{昭和38年7月11日　法律第133号}\\\text{最終改正令和4年6月17日　法律第68号}\end{array}\right)$

第1章　総則
（目的）
第1条　この法律は，老人の福祉に関する原理を明らかにするとともに，老人に対し，その心身の健康の保持及び生活の安定のために必要な措置を講じ，もって老人の福祉を図ることを目的とする．
（定義）
第5条の3　この法律において，「老人福祉施設」とは老

人デイサービスセンター，老人短期入所施設，養護老人ホーム，特別養護老人ホーム，軽費老人ホーム，老人福祉センター及び老人介護支援センターをいう．
（保健所の協力）
第8条　保健所は，老人の福祉に関し，老人福祉施設等に対し，栄養の改善その他衛生に関する事項について必要な協力を行うものとする．

高齢者の医療の確保に関する法律（抄）$\left(\begin{array}{l}\text{昭和57年8月17日　法律第80号}\\\text{最終改正令和5年6月9日　法律第48号}\end{array}\right)$

第1章　総則
（目的）
第1条　この法律は，国民の高齢期における適切な医療の確保を図るため，医療費の適正化を推進するための計画の作成及び保険者による健康診査等の実施に関する措置を講ずるとともに，高齢者の医療について，国民の共同連帯の理念等に基づき，前期高齢者に係る保険者間の費用負担の調整，後期高齢者に対する適切な医療の給付等を行うために必要な制度を設け，もって国民保健の向上及び高齢者の福祉の増進を図ることを目的とする．
（基本的理念）
第2条　国民は，自助と連帯の精神に基づき，自ら加齢に伴って生ずる心身の変化を自覚して常に健康の保持増進

に努めるとともに，高齢者の医療に要する費用を公平に負担するものとする．
2　国民は，年齢，心身の状況等に応じ，職域若しくは地域又は家庭において，高齢期における健康の保持を図るための適切な保健サービスを受ける機会を与えられるものとする．

第2章　医療費適正化の推進
第2節　特定健康診査等基本指針等
（特定健康診査等基本指針）
第18条　厚生労働大臣は，特定健康診査（糖尿病その他の政令で定める生活習慣病に関する健康診査をいう．）及び特定保健指導（特定健康診査の結果により健康の保持に努める必要がある者として厚生労働省令で定めるも

のに対し，保健指導に関する専門的知識及び技術を有する者として厚生労働省令で定めるものが行う保健指導をいう．）の適切かつ有効な実施を図るための基本的な指針（以下「特定健康診査等基本指針」という．）を定めるものとする．

2 特定健康診査等基本指針においては，次に掲げる事項を定めるものとする．

一 特定健康診査及び特定保健指導（以下「特定健康診査等」という．）の実施方法に関する基本的な事項

二 特定健康診査等の実施及びその成果に係る目標に関する基本的な事項

三 前二号に掲げるもののほか，次条第一項に規定する特定健康診査等実施計画の作成に関する重要事項

3 特定健康診査等基本指針は，健康増進法第9条第1項に規定する健康診査等指針と調和が保たれたものでなければならない．

4 厚生労働大臣は，特定健康診査等基本指針を定め，又はこれを変更しようとするときは，あらかじめ，関係行政機関の長に協議するものとする．

5 厚生労働大臣は，特定健康診査等基本指針を定め，又はこれを変更したときは，遅滞なく，これを公表するものとする．

（特定健康診査等実施計画）

第19条 保険者（国民健康保険法の定めるところにより都道府県が当該都道府県内の市町村とともに行う国民健康保険（以下「国民健康保険」という．）にあっては，市町村．）は，特定健康診査等基本指針に即して，6年ごとに，6年を1期として，特定健康診査等の実施に関する計画（以下「特定健康診査等実施計画」という．）を定めるものとする．

2 特定健康診査等実施計画においては，次に掲げる事項を定めるものとする．

一 特定健康診査等の具体的な実施方法に関する事項

二 特定健康診査等の実施及びその成果に関する具体的な目標

三 前二号に掲げるもののほか，特定健康診査等の適切かつ有効な実施のために必要な事項

3 保険者は，特定健康診査等実施計画を定め，又はこれを変更したときは，遅滞なく，これを公表しなければならない．

（特定健康診査）

第20条 保険者は，特定健康診査等実施計画に基づき，厚生労働省令で定めるところにより，40歳以上の加入者に対し，特定健康診査を行うものとする．ただし，加入者が特定健康診査に相当する健康診査を受け，その結果を証明する書面の提出を受けたとき，又は第26条第2項の規定により特定健康診査に関する記録の送付を受けたときは，この限りでない．

介護保険法（抄） （平成9年12月17日　法律第123号　最終改正令和5年5月19日　法律第31号）

第1章　総則

（目的）

第1条 この法律は，加齢に伴って生ずる心身の変化に起因する疾病等により要介護状態となり，入浴，排せつ，食事等の介護，機能訓練並びに看護及び療養上の管理その他の医療を要する者等について，これらの者が尊厳を保持し，その有する能力に応じ自立した日常生活を営むことができるよう，必要な保健医療サービス及び福祉サービスに係る給付を行うため，国民の共同連帯の理念に基づき介護保険制度を設け，その行う保険給付等に関して必要な事項を定め，もって国民の保健医療の向上及び福祉の増進を図ることを目的とする．

（介護保険）

第2条 介護保険は，被保険者の要介護状態又は要支援状態（以下「要介護状態等」という．）に関し，必要な保険給付を行うものとする．

2 前項の保険給付は，要介護状態等の軽減又は悪化の防止に資するよう行われるとともに，医療との連携に十分配慮して行われなければならない．

3 第1項の保険給付は，被保険者の心身の状況，その置かれている環境等に応じて，被保険者の選択に基づき，適切な保健医療サービス及び福祉サービスが，多様な事業者又は施設から，総合的かつ効率的に提供されるよう配慮して行われなければならない．

4 第1項の保険給付の内容及び水準は，被保険者が要介護状態となった場合においても，可能な限り，その居宅において，その有する能力に応じ自立した日常生活を営むことができるように配慮されなければならない．

（定義）

第7条 この法律において「要介護状態」とは，身体上又は精神上の障害があるために，入浴，排せつ，食事等の日常生活における基本的な動作の全部又は一部について，厚生労働省令で定める期間にわたり継続して，常時介護を要すると見込まれる状態であって，その介護の必要の程度に応じて厚生労働省令で定める区分（以下「要介護状態区分」という．）のいずれかに該当するもの（要支援状態に該当するものを除く．）をいう．

2 この法律において「要支援状態」とは，身体上若しくは精神上の障害があるために入浴，排せつ，食事等の日常生活における基本的な動作の全部若しくは一部について厚生労働省令で定める期間にわたり継続して常時介護を要する状態の軽減若しくは悪化の防止に特に資する支援を要すると見込まれ，又は身体上若しくは精神上の障害があるために厚生労働省令で定める期間にわたり継続して日常生活を営むのに支障があると見込まれる状態であって，支援の必要の程度に応じて厚生労働省令で定める区分（以下「要支援状態区分」という．）のいずれかに該当するものをいう．

3 この法律において「要介護者」とは，次の各号のいずれかに該当する者をいう．

一 要介護状態にある65歳以上の者

二 要介護状態にある40歳以上65歳未満の者であっ

て，その要介護状態の原因である身体上又は精神上の障害が加齢に伴って生ずる心身の変化に起因する疾病であって政令で定めるもの（以下「特定疾病」という．）によって生じたものであるもの

4 この法律において「要支援者」とは，次の各号のいずれかに該当する者をいう．

一 要支援状態にある65歳以上の者

二 要支援状態にある40歳以上65歳未満の者であって，その要支援状態の原因である身体上又は精神上の障害が特定疾病によって生じたものであるもの

第8条 この法律において「居宅サービス」とは，訪問介護，訪問入浴介護，訪問看護，訪問リハビリテーション，居宅療養管理指導，通所介護，通所リハビリテーション，短期入所生活介護，短期入所療養介護，特定施設入居者生活介護，福祉用具貸与及び特定福祉用具販売をいい，「居宅サービス事業」とは居宅サービスを行う事業をいう．

6 この法律において「居宅療養管理指導」とは，居宅要介護者について，病院，診療所又は薬局（以下「病院等」という．）の医師，歯科医師，薬剤師その他厚生労働省令で定める者により行われる療養上の管理及び指導であって，厚生労働省令で定めるものをいう．

介護保険法施行規則（抄）（平成11年3月31日　厚生省令第36号　最終改正令和5年3月31日　厚生労働省令第48号）

第一章　総則

（法第八条第六項の厚生労働省令で定める者）

第9条 法第8条第6項の厚生労働省令で定める者は，歯科衛生士，保健師，看護師，准看護師及び管理栄養士とする．

食品衛生法（抄）（昭和22年12月24日　法律第233号　最終改正令和5年3月31日　法律第52号）

第一章　総則

第1条 この法律は，食品の安全性の確保のために公衆衛生の見地から必要な規制その他の措置を講ずることにより，飲食に起因する衛生上の危害の発生を防止し，もって国民の健康の保護を図ることを目的とする．

第2条 国，都道府県，地域保健法（昭和22年法律第101号）第5条第1項の規定に基づく政令で定める市（以下「保健所を設置する市」という．）及び特別区は，教育活動及び広報活動を通じた食品衛生に関する正しい知識の普及，食品衛生に関する情報の収集，整理，分析及び提供，食品衛生に関する研究の推進，食品衛生に関する検査の能力の向上並びに食品衛生の向上にかかわる人材の養成及び資質の向上を図るために必要な措置を講じなければならない．

特定健康診査及び特定保健指導の実施に関する基準（抄）（平成19年12月28日　厚生労働省令第157号　最終改正令和5年3月31日　厚生労働省令第52号）

（特定健康診査の項目）

第1条 保険者（高齢者の医療の確保に関する法律（昭和57年法律第80号．以下「法」という．）第19条第1項に規定する保険者をいう．）は，法第20条の規定により，毎年度，当該年度の4月1日における加入者であって，当該年度において40歳以上75歳以下の年齢に達するもの（75歳未満の者に限り，妊産婦その他の厚生労働大臣が定める者を除く．）に対し，特定健康診査等実施計画（法第19条第1項に規定する特定健康診査等実施計画をいう．）に基づき，次の項目について，特定健康診査（法第18条第1項に規定する特定健康診査をいう．）を行うものとする．

一 既往歴の調査（服薬歴及び喫煙習慣の状況に係る調査を含む．）

二 自覚症状及び他覚症状の有無の検査

三 身長，体重及び腹囲の検査

四 BMI（次の算式により算出した値をいう．）の測定
BMI＝体重（kg）÷身長（m）^{2}

五 血圧の測定

六 アスパラギン酸アミノトランスフェラーゼ（AST），アラニンアミノトランスフェラーゼ（ALT）及びガンマグルタミルトランスフェラーゼ（γ-GT）の検査（以下「肝機能検査」という．）

七 血清トリグリセライド（中性脂肪），高比重リポ蛋白コレステロール（HDLコレステロール）及び低比重リポ蛋白コレステロール（LDLコレステロール）の量の検査（以下「血中脂質検査」という．）

八 血糖検査

九 尿中の糖及び蛋白の有無の検査（以下「尿検査」という．）

十 前各号に掲げるもののほか，厚生労働大臣が定める項目について厚生労働大臣が定める基準に基づき医師が必要と認めるときに行うもの

（保健指導に関する専門的知識及び技術を有する者）

第5条 法第18条第1項に規定する保健指導に関する専門的知識及び技術を有する者は，医師，保健師又は管理栄養士とする．

（特定保健指導の実施方法）

第6条 保険者は，法第24条の規定により，第4条に規定する者に対し，特定健康診査等実施計画に基づき，次条第1項に規定する動機付け支援又は第8条第1項に規定する積極的支援により特定保健指導（法第18条第1項に規定する特定保健指導をいう．）を行うものとする．

（動機付け支援）

第7条 動機付け支援とは，動機付け支援対象者が自らの健康状態を自覚し，生活習慣の改善に係る自主的な取組

の実施に資することを目的として，次に掲げる要件のいずれも満たすものであって，厚生労働大臣が定める方法により行う保健指導をいう．

一　動機付け支援対象者が，医師，保健師又は管理栄養士の面接による指導の下に行動計画を策定すること．

二　医師，保健師，管理栄養士又は食生活の改善指導若しくは運動指導に関する専門的知識及び技術を有すると認められる者として厚生労働大臣が定めるものが，動機付け支援対象者に対し，生活習慣の改善のための取組に係る動機付けに関する支援を行うこと．

三　動機付け支援対象者及び次のいずれかに掲げる者が，行動計画の策定の日から３月以上経過した日において，当該行動計画の実績に関する評価を行うこと．

　イ　第1号の規定により面接による指導を行った者

　ロ　動機付け支援対象者の健康状態等に関する情報をイに掲げる者と共有する医師，保健師又は管理栄養士（保険者が当該動機付け支援対象者の特定保健指導の総括及び情報の管理を行わない場合は，イに掲げる者が当該動機付け支援対象者に対する面接の際に勤務していた機関に勤務する者に限る．）

（積極的支援）

第8条　積極的支援とは，積極的支援対象者が自らの健康状態を自覚し，生活習慣の改善に係る自主的な取組の継続的な実施に資することを目的として，次に掲げる要件のいずれも満たすものであって，厚生労働大臣が定める方法により行う保健指導をいう．

一　積極的支援対象者が，医師，保健師又は管理栄養士の面接による指導の下に行動計画を策定すること．

二　医師，保健師，管理栄養士又は食生活の改善指導若しくは運動指導に関する専門的知識及び技術を有すると認められる者として厚生労働大臣が定めるものが積極的支援対象者に対し，生活習慣の改善のための取組に資する働きかけに関する支援を相当な期間継続して行うこと（積極的支援対象者であって，厚生労働大臣が定める要件に該当する者に係る当該支援については，厚生労働大臣が定めるところにより行うこと）．

三　積極的支援対象者及び次のいずれかに掲げる者が，

行動計画の進捗状況に関する評価を行うこと．

　イ　第1号の規定により面接による指導を行った者

　ロ　積極的支援対象者の健康状態等に関する情報をイに掲げる者と共有する医師，保健師又は管理栄養士（保険者が当該積極的支援対象者の特定保健指導の総括及び情報の管理を行わない場合は，イに掲げる者が当該積極的支援対象者に対する面接の際に勤務していた機関に勤務する者に限る．）

四　積極的支援対象者及び次のいずれかに該当する者が，行動計画の策定の日から３月以上経過した日において，当該行動計画の実績に関する評価を行うこと．

　イ　第一号の規定により面接による指導を行った者

　ロ　積極的支援対象者の健康状態等に関する情報をイに掲げる者と共有する医師，保健師又は管理栄養士（保険者が当該積極的支援対象者の特定保健指導の総括及び情報の管理を行わない場合は，イに掲げる者が当該積極的支援対象者に対する面接の際に勤務していた機関に勤務する者に限る．）

（特定健康診査等の委託）

第16条　保険者は，法第28条の規定により，特定健康診査及び特定保健指導の実施を委託する場合には，特定健康診査及び特定保健指導を円滑かつ効率的に実施する観点から適当である者として厚生労働大臣が定めるものに委託しなければならない．

2　保険者が特定健康診査及び特定保健指導の受託者に対し提供することができる情報は，第10条の規定により保存している特定健康診査及び特定保健指導に関する記録その他必要な情報とする．

3　保険者が第一項の規定により特定健康診査及び特定保健指導の実施を委託する場合において，保険者に代わり特定健康診査及び特定保健指導の実施に要した費用の請求の受付並びに当該費用の支払並びにこれらに附帯する事務を行うことができる者は，特定健康診査及び特定保健指導に係る情報の漏えいの防止並びに当該事務の円滑な実施を図る観点から適当である者として厚生労働大臣が定めるものとする．

特定健康診査及び特定保健指導の実施に関する基準第16条第1項の規定に基づき厚生労働大臣が定める者（抄）　（平成25年3月29日　厚生労働省告示第92号）

特定健康診査及び特定保健指導の実施に関する基準（平成19年厚生労働省令第157号．以下「実施基準」という．）第16条第1項の規定に基づき厚生労働大臣が定める者は，特定健康診査（高齢者の医療の確保に関する法律（昭和57年法律第80号．以下「法」という．）第18条第1項に規定する特定健康診査をいう．）の実施を委託する場合にあっては，第1に掲げる基準を満たす者とし，特定保健指導（同項に規定する特定保健指導をいう．）の実施を委託する場合にあっては，第2に掲げる基準を満たす者とする．なお，2024年3月31日までの間は，第2の1の（3）及び（4）中「又は管理栄養士」とあるのは，「管理栄養士又は保健指導に関する一定の実務の経験を有する看護師」と，第2の1の（5）及び（6）中「保健師，管理栄養

士」とあるのは「保健師，管理栄養士，保健指導に関する一定の実務の経験を有する看護師」とする．

第2特定保健指導の外部委託に関する基準

1　人員に関する基準

（1）特定保健指導の業務を統括する者（特定保健指導を実施する施設において，動機付け支援（実施基準第7条第1項に規定する動機付け支援をいう．）及び積極的支援（実施基準第8条第1項に規定する積極的支援をいう．）の実施その他の特定保健指導に係る業務全般を統括管理する者をいい，以下「統括者」という．）が，常勤の医師，保健師又は管理栄養士であること．

（2）常勤の管理者（特定保健指導を実施する施設において，特定保健指導に係る業務に付随する事務の管理を

行う者をいう.）が置かれていること.ただし,事務の管理上支障がない場合は,当該常勤の管理者は,特定保健指導を行う施設の他の職務に従事し,又は同一の敷地内にある他の事業所,施設等における職務に従事することができるものとする.

(3) 動機付け支援又は積極的支援において,初回の面接（面接による支援の内容を分割して行う場合においては,特定健康診査の結果（労働安全衛生法（昭和47年法律第57号）その他の法令に基づき行われる特定健康診査に相当する健康診断の結果を含む.）の全てが判明した後に行う支援を含む.）,特定保健指導の対象者の行動目標及び行動計画の作成並びに当該行動計画の実績評価（行動計画の策定の日から6月以上経過後に行う評価をいう.）を行う者は,医師,保健師又は管理栄養士であること.

(4) 積極的支援において,積極的支援対象者（実施基準第8条第2項に規定する積極的支援対象者をいう.）ごとに,特定保健指導支援計画の実施（特定保健指導の対象者の特定保健指導支援計画の作成,特定保健指導の対象者の生活習慣や行動の変化の状況の把握及びその評価,当該評価に基づいた特定保健指導支援計画の変更等を行うことをいう.）について統括的な責任を持つ医師,保健師又は管理栄養士が決められていること.

(5) 動機付け支援又は積極的支援のプログラムのうち,動機付け支援対象者（実施基準第7条第2項に規定する動機付け支援対象者をいう.）又は積極的支援対象者に対する食生活に関する実践的指導は,医師,保健師,管理栄養士又は特定健康診査及び特定保健指導の実施に関する基準第7条第1項第2号及び第8条第1項第2号の規定に基づき厚生労働大臣が定める食生活の改善指導又は運動指導に関する専門的知識及び技術

を有すると認められる者（平成20年厚生労働省告示第10号.以下「実践的指導実施者基準」という.）第1に規定する食生活の改善指導に関する専門的知識及び技術を有すると認められる者により提供されること.また,食生活に関する実践的指導を自ら提供する場合には,管理栄養士その他の食生活の改善指導に関する専門的知識及び技術を有すると認められる者を必要数確保していることが望ましいこと.

(6) 動機付け支援又は積極的支援のプログラムのうち,動機付け支援対象者又は積極的支援対象者に対する運動に関する実践的指導は,医師,保健師,管理栄養士又は実践的指導実施者基準第2に規定する運動指導に関する専門的知識及び技術を有すると認められる者により提供されること.また,運動に関する実践的指導を自ら提供する場合には,運動指導に関する専門的知識及び技術を有すると認められる者を必要数確保していることが望ましいこと.

(7) 動機付け支援又は積極的支援のプログラムの内容に応じて,事業の再委託先や他の健康増進施設等と必要な連携を図ること.

(8) 特定保健指導実施者（実施基準第7条第1項第2号の規定に基づき,動機付け支援対象者に対し,生活習慣の改善のための取組に係る動機付けに関する支援を行う者又は実施基準第8条第1項第2号の規定に基づき,積極的支援対象者に対し,生活習慣の改善のための取組に資する働きかけを行う者をいう.）は,国,地方公共団体,医療保険者,日本医師会,日本看護協会,日本栄養士会等が実施する一定の研修を修了していることが望ましいこと.

(9) 特定保健指導の対象者が治療中の場合には,(4)に規定する統括的な責任を持つ者が必要に応じて当該対象者の主治医と連携を図ること.

参考文献

1) 赤松利恵編：行動変容を成功させるプロになる栄養教育スキルアップブック，化学同人，2009
2) 浅野大喜編：Crosslink basic リハビリテーションテキスト 人間発達学，MEDICAL VIEW，2021
3) 足達淑子編：ライフスタイル療法Ⅰ 生活習慣改善のための認知行動療法 第5版，医歯薬出版，2021
4) 足達淑子編：ライフスタイル療法Ⅱ 肥満の認知行動療法 第3版，医歯薬出版，2023
5) 安梅勅江編：コミュニティ・エンパワメントの技法—当事者主体の新しいシステムづくり，医歯薬出版，2005
6) 一般社団法人 健康な食事・食環境コンソーシアム：スマートミールとは
   https://smartmeal.jp/_src/15334/smartmeal20240221.pdf?v=1708494414050
7) 一般社団法人 日本妊娠高血圧学会：妊娠高血圧症候群新定義・臨床分類，2018
8) 伊藤貞嘉，佐々木敏監：日本人の食事摂取基準 厚生労働省「日本人のための食事摂取基準」策定検討会報告書2020版，第一出版，2020
9) 伊藤正人：行動と学習の心理学—日常生活を理解する，昭和堂，2014
10) ウィリアム・R・ミラー：動機づけ面接上 第3版，星和書店，2019
11) ウィリアム・R・ミラー：動機づけ面接下 第3版，星和書店，2019
12) 上淵 寿：動機づけ研究の最前線，北大路出版，2004
13) 外務省：障害者の権利に関する条約
   https://www.mofa.go.jp/mofaj/fp/hr_ha/page22_000899.html
14) 垣渕直子，下岡里英編：栄養教育論—栄養教育マネジメントに必要な理論と技法を身につけるために，化学同人，2020
15) カリフォルニアプルーン協会（CPB）：災害時の食事バランスガイド，2021
   https://www.prune.jp/wp/wp-content/uploads/2020/04/saigaiji1-2p_202107.pdf
16) 環境省：食品ロスポータルサイト
   https://www.env.go.jp/recycle/foodloss/index.html
17) 環境省：令和5年版 環境白書・循環型社会白書・生物多様性白書，2023
18) 管理栄養士国家試験教科研究会編：管理栄養士受験講座 栄養教育論，第一出版，2007
19) 久保克彦：臨床栄養 Vol. 102，医歯薬出版，2003
20) 公益社団法人 日本栄養士会：管理栄養士・栄養士倫理
   https://www.dietitian.or.jp/career/guideline/
21) 公益社団法人 日本栄養士会監，武見ゆかり，吉池信男編：「食事バランスガイド」を活用した栄養教育・食育実践マニュアル，第一出版，2006
22) 公益社団法人 日本栄養士会監訳：国際標準化のための栄養ケアプロセス用語マニュアル，第一出版，2012
23) 公益社団法人 日本栄養士会：サステナブルで健康な食生活に関する日本栄養士会の取り組みと今後の推進，2021
   https://www.env.go.jp/content/900442201.pdf
24) 厚生省保健医療局健康増進栄養課監：健康づくりのための食生活指針，第一出版，1995
25) 厚生省保健医療局健康増進栄養課監：健康づくりのための食生活指針—対象特性別，第一出版，1990
26) 厚生労働省：e-ヘルスネット 知的障害（精神遅滞）
   https://www.ehealthnet.mhlw.go.jp/information/heart/k-04-004.html
27) 厚生労働省：e-ヘルスネット 生活習慣病のための健康情報サイト
   https://www.e-healthnet.mhlw.go.jp/information/
28) 厚生労働省：一般介護予防事業等について，2019
   https://www.mhlw.go.jp/content/12601000/000524830.pdf
29) 厚生労働省：栄養改善マニュアル（改訂版），2009
   https://www.mhlw.go.jp/topics/2009/05/dl/tp0501-1e.pdf
30) 厚生労働省：介護予防・日常生活支援総合事業ガイドライン（概要）
   https://www.mhlw.go.jp/file/06-Seisakujouhou-12300000-Roukenkyoku/0000088276.pdf
31) 厚生労働省：介護予防マニュアル 第4版，2022
   https://www.mhlw.go.jp/stf/newpage_25277.html
32) 厚生労働省：健康日本21（第三次）推進のための説明資料，2023
   https://www.mhlw.go.jp/content/001158870.pdf

33) 厚生労働省：厚生労働科学研究班による食物アレルギーの栄養食事指導の手引き 2022

https://www.foodallergy.jp/wp-content/themes/foodallergy/pdf/nutritionalmanual2022.pdf

34) 厚生労働省：仕事と生活の調和の実現に向けた取組の推進

https://www.mhlw.go.jp/stf/seisakunitsuite/bunya/koyou_roudou/roudouzenpan/tyouwa/index.html

35) 厚生労働省：自然に健康になれる持続可能な食環境づくりの推進に向けた検討会, 2021

https://www.mhlw.go.jp/content/10900000/000836820.pdf

36) 厚生労働省：授乳・離乳の支援ガイド, 2019

37) 厚生労働省：食生活指針について, 2016

https://www.mhlw.go.jp/stf/seisakunitsuite/bunya/0000128503.html

38) 厚生労働省：職場における心とからだの健康づくりのための手引き―事業場における労働者の健康保持増進のための指針, 2021

https://www.mhlw.go.jp/content/000747964.pdf

39) 厚生労働省：スマートライフプロジェクト SLP とは

https://www.smartlife.mhlw.go.jp/about/merit/

40) 厚生労働省：楽しく食べる子どもに―食からはじまる健やかガイド, 2004

41) 厚生労働省：誰一人取り残さない日本の栄養政策―持続可能な社会の実現のために, 2021

42) 厚生労働省：データヘルス計画作成の手続き 第 3 期 改訂版, 2023

https://www.mhlw.go.jp/content/12400000/001114929.pdf

43) 厚生労働省：21 世紀における国民健康づくり運動（健康日本 21）について報告書, 2000

44) 厚生労働省：日本人の食事摂取基準（2020 年版）日本人の食事摂取基準策定検討会報告書, 2019

45) 厚生労働省：乳幼児健康診査事業実践ガイド, 2018

https://www.mhlw.go.jp/content/11900000/000520614.pdf

46) 厚生労働省：乳幼児身体発育調査, 2011

47) 厚生労働省：妊娠前からはじめる妊産婦のための食生活指針, 2021

48) 厚生労働省：保育所におけるアレルギー対応ガイドライン 2019 年改訂版, 2019

https://www.mhlw.go.jp/content/11907000/000476878.pdf

49) 厚生労働省：保育所保育指針, 2017

50) 厚生労働省：令和元年 国民健康・栄養調査, 2020

51) 厚生労働省：令和 2 年 患者調査, 2022

52) 厚生労働省：令和 5 年版 障害者白書, 2023

53) 厚生労働統計協会編：国民衛生の動向 2023/2024, 2023

54) 厚生労働統計協会編：国民の福祉と介護の動向 2023/2024, 2023

55) 厚生労働省・農林水産省：食事バランスガイド, 第一出版, 2006

56) 国立研究開発法人 医薬基盤・健康・栄養研究所監, 辻一郎, 吉池信男編：社会・環境と健康 改訂第 7 版, 南江堂, 2022

57) 国立研究開発法人 医薬基盤・健康・栄養研究所監, 武見ゆかりほか編：栄養教育論 改訂第 5 版, 南江堂, 2021

58) 小島康子：臨床栄養別冊 高齢者のための栄養ケア・マネジメントの栄養支援, 医歯薬出版, 2010

59) こども家庭庁：認定こども園

https://www.cfa.go.jp/policies/kokoseido/kodomoen/

60) 最新医学大辞典編集委員会編：最新医学大辞典 第 3 版, 医歯薬出版, 2005

61) 齋藤禮子ほか：最新栄養指導演習, 建帛社, 2010

62) 坂野雄二：吉備国際大学臨床心理学研究所紀要第 4 号, 2007

63) 坂野雄二, 前田基成編：セルフエフィカシーの臨床心理学, 北大路書房, 2002

64) 杉橋啓子ほか：実践介護食事論―介護福祉施設と在宅介護のための食事ケア, 第一出版, 2012

65) 関口紀子編：改訂栄養教育・指導実習, 建帛社, 2020

66) 関口紀子, 蕨迫栄美子編：栄養教育論―栄養の指導, 学建書院, 2020

67) 辻とみ子, 堀田千津子編：新版ヘルス 21 栄養教育・栄養指導論, 医歯薬出版, 2017

68) 東京ボランティア・市民活動センター：ネットワーク 330 号, 2014

69) 特定非営利活動法人日本栄養改善学会監, 赤松利恵, 木村典代編：栄養教育論―多様な場での展開と実践, 医歯薬出版, 2022

70) 特定非営利活動法人日本栄養改善学会監, 武見ゆかり, 赤松利恵編：人の行動変容に関する基本―効果的な栄養教育のための理論とモデル, 医歯薬出版, 2022

71) 特定非営利活動法人日本健康教育士養成機構：新しい健康教育―理論と事例から学ぶ健康増進への道, 保健同人社, 2011

72) 内閣府：食品安全委員会
https://www.fsc.go.jp/
73) 内閣府：平成 14 年度 ソーシャル・キャピタル―豊かな人間関係と市民活動の好循環を求めて，2003
74) 永井成美，赤松利恵編：Visual 栄養学テキスト 栄養教育論 第 2 版，中山書店，2022
75) 中西明美：たのしい給食！いちばん身近な SDGs ①給食はすごい！，小峰書店，2023
76) 中西明美：たのしい給食！いちばん身近な SDGs ③給食で守ろう！みんなの未来，小峰書店，2023
77) 中村丁次，外山健二，笠原賀子編：管理栄養士講座 栄養教育論 第 3 版，建帛社，2020
78) 中村丁次ほか編：生活習慣病予防と高齢者ケアのための栄養指導マニュアル，第一出版，2003
79) 中村丁次：中村丁次が紐解くジャパン・ニュートリション，第一出版，2020
80) 中村丁次監：国民の栄養白書 2021 年度版―日本の食と栄養が創る新時代の健康，日本医療企画，2021
81) 日本糖尿病学会編：糖尿病食事療法のための食品交換表 第 7 版，文光堂，2013
82) 日本糖尿病・妊娠学会と日本糖尿病学会との合同委員会：妊娠中の糖代謝異常と診断基準の統一化について，2015
83) 日本肥満学会：特定健診・特定保健指導必携 肥満・肥満症の生活習慣改善指導ハンドブック 2022，ライフサイエンス出版，2022
84) 農林水産省：栄養素と食事バランスガイドとの関係
https://www.maff.go.jp/j/syokuiku/zissen_navi/balance/guide.html
85) 農林水産省：食と環境との調和
https://www.maff.go.jp/j/syokuiku/wpaper/r3/r3_h/book/part1/chap2/index.html
86) 農林水産省：令和 4 年度 食育推進施策（食育白書），2023
https://www.maff.go.jp/j/syokuiku/wpaper/attach/pdf/r4_index-3.pdf
87) 農林水産省：令和 4 年度 食料自給率・食料自給力指標について，2023
https://www.maff.go.jp/j/press/kanbo/anpo/230807.html
88) 農林水産省：令和 4 年度 食料・農業・農村白書，2023
https://www.maff.go.jp/j/wpaper/w_maff/r4/zenbun.html
89) 林　芙美：フードシステム研究第 27 巻 3 号，p 95，日本フードシステム学会，2020
90) 細谷憲政監，杉山みち子ほか：健康科学の視点に立った生活習慣病の一次予防，第一出版，1999
91) 細谷憲政，松田　朗監，小山秀夫，杉山みち子編：これからの高齢者の栄養管理サービス―栄養ケアとマネジメント，第一出版，1998
92) 宗像恒次監，橋本佐由理編集代表：ヘルスカウンセリング事典 第 3 版，日総研，2004
93) 文部科学省：障害のある子供の教育指針の手引き―子供たち一人一人の教育的ニーズを踏まえた学びの充実に向けて，2021
94) 文部科学省：食に関する指導の手引―第二次改訂版―，2019
95) 文部科学省：特別支援学校学習指導要領解説自立活動編抜粋 ICF について，2006
96) 文部科学省：令和 3 年度 学校給食実施状況等調査，2023
97) 文部科学省：令和 4 年度 学校保健統計調査，2023
98) 文部科学省：令和 5 年度 全国学力・学習状況調査，2023
99) ヤクルト：ヘルシスト 265 号，2021
100) 吉田　勉，土江節子編：第 6 版 栄養教育論，学文社，2020
101) リッカルド・ダッレ・グラーヴェほか：肥満に対する認知行動療法マニュアル，金子書房，2019
102) Green LW, Kreuter MW 著，神馬征峰訳：実践ヘルスプロモーション，医学書院，2005

※掲載されているホームページアドレスは 2024-1-7 参照

索　引

索
引

206

〈編　集〉　関口　紀子
東京家政大学（名誉教授）

蕨迫栄美子
前昭和女子大学

宇和川小百合
東京家政大学

〈執　筆〉　阿部　稚里
（50音順）　三重短期大学

色川木綿子
東京家政大学

宇和川小百合
前掲

小上　和香
くらしき作陽大学

上岡　薫
東京栄養食糧専門学校

黒谷　佳代
昭和女子大学

相良多喜子
かなざわ食マネジメント専門職大学
北陸学院大学

塩入　輝恵
東京家政大学短期大学部

新海　シズ
飯田短期大学

関口　紀子
前掲

七尾由美子
金沢学院大学

安嶋まなみ
富山短期大学

蕨迫栄美子
前掲

栄養教育論

1987 年 3 月 20 日　第 1 版第 1 刷発行
1997 年 3 月 31 日　第 10 版第 1 刷発行
2012 年 3 月 31 日　第 20 版第 1 刷発行
　　　　　　　　　　（改訂新版）
2016 年 3 月 20 日　第 21 版第 1 刷発行
2020 年 3 月 31 日　第 22 版第 1 刷発行
2024 年 4 月 1 日　第 23 版第 1 刷発行
　　　　　　　　　　（改題）

編　者　関　口　紀　子
　　　　蕨　迫　栄美子
　　　　宇和川　小百合
発行者　百　瀬　卓　雄
発行所　株式会社 学建書院
〒 112-0004　東京都文京区後楽 1-1-15-3F
TEL (03) 3816-3888　FAX (03) 3814-6679
http://www.gakkenshoin.co.jp
印刷・製本　永和印刷㈱

ISBN978-4-7624-8857-3